中医入门读物小丛书

医方集解

清·汪　昂◎著
李兴广　李卫红　张　凡◎整理

时方妙用

清·陈修园◎著
李兴广　王　磊◎整理

U0206229

中国健康传媒集团
中国医药科技出版社

图书在版编目（CIP）数据

医方集解／（清）汪昂著；李兴广，李卫红，张凡整理．时方妙用／（清）陈修园著；李兴广，王磊整理．—北京：中国医药科技出版社，2019.3

（中医入门读物小丛书）

ISBN 978 - 7 - 5214 - 0797 - 6

Ⅰ.①医… ②时… Ⅱ.①汪… ②陈… ③李… ④李… ⑤张… ⑥王… Ⅲ.①方书 - 中国 - 清代 ②时方 - 方歌 - 汇编 - 中国 - 清代 Ⅳ.①R289.349 ②R289.4

中国版本图书馆 CIP 数据核字（2019）第 033438 号

美术编辑　陈君杞

版式设计　南博文化

出版　**中国健康传媒集团**｜中国医药科技出版社

地址　北京市海淀区文慧园北路甲 22 号

邮编　100082

电话　发行：010 - 62227427　邮购：010 - 62236938

网址　www.cmstp.com

规格　889 × 1194mm $\frac{1}{32}$

印张　11

字数　308 千字

版次　2019 年 3 月第 1 版

印次　2020 年 10 月第 2 次印刷

印刷　三河市国英印务有限公司

经销　全国各地新华书店

书号　ISBN 978 - 7 - 5214 - 0797 - 6

定价　**28.80 元**

总目录

医方集解

清·汪 昂◎著

李兴广 李卫红 张 凡◎整理

内容提要

　　《医方集解》为清代医家汪昂所著，共 3 卷。书中搜集切合实用方剂 800 余首，分列 21 门。每方从适应证、药物组成、方义、服法及加减等阐述，选方实用，解说精当，切合临床，指导性强，是一部影响深远的方剂专著，至今对临证治病仍有借鉴作用。适合中医药院校学生和临床医生参考，也是中医爱好者学习中医的最佳入门读物之一。

自序

孔子曰："能近取譬，可谓仁之方也已。"夫仁为心性之学，尚不可以无方，况于百家众艺，可以无方而能善此乎？诸艺之中，医尤为重，以其为生人之司命，而圣人之所必慎者也。窃尝思之，凡病必有症，症者证也，有斯病必形斯候也。证必有脉，脉者，脏腑经络寒热虚实所由分也。有与证相符者，有与证不相符者，必参验之，而后可施治者也。察脉辨证而方立焉。方者，一定不可易之名。有是病者，必主是药，非可移游彼此，用之为尝试者也。方之祖始于仲景，后人触类扩而充之，不可计殚，然皆不能越仲景之范围。盖前人作法，后人因焉。创始者难为力，后起者易为功。取古人已验之成规而斟酌用之，为效不既易乎？然而执方医病而病不能瘳，甚或反以杀人者，又何以说焉？则以脉候未辨，药性未明，惑于似而反失其真，知有方而不知方之解故也。方之有解始于成无己，无己慨仲景之书后人罕识，爰取《伤寒论》而训诂之，诠证释方，使观者有所循入，诚哉仲景功臣，而后觉之先导矣。厥后名贤辈出，谓当踵事增华，析微阐奥，使古方时方大明于世，宁不愉快？夫何著方者日益多，注方者不再见，岂金针不度欤？抑工于医者未必工于文，词不能达意，遂置而不讲欤？迄明始有吴鹤皋集《医方考》，文义清疏，同人脍炙，是以梨枣再易，岂为空谷足音，故见之而易喜欤？然吴氏但一家之言，其于致远钩深，或未彻尽。兹特博采广搜，网罗群书，精穷奥蕴，或同或异，各存所见，以备参稽，使探宝者不止一藏，尝鼎者不仅一脔，庶几病者观之得以印证，用者据之不致径庭，宁非卫生之一助欤？或曰：善师者不陈，得鱼者忘筌，运用之妙，在于一心，何以方为？余曰：般捶不弃规矩，师旷不废六律。夫《易》之为书，变动不居，然亦有变易、不易二义，故曰："蓍之德圆而神，卦之德方以智。"夫卦诚方矣，岂方智之中遂无圆神之妙也哉？吾愿读吾书者，取是方而圆用之，斯真为得方之解也已。

康熙壬戌岁阳月休宁讱庵汪昂题于延禧堂

凡例

——古今方书至为繁多，然于方前第注治某病某病，而未尝发明受病之因，及病在某经某络也；一方之中，第注用某药某药，亦未尝发明药之气味功能，入某经某络，所以能治某病之故也。方书徒设，庸医浅术，视之懵如，乃拘执死方以治活病，其不至于误世殃人者几希矣。及宋，成无己始将仲景之书先释病情，次明药性，使观者知其绪端，渐得解会，其嘉惠后人之心，可谓切至。而世犹以"循文训释"讥之，不知仲景之书，文浅义深，至为难读；其良法奥旨，虽非成氏所能彻尽，然不读成氏之训解，又安能入仲景之门庭乎？自成氏而后，历年数百，竟未有继踵而释方书者，即如《金匮玉函》，犹然晦昧，又况《千金》《外台》以及后贤之制剂也哉！及明兴，始有吴鹤皋之《医方考》，分病列方，词旨明爽，海内盛行。兹仿成氏、吴氏遗意而扩充之，采辑古方，先详受病之由，次解用药之意，而又博采硕论名言，分别宜用忌用，惟求义朗，不厌词繁，颇竭苦心，不知有当世好否也。

——《医方考》因病分门，病分二十门，方凡七百首。然每证不过数方，嫌于方少；一方而二三见，又觉解多。如五积散、逍遥散，皆未入选，不无阙略。兹集门分二十有一，正方三百有奇，附方之数过之，虽未足以尽医疗之目，苟能触类引伸，而医疗之大法，用之亦已不穷矣。

——本集所载，皆中正和平、诸书所共取、人世所常用之方。即间有一二厉剂，亦攻坚泻热所必需者，由然布帛菽粟之味也。至于药味幽僻，采治艰难，及治奇证怪病者，概不选录。又方虽出自古人，而非今人所常用者，亦不选录。

——古人立方，分两多而药味寡，譬如劲兵，专走一路，则足以破垒擒王矣。后世无前人之朗识，分两减而药味渐多，譬犹广设攻围，以庶几于一遇也。然品类太繁，攻治必杂，能无宜于此而不宜于彼者乎？兹集药过二十味以上者，概不选录。

——仲景《伤寒论》，前人印定眼目，自成无已而外，鲜所发明。陶节庵虽著《伤寒六书》，参合后贤之治法，尽更仲景之方名，究未尝有片言只字发挥仲景一证一方者，又变前法，不复分经论治。仲景之书，奥渺难穷，节庵之书，显浅易读，世人奉为蓍蔡，故识见愈卑猥也。近世如方中行、喻嘉言、程郊倩辈，各著伤寒论辨，虽有偏驳，未能尽合经意，然间有一二新义，为从前所未发者，故多录之，不敢重古而非今也。

——仲景伤寒诸方，为古今方书之祖，故注释尤加详悉，观者幸勿以其繁而厌之。

——正方之后，系以附方，一则篇章省约，一则便于披寻，且以示前人用药加减之法也。

——时丁衰晚，洞垣窥脏之技，世不再觏，而村间市井稍能诵《药性》、读《回春》者，辄尔悬壶，草菅人命，恬不为怪。古云"学医人费"，岂不信然！余窃悯之，故著《本草备要》一书，字笺句释，使知药品有性情，施用有宜忌。复著是集，辨证论方，使知受病有源因，治疗有轨则。庶几平居读之，可使心理开明；临病考之，不致攻补误用。脱遇庸劣之手，既可据证以校方；设处穷僻之乡，不难检方以用药。岂非卫生之善道，笥箧之要编也乎？高明之家，以为然否？

——医书浩瀚，泛览为难，岐黄之家尚艰博涉，文墨之士奚暇旁通？若非篇章简要，词理通明，则智士不乐披寻，浅人复难解了。读方不得其解，治疗安所取裁？是用裒合诸家，会集众说，由博返约，用便搜求，实从前未有之书，亦医林不可不有之书。第昂藏书既寡，见闻不多，集中采用，不满数十家。又恐注释太繁，观者易倦，其中篇章漫衍，不能尽录者，不得不稍为删节，非敢轻肆，以限于尺幅也。然出自某人某书，必仍存其名集，至于古今相沿之语，相袭之方，不知始自何人，而不可废者，皆采录之。或文法未畅者，亦僭为删润。间有窃附鄙见者，必加"昂按"二字。至每方之正解，有全用昔人者，有出自心裁者，然作述相半，未敢师心自用也。

——古人治疗，识见高明，而用意深远，其处方用药，多有非后人所易测识者。有上病下取，下病上取者，有阴病治阳，阳病治阴者，又有隔二隔三之治者。况余不业岐黄，又学无师授，寡见闻，尤称固陋，安能尽洞古人立方之本意哉？今姑就方书所载，及愚心所通晓者，采辑成书，至于古方不得其解者尚多，不敢妄加逆臆，以取罪先贤，贻误后世也。

——《纲目》《准绳》二书，多有采用前人而不著其名氏者，不能推原所自，则以"《纲目》曰""《准绳》曰"三字概之。

——集中所分门类，盖以治病之道，当治于未病，故先补养。及既受病，则有汗、吐、下三法，故次发表、涌吐、攻里。若表证未除，里证复急者，当表里交治，故次发表攻里。又有病在半表半里，及在表而不宜汗、在里而不宜下者，法当和解，故次和解。然人之一身，以气血为主，故次理气、理血。若受病之因，多本于六淫，故次风、寒、暑、湿、燥、火。古云百病皆由痰起，故次除痰。若饮食不节，能致积滞，故次消导。又滑则气脱，故次收涩。虫能作病，故次杀虫。至于眼目、痈疡、妇人，各有专科。然兹集所以便用，故每科略取数方，以备采择。末附"救急良方"，以应仓卒。再附《勿药玄诠》于卷终，使知谨疾摄生之要，无非欲跻斯世于仁寿而已。

——本集虽名"方解"，然而病源、脉候、脏腑、经络、药性、治法，罔不毕备。诚医学之全书，岐黄之快捷方式也。读者倘能细心玩索，自有深造逢源之妙。若厌其繁多，而倦于批阅，则作者之苦心，无以表见于世矣。

——服药节度，有食前食后之分，古今相传，罔敢或异，愚意窃谓不然。凡人饮食入腹，皆受纳于胃中，胃气散精于脾，脾复传精于肺，肺主治节，然后分布于五脏六腑，是胃乃人身分金之炉也。未有药不入胃，而能即至于六经者也。况肺为华盖，叶皆下垂，以受饮食之熏蒸。药入胃脘，疾趋而下，安能停止？若有停留，则为哽为噎矣。未闻心药饮至心间，而即可入心；肺药饮至肺间，而即能入肺者也。若上膈之药食后服之，胃中先为别食所填塞，须待前食化完，方能及后药，是欲速而反缓矣。且经脉在肉理之中，药之糟粕如何能到？其到者不过气味耳！若云上膈之药须令在上，下膈之药须令在下，则治头之药必须入头，治足之药必须入足乎？此理之显明易见者。但此法相传已久，集中一仍其旧，不敢擅改，然不能无疑，附记于此，以质明者。

——十二经络：手太阴肺，手少阴心，手厥阴心包，手太阳小肠，手少阳三焦，手阳明大肠，足太阴脾，足少阴肾，足厥阴肝，足太阳膀胱，足少阳胆，足阳明胃。附此以备查考。

讱庵汪昂识

目录

卷上

补养之剂

补者，补其所不足也；养者，栽培之，将护之，使得生遂条达，而不受戕贼之患也。人之气禀，罕得其平，有偏于阳而阴不足者，有偏于阴而阳不足者，故必假药以滋助之，而又须优游安舒，假之岁月，使血气归于和平，乃能形神俱茂，而疾疢不生也。《经》曰：圣人不治已病治未病，不治已乱治未乱。夫病已成而后药之，乱已成而后治之，譬犹渴而穿井，斗而铸兵，不亦晚乎？故先补养。然补养非旦夕可效，故以丸剂居前，汤剂居后。

六味地黄丸 补真阴，除百病。钱氏仲阳因仲景八味丸减去桂、附，以治小儿。以小儿纯阳，故减桂、附。今用通治大小证。

治肝肾不足，真阴亏损，精血枯竭，憔悴羸弱，腰痛足酸，自汗盗汗，水泛为痰，仲景曰：气虚有痰，宜肾气丸补而逐之。丹溪曰：久病阴火上升，津液生痰不生血，宜补血以制相火，其痰自除。发热咳嗽，肾虚则移热于肺而咳嗽。按之至骨，其热烙手，骨困不任，为肾热。头晕目眩，《直指方》云：淫欲过度，肾气不能归元，此气虚头晕也。吐衄崩漏，脾不摄血，致血妄行，此血虚头晕也。耳鸣耳聋，遗精便血，消渴淋沥，失血失音，舌燥喉痛，虚火牙痛，足跟作痛，下部疮疡等证。诸证皆由肾水不足、虚火上炎所致。详注分见各门。

地黄砂仁酒拌，九蒸九晒，八两 山茱肉酒润 山药四两 茯苓乳拌 丹皮泽泻三两 蜜丸。空心盐汤下；冬酒下。

钱氏加减法：血虚阴衰，熟地为君；精滑头昏，山茱为君；小便或多或少，或赤或白，茯苓为君；小便淋沥，泽泻为君；心虚火盛及有瘀血，丹皮为君；脾胃虚弱，皮肤干涩，山药为君。言为君者，其分用八两，地黄只用臣分两。

此足少阴、厥阴药也。熟地滋阴补肾，生血生精；山茱温肝逐风，涩精秘气，牡丹泻君相之伏火，凉血退蒸；李时珍曰：伏火即阴火也，阴火即相火也。世人专以黄柏治相火，不知丹皮之功更胜。丹者，南方火色，牡而非牝，属阳，故能入肾泻阴火，退无汗之骨蒸。**山药清虚热于肺脾，补脾固肾**；能涩精。**茯苓渗脾中湿热，而通肾交心；泽泻泻膀胱水邪，而聪耳明目。**解见后注。**六经备治，而功专肾肝，寒燥不偏，而补兼气血，苟能常服，其功未易殚述也。**或谓肾气丸为补水之剂，以熟地大补精血故也，不知精足则真阳自生，况山药、茱萸皆能涩精固气。气者火也，水中之火乃为真阳。此剂水火兼补，不寒不燥，至平淡，至神奇。或曰肾气丸实补肝药也，肾为肝母，亦虚则补母之义。古云：肝肾之病，同一治也。昂按：肾气丸，熟地温而丹皮凉，山药涩而茯苓渗，山茱收而泽泻泻，补肾而兼补脾。有补而必有泻，相和相济，以成平补之功，乃平淡之神奇，所以为古今不易之良方也。即有加减，不过一二味，极三四味而止。今人多拣本草补药，任意加入，有补无泻，且客倍于主，责成不专，而六味之功反退处于虚位，失制方之本旨矣，此后世庸师之误也。李士材曰：用此方者有四失：地黄非怀庆则力薄，蒸晒非九次则不熟，或疑地黄之滞而减之则君主弱，或恶泽泻之泻而减之则使力微。故归咎于药之无功，毋乃愚乎？按择泻，《本经》云聪耳明目，为其能渗下焦之湿热也。湿热既除，则清气上行，故能养五脏，起阴气，补虚损，止头旋，有聪耳明目之功，是以古方用之。今人多以昏目疑之，盖服之太多，则肾水过利而目昏。若古方配合，多寡适宜，未易增减也。

　　本方煎服名"六味地黄汤"，治同。赵养葵《医贯》，专用此汤大剂治病，且云：即以伤寒口渴言之，邪热入于胃腑，消耗津液，故渴，恐胃汁干，急下之以存津液。其次者，但云欲饮水者，不可不与，不可多与，别无治法。纵有治者，徒知以芩、连、栀、柏、麦冬、五味、花粉，甚则石膏、知母，此皆有形之水，以沃无形之火，安能滋肾中之真阴乎？若以六味地黄大剂予之，其渴立愈，何至传至少阴而成燥实坚之证乎？昂按：以地黄汤治伤寒，亦赵氏之创见也。**本方加附子、肉桂各一两，名"桂附八味丸"，**崔氏。**治相火不足，虚羸少气，**王冰所谓**"益火之原，以消阴翳"**也，**尺脉弱者宜之。**李士材曰：肾有两枚，皆属于水，初无水火之别。《仙经》曰：两肾一般无二样，中间一点是阳精。两肾中间，穴名命门，相火所居也。一阳生于二阴之间，所以成乎坎而位于北也。李时珍曰：命门为藏精系胞之物，其体非脂非肉，自膜裹之，在脊骨第七节两肾中央，系着于脊，下通二肾，上通心肺贯脑，为生命之原，相火之主，精气之府，人物皆有之，生人生物皆由此出。《内经》所谓"七节之旁，中有小心"是也。以相火能代心君行事，故曰"小心"。昂按：男女媾精，皆禀此命火以结胎，人之穷通寿夭，皆根于此，乃先天无形之火，所以主云为而应万事，蒸糟粕而化精微者也。无此真阳之火，则神机灭息，生气消亡矣。惟附子、肉桂能入肾命之间而补之，故加六味丸中为补火之剂。有肾虚火不归经，大热烦渴，目赤唇裂，舌上生刺，喉如烟火，足心如烙，脉洪大无伦，按之微弱者，宜十全大补汤吞八味丸。或问：燥热如此，复投桂、附，不以火济火乎？曰：心包相火附于命门，男以藏精，女以系胞，因嗜欲竭之，火无所附，故厥而上炎；且火从肾出，是水中之火也。火可以水折，水中之火，不可以水折，桂、附与火同气而味辛，能开腠理，致津液，通气道，据其窟宅而招之，同气相求，火必下降矣。然则桂、附者，固治相火之正药欤！八味丸用泽泻，寇宗奭谓其接引桂附，归就肾经。李时珍曰：非接引也，茯苓、泽泻皆取其泻膀胱之邪气也。古人用补药必兼泻邪，邪去则补药得力，一阖一辟，乃成玄妙。后世不知此理，专一于补，必致偏胜之害矣。张仲景用此丸治汉武帝病消渴。喻嘉言曰：下消之证，饮水一斗，小便亦一斗，故用此以折其水，使不顺趋。夫肾水下趋则消，肾水不上腾则渴，舍此安从治哉？《金匮》又用此方治脚气上入少腹不仁，又治妇人转胞，小便不利，更其名为肾气丸，盖取收摄肾气归元之义。**本方加黄柏、知母各二两，名"知柏八味丸"，治阴虚火动，骨痿髓枯，王冰所谓"壮水之主，以制阳光"也。尺脉旺者宜之。**此以补天一所生之水也。朱丹溪曰：君火者，心火也，人火也，可以水灭，可以直折，黄连之属可以制之；相火也，天火也，龙雷之火也，阴火也，不可以水湿折之，当从其类而伏之，惟黄柏之属可以降之。按：知柏八味丸与桂附八味丸，寒热相反，而服之者皆能有功，缘人之气禀不同，故补阴补阳各有攸当，药原为补偏救弊而设也。《医贯》曰：左尺脉虚细数者，是肾之真阴不足，宜六味丸以补阴；右尺脉沉细数者，是命之相火不足，宜八味丸以补阳；至于两尺微弱，是阴阳俱虚，宜十补丸。此皆滋先天化源。自世之补阴者率用知、柏，反戕脾胃，多致不起，不能无憾，故特表而出之。又曰：王节斋云：凡酒色过度，损伤肺肾真阴者，不可过服参、芪，服多者死，盖恐阳旺而阴消也。自此说行，而世之治阴虚咳嗽者，视参、芪如砒鸩，以知、柏为灵丹，使患此证者百无一生，良可悲也。盖病起房劳，真阴亏损，阴虚火上故咳，当先以六味丸之类补其真阴，使水升火降，随以参、芪救肺之品补肾之母，使金水相生，则病易愈矣。世之用寒凉者固不足齿，间有知用参、芪者，不知先壮水以制火，而遽投参、芪以补阳，反使阳火旺而金益受伤，此不知后之著先者也。**本方加桂一两，名"七味地黄丸"，引无根之火降而归元。本方加五味三两，名"都气丸"，治劳嗽。**益肺之源以生肾水。再加桂，亦治消渴。**本方加五味二两、麦冬三两，名"八仙长寿丸"；再加紫河车一具，并治虚损劳热。**河车名混沌皮，本人之血气所生，故能大补气血。**本方加杜仲**姜炒、**牛膝**酒洗**各二两，治肾虚腰膝酸痛。**本方去泽泻，加益智仁三两**盐、酒炒，**治小便频数。**益智辛热，涩精固气。**本方用熟地二两，山药、山萸、丹皮、归尾、五味、柴胡各五钱，茯神、泽泻各二钱半，蜜丸，朱砂为衣，名"益阴肾气丸"，**即明目地黄丸。东垣。**治肾虚目昏。**加柴胡者，所以升阳于上也。桂附八味丸加车前、牛膝，名"肾气丸"，**《金匮》。**治蛊胀。**别见湿门。

七宝美髯丹 补肝肾。邵应节方。

治气血不足，赢弱，周痹，肾虚无子，消渴，淋沥，遗精，崩带，痈疮，痔肿等证。周痹，周身痿痹也，由气血不足。无子，由肾冷精衰。消渴、淋沥，由水不制火。遗精，由心肾不交。崩带、疮痔，由营血不调。

何首乌大者，赤白各一斤，去皮，切片，黑豆拌，九蒸九晒　**白茯苓**乳拌　**牛膝**酒浸，同首乌第七次蒸至第九次　**当归**酒洗　**枸杞**酒浸　**菟丝子**酒浸，蒸，各半斤　**破故纸**黑芝麻拌炒，四两，净　蜜丸。盐汤或酒下。并忌铁器。

此足少阴、厥阴药也。何首乌涩精固气，补肝坚肾，为君；茯苓交心肾而渗脾湿；牛膝强筋骨而益下焦；当归辛温以养血；枸杞甘寒而补水；菟丝子益三阴而强卫气；补骨脂助命火而暖丹田。此皆固本之药，使荣卫调适，水火相交，则气血太和，而诸疾自已也。何首乌流传虽久，服者尚寡。明嘉靖间，方士邵应节进此方，世宗服之，连生皇子，遂盛行于世。昂按：地黄、何首乌皆君药也，故六味丸以地黄为君，七宝丹以何首乌为君，各有配合，未可同类而共施也。即有加减，当各依本方随病而施损益。今人多以何首乌加入地黄丸中，合两方为一方，是一药二君，安所适从乎？失制方之本旨矣。

还少丹阴阳平补。杨氏。

治脾肾虚寒，血气羸乏，不思饮食，发热盗汗，遗精白浊，肌体瘦弱，牙齿浮痛等证。肾为先天之根本，脾为后天之根本。二本有伤，则见上项诸证，故未老而先衰。二本既固，则老可还少矣。

熟地黄二两　**山药**　**牛膝**酒浸　**枸杞**酒浸，两半　**山茱肉**　**茯苓**乳拌　**杜仲**姜汁炒断丝　**远志**去心　**五味子**炒　**楮实**酒蒸　**小茴香**炒　**巴戟天**酒浸　**肉苁蓉**酒浸，一两　**石菖蒲**五钱　加枣肉，蜜丸。盐汤或酒下。

一方茯苓换茯神，加川续断，名"打老儿丸"。妇人年过百岁，打其老儿子，不肯服此丸。

此手足少阴、足太阴药也。两肾中间有命火，乃先天之真阳，人之日用云为，皆此火也。此火衰微，则无以熏蒸脾胃，饮食减少，而精气日衰矣。苁蓉、巴戟能入肾经血分，茴香能入肾经气分，同补命门相火之不足，火旺则土强，而脾能健运矣。熟地、枸杞补水之药，水足则有以济火，而不亢不害矣。杜仲、牛膝补腰膝以助肾，茯苓、山药渗湿热以助脾，山茱、五味生肺液而固精，远志、菖蒲通心气以交肾，遗精白浊，由于心肾不交。大枣补气益血，润肺强脾，楮实助阳补虚，充肌壮骨，此水火平调，脾肾交补之剂也。

丹溪去楮实，更名"滋阴大补丸"。此阴阳平补之剂，而曰"滋阴"者，肾为阴脏也。

黑地黄丸 健脾补肾。

治脾肾不足，房室虚损，形瘦无力，面色青黄。亦治血虚久痔。气不摄血则妄行，湿热下流则成痔。洁古曰：此治血虚久痔之圣药。

苍术油浸　熟地黄—斤　五味子半斤　干姜春冬—两，秋七钱，夏五钱　枣肉丸。米饮或酒下。

此足太阴、少阴药也。喻嘉言曰：此方以苍术为君，地黄为臣，五味子为佐，干姜为使。治脾肾两脏之虚，而去脾湿，除肾燥，两擅其长。超超玄箸，视后人之脾肾双补、药味庞杂者，相去不已远耶！

虎潜丸 补阴。

治精血不足，筋骨痿弱，足不任地，及骨蒸劳热。肝主筋，血不足，则筋痿；肾主骨，精不足则骨痿，故步履为艰也。人之一身，阳常有余，阴常不足，骨蒸劳热，本乎阴虚。

黄柏盐、酒炒　知母盐、酒炒　熟地黄三两　虎胫骨酥炙，一两　龟板酥炙，四两　琐阳酒润　当归酒洗，两半　牛膝酒蒸　白芍酒炒　陈皮盐水润，二两　羯羊肉酒煮烂捣丸。盐汤下。冬加干姜一两，丹溪加干姜、白术、茯苓、甘草、五味、菟丝、紫河车，名"补益丸"，治痿。一方加龙骨，名"龙虎济阴丹"，治遗泄。

此足少阴药也。黄柏、知母、熟地所以壮肾水而滋阴，当归、芍药、牛膝所以补肝虚而养血，牛膝又能引诸药下行以壮筋骨，盖肝肾同一治也。龟得阴气最厚，故以补阴而为君；虎得阴气最强，故以健骨而为佐，用胫骨者，虎虽死犹立不仆，其气力皆在前胫，故用以入足，从其类也；琐阳益精壮阳、养筋润燥。然数者皆血药，故又加陈皮以利气，加干姜以通阳。羊肉甘热，属火而大补，亦以味补精、以形补形之义，使气血交通，阴阳相济也。名"虎潜"者，虎阴类，潜藏也。一名"补阴丸"，盖补阴所以称阳也。凡阳胜者不必泻阳，只补其阴以配阳，使水火均平，自无偏胜之患矣。

太真丸 补血气。

治一切亡血过多，形槁肢羸，饮食不进，肠胃滑泄，津液枯竭。久服生血益气，暖胃驻颜。

精羊肉七斤，去筋膜脂皮，批开入下药末　肉苁蓉　山药湿者，十两　当归十二两，酒洗　天冬去心，一斤　为末，安羊肉内，缚定，用无灰酒四瓶，煮令酒干，入水二斗煮烂，再入后药：黄芪五两　人参三两　白术二两　为末。糯米饭作饼，焙干，和丸。温酒下。如难丸，用蒸饼杵丸。

此手足太阴药也。喻嘉言曰：此方可谓长于用补矣。人参、羊肉同功，《十剂》曰：补可去弱，人参、羊肉之属是也。人参补气，羊肉补形，而苁蓉、山药为男子之佳珍，合之当归养荣，黄芪益卫，天冬保肺，白术健脾，而其制法尤精，允为补方之首。

三才封髓丹　补肺脾肾。《拔萃》。

降心火，益肾水，滋阴养血，润而不燥。

天门冬　熟地黄二两　人参一两　黄柏酒炒，三两　砂仁两半　甘草炙，七钱半　面糊丸。用苁蓉五钱，切片，酒一大盏浸一宿，次日煎汤送下。

此手足太阴、足少阴药也，天冬以补肺生水，人参以补脾益气，熟地以补肾滋阴，以药有天、地、人之名，而补亦在上、中、下之分，使天地位育，参赞居中，故曰"三才"也。喻嘉言曰：加黄柏以入肾滋阴，砂仁以入脾行滞，甘草以少变天冬、黄柏之苦，俾合人参建立中气，以伸两之权。殊非好为增益成方之比也。

本方除后三味，等分煎，名"三才汤"，治脾肺虚劳咳嗽。本方除前三味，名"凤髓丹"《治要》，治心火旺盛，肾精不固，易于施泄。

大造丸　肺肾阴损。吴球。

治虚损劳伤，咳嗽潮热。虚损：一损肺，皮槁毛落；二损心，血液衰少；三损脾，饮食不为肌肤；四损肝，筋缓不自收持；五损肾，骨痿不起于床。五劳者，志劳、思劳、心劳、忧劳、瘰劳也。七伤者，大饱伤脾，大怒伤肝，强力举重、久坐湿地伤肾，形寒饮冷伤肺，忧愁思虑伤心，风雨寒暑伤形，大恐不节伤志也。肺为气所出入之道，内有所伤，五脏之邪上逆于肺则咳嗽。潮热者，如潮水之有时，昼热夜静为阳盛，昼静夜热者为阴虚。《难经》云：损其肺者益其气，损其心者调其荣，损其脾者调其饮食，损其肝者缓其中，损其肾者益其精。

紫河车一具　败龟板二两，童便浸三日，酥炙黄　黄柏盐、酒炒　杜仲酥炙，两半　牛膝酒浸　天冬去心　麦冬去心　人参一两　地黄二两，茯苓、砂仁六钱同煮，去之　夏加五味子。酒、米糊丸。盐汤下；冬酒下。女人去龟板，加当归，乳煮糊丸。

此手太阴、足少阴药也。河车本血气所生，大补气血，为君；败龟得阴气最全，黄柏禀阴气最厚，滋阴补水，为臣；杜仲润肾补腰。腰者肾之府。牛膝强筋壮骨；地黄养阴退热，制以茯苓、砂仁，入少阴而益肾精；二冬降火清金，合之人参、五味，能生脉而补肺气。大要以金水为生化之原，合补之以成"大造"之功也。

补天丸 肾损。丹溪。

治气血衰弱，六脉细数，虚劳之证。

紫河车一具 黄柏酒炒 龟板酥炙，三两 杜仲姜汁炒 牛膝酒浸，二两 陈皮一两 冬加干姜五钱，夏加炒五味子一两。酒糊为丸。此即前方加陈皮而除肺家药。

此足少阴药也。黄柏、龟板滋肾之药，杜仲、牛膝腰膝之药，皆以补肾而强阴也。河车名曰混沌皮，用气血以补气血，假后天以济先天，故曰"补天"。加陈皮者，于补血之中而兼调其气也。冬月寒水用事，故加干姜以助阳；夏月火旺烁金，故加五味以保肺。

人参固本丸 肺劳。

治肺劳虚热。肺主气，气者人身之根本也。肺气既虚，火又剋之，则成肺劳而发热，有咳嗽、咯血、肺痿诸证也。

人参二两 天冬炒 麦冬炒 生地黄 熟地黄四两 蜜丸。

此手太阴、足少阴药也。肺主气，而气根于丹田，肾部，故肺肾为子母之脏。必水能制火，而后火不刑金也。二冬清肺热，二地益肾水，人参大补玄气，气者水之母也。且人参之用无所不宜，以气药引之则补阳，以血药引之亦补阴也。

参乳丸 气血交补。

大补气血。

人参末 人乳粉，等分，蜜丸。炖乳取粉法：取无病年少妇人乳，用银瓢或锡瓢，倾乳少许，浮滚水上炖，再浮冷水上，立干，刮取粉用，如摊粉皮法。按：人乳乃阴血所化，服之润燥降火，益血补虚，所谓"以人补人"也。然能湿脾、滑肠、腻膈，久服亦有不相宜者，惟制为粉，则有益无损。须用一人妇人之乳为佳，乳杂则其气杂，又须旋用，经久则油膻。旋，去声。

此手足太阴、足厥阴药也。人参大补玄气，人乳本血液化成，用之以交补气血，实平淡之神奇也。

天王补心丹 补心。终南宣律师课诵劳心，梦天王授以此方，故名。

治思虑过度，心血不足，怔忡健忘，心口多汗，大便或秘或溏，口舌生疮等证。心也者，君主之官也，神明出焉。思虑过度，耗其心血，则神明伤而成心劳，故怔忡健忘也。汗者心之液，心烦热故多汗。心主血，血不足故大便燥而秘；或时溏者，心火不能生脾土也。舌者心之苗，虚火上炎，故口舌生疮。怔忡者，心惕惕然动不自安也。丹溪曰：怔忡大概属血虚与痰。《经》曰：血并于下，气并于上，乱而善忘。又曰：盛怒伤志，志伤善忘。又曰：静则神藏，躁则消亡。人不耐于事物之扰，其血气之阴者将竭，故失其清明之体而善忘也。夫药固有安心养血之功，不若宁神静虑、返观内守为尤胜也。

生地 四两，酒洗　人参　玄参炒　丹参炒　茯苓 一用茯神　桔梗　远志炒，五钱　酸枣仁炒　柏子仁炒，研去油　天冬炒　麦冬炒　当归酒洗　五味子 一两，炒　蜜丸，弹子大，朱砂为衣。临卧灯心汤下一丸，或嚼含化。一方有石菖蒲四钱，菖蒲辛香，开心除痰。无五味子。一方有甘草。

此手少阴药也。生地、玄参北方之药，补水所以制火，取既济之义也；丹参、当归所以生心血，血生于气，人参、茯苓所以益心气；人参合麦冬、五味，又为生脉散，盖心主脉，肺为心之华盖而朝百脉，百脉皆朝于肺。补肺生脉，脉即血也。所以使天气下降也，天气下降，地气上腾，万物乃生。天冬苦入心而寒泻火，与麦冬同为滋水润燥之剂；远志、枣仁、柏仁所以养心神，而枣仁、五味酸以收之，又以敛心气之耗散也；桔梗清肺利膈，取其载药上浮而归于心，故以为使；朱砂色赤入心，寒泻热而重宁神。读书之人，所当常服。

孔圣枕中丹《千金》。

治读书善忘，久服令人聪明。读书易忘者，心血不足，而痰与火乱其神明也。

败龟板 酥炙　龙骨 研末，入鸡腹煮一宿　远志　九节菖蒲 等分，为末，每服酒调一钱，日三服。

此手足少阴药也。龟者介虫之长，阴物之至灵者也；龙者鳞虫之长，阳物之至灵者也。借二物之阴阳，以补吾身之阴阳；假二物之灵气，以助吾心之灵气也。又人之精与志皆藏于肾，肾精不足则志气衰，不能上通于心，故迷惑善忘也。远志苦泄热而辛散郁，能通肾气上达于心，强志益智；菖蒲辛散肝而香舒脾，能开心孔而利九窍，去湿除痰。菖蒲为水草之精英，神仙之灵药。又龟能补肾，玄武龟蛇属肾，肾藏志。龙能镇肝，青龙属肝，肝藏魂。使痰火散而心肝宁，则聪明开而记忆强矣。

大补阴丸 补阴。丹溪。

治水亏火炎，耳鸣耳聋，咳逆虚热，耳为肾窍，耳鸣耳聋，皆属肾虚。水不制火，木挟火势冲逆而上，则为咳逆，则今之呃忒也。**肾脉洪大，不能受峻补者。**

黄柏盐、酒炒 知母盐水炒，四两 熟地黄酒蒸 败龟板酥炙，六两 猪脊髓和蜜丸。盐汤下。

此足少阴药也。四者皆滋阴补肾之药，补水即所以降火，所谓"壮水之主以制阳光"是也。加脊髓者，取其能通肾命，以骨入骨，以髓补髓也。人身肾命，系于脊骨。

滋肾丸 补水。又名通关丸。东垣。

治肾虚蒸热，脚膝无力，阴痿阴汗，冲脉上冲而喘，及下焦邪热，口不渴而小便秘。肾中有水有火，水不足则火独治，故虚热。肝肾虚而湿热壅于下焦，故脚膝无力，阴痿阴汗。冲脉起于三阴之交，直冲而上至胸，水不制火，故气逆上而喘。便秘不渴，解见后。

黄柏酒炒，二两 知母酒炒，一两 桂一钱 蜜丸。

此足少阴药也。水不胜火，法当"壮水以制阳光"。黄柏苦寒微辛，泻膀胱相火，补肾水不足，入肾经血分；知母辛苦寒滑，上清肺金而降火，下润肾燥而滋阴，入肾经气分。故二药每相须而行，为补水之良剂。肉桂辛热，假之反佐，为少阴引经，寒因热用也。李东垣曰：《经》曰：气口大于人迎四倍，名曰关，关则不得小便；人迎大于气口四倍，名曰格，格则吐逆。关者甚热之气，格者甚寒之气，是关无出之由，格无入之理也。小便者，足太阳膀胱所主，生于肺金，肺中伏热水不能生，是绝小便之源也。渴而小便不通者，肺气不得降是也。故用清燥金之正化，气薄淡渗之药，泻火而清肺，滋水之化源也。淡渗之药，若二苓、泽泻、琥珀、灯芯、木通、车前、瞿麦、萹蓄之类，皆能清金泻火。若热在下焦而不渴，是绝其流而溺不泄也，须用气味俱厚、阴中之阴之药治之。王善夫病小便不通，渐成中满，腹坚如石，腿裂出水，夜不得眠，不能饮食，请余诊治。归而至旦不寐，因记《素问》云：无阳则阴无以生，无阴则阳无以化。又云：膀胱者，州都之官，津液藏焉，气化则能出矣。此病癃秘，是"无阴则阳无以化"也，此因膏粱积热损伤肾水，火又逆上而为呕哕，内关外格之证悉具，死在旦夕矣。遂处北方大苦寒之剂：黄柏、知母各一两，桂一钱为引。须臾，前阴如刀刺火烧，溺如瀑泉，肿胀遂消。此证一在上焦气分而渴，一在下焦血分而不渴，二者之殊至易辨耳。又曰：凡病在下焦皆不渴，血中有湿，故不渴也。若膀胱虚，阴无以化，又当用八味肾气丸。按：消渴证以渴为主，而分气血，故血分亦有渴者；淋证以淋为主，而分气血，故血分有不渴者。

本方去桂，名"疗肾滋本丸"，治肾虚目昏。本方去桂、加黄连，名"黄柏滋肾丸"，治上热下冷、水衰心烦。上热下冷，阳极似阴也。单黄柏一味，名"大补丸"，治肾、膀胱虚热，气虚者用四君子汤下，血虚者用四物汤下。腰股痛而足心热。为末，姜汁酒调服，名"潜行散"，治痛风、腰以下湿热流注。

斑龙丸 补阳。

治虚损，理百病，驻颜益寿。

鹿角胶　鹿角霜　菟丝子　柏子仁　熟地黄　等分为末，酒化胶为丸。一方加补骨脂，一方加鹿茸、肉苁蓉、阳起石、附子、黄芪、当归、枣仁炒、辰砂、亦名"斑龙丸"。此峻补气血之剂，阳虚者宜之。若真阴亏损，虚火上乘者，不可轻投，恐反涸其水。

此手足少阴药也。鹿角胶霜、菟丝、熟地皆肾经血分药也，大补精髓；柏子仁入心而养心气，又能入肾而润肾燥，使心肾相交。心志旺而神魂安，精髓充而筋骨壮，去病而益寿，不亦宜乎！鹿，一名斑龙，睡时以首向尾，善通督脉，是以多寿。头为六阳之会，茸角钟于鹿首，岂寻常含血之属所可拟哉！成都道士尝货斑龙丸，歌曰：尾闾不禁沧海竭，九转灵丹都谩说，惟有斑龙顶上珠，能补玉堂关下穴。

龟鹿二仙膏 补气血。

治瘦弱少气，梦遗泄精，目视不明，精极之证。五劳之外，又有六极，谓气极、血极、精极、筋极、骨极、肌极也。精生气，气生神。精极则无以生气，故瘦弱少气。气弱则不能生神，故目眊不明。精气不固，水不能制火，故遗泄而精愈耗也。

鹿角十斤　龟板五斤　枸杞二斤　人参一斤　先将鹿角、龟板锯截，刮净，水浸，桑火熬炼成胶，再将人参枸杞熬膏和入。每晨酒服三钱。

此足少阴药也。龟为介虫之长，得阴气最全，介虫，阴类。鹿角遇夏至即解，禀纯阳之性，且不两月，长至一二十斤，骨之速生无过于此者，故能峻补气血。两者皆用气血以补气血，所谓补之以其类也。人参大补玄气，枸杞滋阴助阳。此血气阴阳交补之剂，气足则精固不遗，血足则视听明了，久服可以益寿，岂第已疾而已哉！李时珍曰：龟、鹿皆灵而寿。龟首常藏向腹，能通任脉，故取其甲以补心、补肾、补血以养阴也。鹿首常返向尾，能通督脉，故取其角以补命、补精、补气以养阳也。

补火丸 补肾命。

治冷劳气血枯竭，肉瘠齿落，肢倦言微。吴鹤皋曰：凡人之身有真火焉，寄于右肾，行于三焦，出入于甲胆，听命于天君，所以温百骸、养脏腑、充九窍者，皆此火也。为万物之父，故曰天非此火不能生物，人非此火不能有生。此火一息，犹万物无父，故其肉衰而瘠，血衰而枯，骨衰而齿落，筋衰而肢倦，气衰而言微矣。

石硫黄一斤　猪大肠二尺　将硫黄为末，实猪肠中，烂煮三时，取出去肠，蒸饼为丸，如梧子大。每服十丸，日渐加之。凡服硫黄者，忌食诸禽兽血。

此足少阴命门药也。硫黄火之精也，亦号将军，大黄至寒，亦号将军。故用之以补火。以其大热有毒，故用猪肠烂煮以解之。庸俗之人忌而罕用，盖不知其有破邪归正、返滞还清、消阴回阳、化魄生魂之力也。吴鹤皋曰：戴元礼有言曰：诸凉药皆滞，惟黄连寒而不滞；诸热药皆燥，惟硫黄热而不燥。昔仁和吏早衰，服之年至九十。他如范文正公之金液丹，《得效》之玉真丸，《和剂》之来复丹、半硫丸、灵砂丹，《百选》之二气丹，《活人》之返阴丹，《杨氏》之紫霞丹皆用之，但所主各有攸当耳。昂按：人有真阳虚衰，附、桂所不能补者，非硫黄不能之。今人补以为燥毒，衰而不用，不知硫黄性虽燥而疏利，与燥涩者不同。《本草》称为救危妙药，道家以之服食，尊之为金液丹，固人所可常服者。且硝与磺，一阴一阳，然皆同类之物。今人惟知用芒硝而不敢用硫黄，可见今人之不逮古人矣。

附：

金液丹　硫黄十两，研末，瓷盆盛，水和赤石脂封口，盐泥固济，日干。地内埋一小罐，盛水令满，安盆在内，用泥固济。慢火养七日七夜，加顶火一斤煅。取出，研末，蒸饼丸，米饮下。治久寒锢冷，劳伤虚损，伤寒阴证，小儿慢惊。

玉真丸　生硫黄二两，生硝石、石膏、半夏各一两。姜汁糊丸。姜汤或米饮下，每四十丸。治肾厥头痛。

来复丹　太阴玄精石、舶上硫黄、硝石各一两、五灵脂去砂石、青皮、陈皮各一两。醋糊丸。米饮下。治伏暑泄泻，身热脉弱。《玉机微义》曰：硝石性寒，佐以陈皮，其性疏快。硫黄能利人，若作暖药止泻，误矣。此由啖食生冷，或冒暑热，中脘闭结，挥霍变乱。此药通利三焦，分理阴阳，服之甚验。若因暑火、湿热者勿用。

半硫丸　半夏、硫黄等分。生姜糊丸。治老人虚秘冷秘。

灵砂丹　水银三两，硫黄一两，炼成研细，糯米糊丸。治诸虚痼冷。

二气丹　硝石、硫黄等分。为末，石器炒成砂，再研，糯米糊丸，梧子大。每服四十丸，井水下。治伏暑伤冷，二气交错，中脘痞结，或呕或泄，霍乱厥逆。

返阴丹　治阴毒伤寒，心神烦躁，四肢逆冷。硫黄五两，硝石、太阴玄精石各一两，附子炮、干姜炮、桂心各五钱。用铁铫先铺玄精末一半，次铺硝石末一半，中间下硫黄末，又着硝石一半盖硫黄，再以玄精末盖上，用小盏合。着炭三斤，烧令得所，勿令烟出。研末，和前药末，饭丸，梧子大。每服十五至二十丸，艾汤下，汗出为度。

本事方破阴丹　治阴中伏阳，烦躁，六脉沉伏。硫黄、水银各一两，陈皮、青皮各五钱，先将硫黄入铫熔开，次下水银，铁杖搅匀，令无星，细研糊丸。每服三十丸。如烦躁，冷盐汤下；阴证，艾汤下。

伤寒百问方　硫黄五钱，艾汤调下。治身冷脉微，厥而烦躁。令卧，汗出而愈。

黑锡丹　黑铅、硫黄各二两。将锡熔化，渐入硫黄，候结成片，倾地上出火毒，研至无声为度。治阴阳不升降，上盛下虚，头目眩晕。

唐郑相国方 补肺肾。

治虚寒喘嗽，腰脚酸痛。肺虚气乏而痰多则喘嗽，肾虚则腰脚酸痛。

破故纸十两，酒蒸，为末　胡桃肉二十两，去皮，烂研　蜜调如饴。每晨酒服一大匙，不能饮者熟水调。忌芸苔、羊肉。芸苔，油菜也。

此手太阴、足少阴药也。破故纸属火，入心包、命门，能补相火以通君火，暖丹田，壮玄阳。胡桃属木，能通命门，利三焦，温肺润肠，补养气血，有木火相生之妙。气足则肺不虚寒，血足则肾不枯燥，久服利益甚多，不独上疗喘嗽，下强腰脚而已也。古云：黄柏无知母，破故纸无胡桃，犹水母之无虾也。李时珍曰：命门在两肾中央，为生命之原，相火之主，肾命相通，藏精而恶燥。胡桃状颇相类，皮汁青黑，故入北方，佐破故纸润燥而调血，使精气内充，血脉通调，诸疾自然愈矣。

本方加杜仲一斤，生姜炒蒜四两，名"青娥丸"，治肾虚腰痛。《经》曰：腰者肾之府，转移不能，肾将惫矣。再加牛膝酒浸、黄柏盐水炒、川草薢童便浸，蜜丸，治同。本方加杜仲、胡芦巴、小茴香、草薢，名"喝起丸"，治小肠气痛引腰。

二至丸

补腰膝，壮筋骨，强阴肾，乌髭发，价廉而功大。

冬青子即女贞实。冬至日采，不拘多少，阴干，蜜酒拌蒸，过一夜，粗袋擦去皮，晒干为末，瓦缶中收贮。或先熬旱莲膏，旋配用 旱莲草夏至日采，不拘多少，捣汁熬膏，和前药为丸 临卧酒服。一方加桑椹干为丸，或桑椹熬膏和入。

此足少阴药也。女贞甘平，少阴之精，隆冬不凋，其色青黑，益肝补肾。旱莲甘寒，汁黑入肾，补精。故能益下而荣上，强阴而黑发也。李时珍曰：女贞上品妙药，古方罕用，何哉？

扶桑丸 除风湿，润五脏。胡僧。

除风湿，起羸尪，驻容颜，乌髭发，却病延年。

嫩桑叶去蒂，洗净，暴干，一斤，为末 巨胜子即黑脂麻，淘净，四两 白蜜一斤，将脂麻擂碎，熬浓汁，和蜜炼至滴水成珠，入桑叶末为丸。一方桑叶为末，脂麻蒸捣，等分，蜜丸。早盐汤、晚酒下。

此足少阴、手足阳明药也。桑乃箕星之精，其木利关节，养津液。故凡熬药，俱用桑柴。其叶甘寒，入手足阳明，凉血燥湿而除风。巨胜甘平，色黑，益肾补肝，润腑脏，填精髓。陶弘景曰：八谷之中，惟此为良。夫风湿去则筋骨强，精髓充则容颜泽，却病乌髭，不亦宜乎！歌曰：扶桑扶桑高入云，海东日出气氤氲。沧海变田几亿载，此树遗根今尚存。结子如丹忽如漆，绿叶英英翠可扪。真人采窃天地气，留与红霞共吐吞。濯磨入鼎即灵药，芝术区区未可群。餐松已有人仙去，我今朝夕从此君。叶兮叶兮愿玉汝，绿阴里面有桃津。

参苓白术散 补脾

治脾胃虚弱，饮食不消，或吐或泻。土为万物之母，脾土受伤，则失其健运之职，故饮食不消。兼寒则呕吐，兼湿则濡泄也。饮食既少，众脏无以禀气，则虚羸日甚，诸病丛生矣。

人参 白术土炒 茯苓 甘草炙 山药炒 扁豆炒 薏仁炒 莲肉去心，炒 陈皮 砂仁 桔梗 为末。每三钱，枣汤或米饮调服。

此足太阴、阳明药也。治脾胃者，补其虚，除其湿，行其滞，调其气而已。人参、白术、茯苓、甘草、山药、薏仁、扁豆、莲肉皆补脾之药也，然茯苓、山药、薏仁理脾而兼能渗湿。砂仁、陈皮调气行滞之品也，然合参、术、苓、草，暖胃而又能补中。陈皮、砂仁入补药则补。桔梗苦甘入肺，能载诸药上浮，又能通天气于地道，肺和则天气下降。使气得升降而益和，且以保肺，防燥药之上僭也。

妙香散 遗泄惊悸。王荆公。

治梦遗失精，惊悸郁结。肾主藏精，心主藏神，邪火旺行，心肾不交，上实下虚，则梦中遗失；心虚神扰，故多惊悸忧思；气滞则成郁结。

山药二两，姜汁炒　人参　黄芪　远志炒　茯苓　茯神一两　桔梗三钱　甘草二钱　木香二钱五分　麝香一钱　辰砂二钱，另研　为末。每服二钱，酒下。

此手足少阴药也。心，君火也。君火一动，相火随之，相火寄于肝胆，肾之阴虚则精不藏，肝之阳强则气不固，阳即邪火也。故精脱而成梦矣。《准绳》曰：病之初起，亦有不在肝肾而在心肺脾胃之不足者，然必传于肝肾而精乃走也。又曰：心肾是水火之脏，法天地，施生化成之道，故藏精神，为五藏之宗主。若由他藏而致肾之泄者，必察四属以求其治。大抵精自心而泄者，则血脉空虚，本纵不收；自肺而泄者，则皮槁毛焦，喘急不利；自脾而泄者，色黄肉消，四肢懈怠；自肝而泄者，筋痿色青；自肾而泄者，色黑髓空而骨堕。即脉亦可辨也。朱丹溪曰：主闭藏者肾也，司疏泄者肝也，二脏皆有相火，而其系上属于心。心，君火也，为物所感，则易于动。心动则相火翕然随之，虽不交会，精亦暗流而渗漏矣。所以圣贤只是教人收心养性，其旨深矣。山药益阴清热，兼能涩精，故以为君。人参、黄芪所以固其气，远志、二茯所以宁其神，神宁气固，则精自守其位矣。且二茯下行利水，又以泄肾中之邪火也。桔梗清肺散滞，木香疏肝和脾。行气故疏肝，肝疏则木不克土而脾和。丹砂镇心安神，麝香通窍解郁，二药又能辟邪，亦所以治其邪感也。加甘草者，用以交和乎中，犹黄婆之媒婴姹也。黄婆，脾也。婴儿姹女，心肾也。是方不用固涩之剂，但安神正气，使精与神气相依而自固矣。以其安神利气，故亦治惊悸郁结。楼全善曰：详古治梦遗方，属郁滞者居大半，庸医不知其郁，但用涩剂固脱，愈涩愈郁，其病反甚矣。

玉屏风散 补表。

治自汗不止，气虚表弱，易感风寒。阳也者，卫外而为固也。阳虚不能卫外，故津液不固而易泄，且畏风也。此与伤风自汗不同，彼责之邪实，此责之表虚，故补散各异。

黄芪炙　防风一两　白术炒，二两　为末，每服三钱。

此足太阳、手足太阴药也。黄芪补气，专固肌表，故以为君；白术益脾，脾主肌肉，故以为臣；防风去风，为风药卒徒，而黄芪畏之，故以为使。以其益卫固表，故曰"玉屏风"。李东垣曰：黄芪得防风而功益大，取其相畏而相使也。《准绳》曰：卒中偏枯之证，未有不因真气不周而病者，故黄芪为必用之君药，防风为必用之臣药。黄芪助真气者也，防风载黄芪助真气以周于身者也，亦有治风之功焉。许胤宗治王太后中风口噤，煎二药薰之而愈，况服之乎？

前药等分煎，名"黄芪汤"。洁古用代桂枝汤，治春夏发热有汗、脉微弱、恶风寒者。恶风甚，加桂枝。又用川芎、苍术、羌活等分，名"川芎汤"，以代麻黄汤，治秋冬发热无汗、恶风寒者。恶寒甚，加麻黄。

四君子汤 补阳益气。

治一切阳虚气弱，脾衰肺损，饮食少思，体瘦面黄，皮聚毛落，脉来细软。脾者万物之母也，肺者气之母也。脾胃一虚，肺气先绝。脾不健运，故饮食少思。饮食减少，则营卫无所资养。脾主肌肉，故体瘦面黄。肺主皮毛，故皮聚毛落。脾肺皆虚，故脉来细软也。

人参　白术土炒　茯苓二钱　甘草一钱　姜三片，枣二枚，煎。

此手足太阴、足阳明药也。人参甘温，大补玄气，为君；白术苦温，燥脾补气，为臣；茯苓甘淡，渗湿泻热，为佐；甘草甘平，和中益土，为使也。气足脾运，饮食倍进，则余脏受荫，而色泽身强矣。再加陈皮以理气散逆，半夏以燥湿除痰，名曰"六君"。以其皆中和之品，故曰"君子"也。

本方加陈皮，名"异功散"，钱氏。调理脾胃。再加半夏，名"六君子汤"，治气虚有痰，脾虚鼓胀。以补剂治胀满，《内经》所谓塞因塞用也。再加香附、砂仁，名"香砂六君子汤"，治虚寒胃痛，或腹痛泄泻。六君子加麦冬、竹沥，治四肢不举。脾主四肢。六君子加柴胡、葛根、黄芩、白芍，名"十味人参散"，治虚热潮热，身体倦怠。六君子加乌梅、草果等分，姜、枣煎，名"四兽饮"，《三因》。和四脏以辅脾，故名。治五脏气虚，七情兼并，结聚痰饮，与卫气相搏，发为疟疾。亦治瘴疟。本方加黄芪、山药，亦名"六君子汤"，为病后调理、助脾进食之剂。本方加生姜、酸枣仁炒，治振悸不得眠。胡洽居士。本方加竹沥、姜汁，治半身不遂，在右者属气虚，亦治痰厥暴死。本方加木香、藿香、干葛，名"七味白术散"，钱氏。治脾虚肌热，泄泻，虚热作渴。人参、白术、干葛皆能生津。杨仁斋再加五味子、柴胡，治消渴不能食。本方除人参，加白芍，名"三白汤"，治虚烦，或泄或渴，为调理内伤外感之奇方。本方除茯苓，加干姜，名"四顺阳"，亦可蜜丸，治阴证脉沉无热，不欲见光，腹痛下利。如阴阳未辨，姑与服之。若阳厥便发热，若阴证则无热。本方加山药、扁豆、姜、枣煎，名"六神散"，陈无择治小儿表热去后又发热者。世医到此，尽不能晓，或再用凉药，或再解表，或谓不治。此表里俱虚，气不归元，而阳浮于外，所以再热，非热证也。宜用此汤加粳米煎，和其胃气，则收阳归内，而身凉矣。热甚者，加升麻、知母，名"银白汤"。四四君合四物名"八珍汤"，治心肺虚损，气血两虚，心主血，肺主气。四君补气，四物补血。及胃损饮食不为肌肤，血气充，然后肌肉长。若伤之重者，真阴内竭，虚阳外鼓，诸证蜂起，则于四君、四物之中，又加黄芪以助阳固表，加肉桂以引火归玄，名"十全大补汤"。《金匮》曰：虚者十补勿一泻之。此汤是也。十全大补去川芎，加陈皮，名"温经益玄散"，治汗后头眩心悸，筋惕肉瞤，或汗出不止，及下后下利不止，身体疼痛。太阳宜汗，汗多则亡阳，故有眩悸瞤惕之证。阳明宜下，下多则亡阴，故有下利身痛之证。十全大补加防风为君，再加羌活、附子、杜仲、牛膝，名"大防风汤"，治鹤膝风。

四物汤 补阴益血见"血门"。

补中益气汤 补中升阳见"气门"。

升阳益胃汤 升阳益胃。东垣。

治脾胃虚弱，怠惰嗜卧。时值秋燥令行，湿热方退，体重节痛，口苦舌干，心不思食，食不知味，大便不调，小便频数，兼见肺病，洒淅恶寒，惨惨不乐，乃阳气不升也。阳受气于胸中。《经》曰：阳气者，若天与日。清阳失位，则浊阴上干，脾虚不运，而怠惰嗜卧也。体重节痛，湿盛而阴邪胜也。口苦舌干，阴火上炎也。不嗜食，不知味，胃气虚衰也。大便不调，湿胜也。小便频数，膀胱有热也。洒淅恶寒，阳虚也。惨惨不乐，膻中阳气不舒也。【《经》曰：膻中者，臣使之官，喜乐出焉，在两乳中间。】

　　黄芪二两　人参　甘草炙　半夏一两，脉涩者用　白芍炒　羌活　独活　防风五钱，以其秋旺，故以辛温泻之　陈皮四钱，留白　白术土炒　茯苓小便利，不渴者勿用　泽泻不淋勿用　柴胡三钱　黄连二钱　每三钱，姜、枣煎。又补中益气汤加炒曲、黄芩，亦名"益胃升阳汤"，东垣。治妇人经候凝结，血块暴下，脾虚水泻。

此足太阴、阳明药也。六君子助阳益胃，补脾胃之上药也。参、术、苓、草、陈皮、半夏。加黄芪以补肺而固卫，芍药以敛阴而调荣，羌活、独活、防风、柴胡以除湿痛，羌活除百节之痛。而升清阳，茯苓、泽泻以泻湿热而降浊阴，少佐黄连以退阴火。补中有散，发中有收，使气足阳升，则正旺而邪服矣。东垣曰：此治肺之脾胃虚也。何故秋旺用参、术、芍药之类反补脾？为脾胃虚则肺最受病，故因时而补易为力也。又曰：余病脾胃久衰，一日体重，肢节疼痛，大便泄下，小便闭塞。默思《内经》云：在下者因而竭之，是先利小便也。又治诸泻小便不利者，先分利之。治湿不利小便，非其治也。当用淡渗之剂。又思圣人之法虽布在方策，其未尽者以意求之，今寒湿客邪自外入而甚暴，若用淡渗以利，病虽即已，是降之又降，复益其阴，而重竭其阳也，治以升阳风药为宜耳。羌活、独活、升麻、柴胡各一钱，防风、炙甘草各五分，一剂而愈。大法寒湿之胜，风以平之。又曰：下者举之。圣人之法，举一可知百矣。东垣又曰：药中但犯泽泻、猪苓、茯苓、木通、灯草淡味渗泄之类，皆从时令之旺气，以泄脾胃之外邪，而补金水之不足也。或小便已数，肾肝不受邪而误用之，必大泻真阴，竭绝肾水，先损其两目也。又曰：《灵枢》云：头有疾，取之足，谓阳病取阴也。足有疾，取之上，是阴病取阳也。中有疾，旁取之，中者脾胃也，旁者少阳胆也。甲胆风木也，东方春也。胃中谷气者，便是风化也。胃中湿胜而成泄泻，宜助甲胆风胜以克之，又是升阳助清气上行之法也。

补脾胃泻阴火升阳汤 补脾升阳泻火。东垣。

治饮食伤胃，劳倦伤脾，火邪乘之而生大热，右关脉缓弱，或弦，或浮数。右关缓弱，脾虚也；弦，木剋土也；浮数，热也。东垣曰：湿热相合，阳气日虚不能上升，脾胃之气下流肝肾，是有秋冬而无春夏也。惟泻阴火，伸阳气，用味薄风药升发，则阴不病，阳气生矣。

黄芪　苍术泔浸、炒　甘草炙　羌活一两　升麻八钱　柴胡两半　黄连酒炒，五钱　黄芩炒　人参七钱　石膏少许，长夏微用，过时去之　每服三钱或五钱。

此足太阴、阳明、少阳药也。柴胡、升麻、羌活助阳益胃以升清气；人参、苍术、黄芪、甘草益气除湿以补脾胃；黄芩、黄连、石膏凉心清胃以泻阴火。李东垣曰：胃乃脾之刚，脾乃胃之柔。饮食不节，则胃先病，脾无所禀而后病；劳倦则脾先病，不能为胃行气而后病。胃为十二经之海，脾胃既虚，十二经之邪不一而出。假令不能食而肌肉削，此本病也；右关脉缓而弱，本脉也。或本脉中兼见弦脉，证中或见四肢满闭、淋溲、便难、转筋一二证，此肝之脾胃病也，当加风药以泻之。脉中兼见洪大，证中或见肌热、烦热、面赤、肉消一二证，此心之脾胃病也，当加泻心火之药。脉中兼见浮涩，证中或见短气、气上喘咳、痰盛、皮涩一二证，此肺之脾胃病也，当加泻肺及补气之药。脉中兼见沉细，证中或见善欠、善恐一二证，此肾之脾胃病也，当加泻肾水之浮及泻阴火之药。所以言此者，欲人知百病皆从脾胃生也，处方者当从此法加时令药。

归脾汤 引血归脾。见"血门"。

养心汤 补心。见"血门"。

人参养荣汤 补血。见"血门"。

补肺汤 补肺止嗽。

治肺虚咳嗽。有声无痰曰咳，盖伤于肺气；有痰无声曰嗽，盖动于脾湿也；有声有痰曰咳嗽，有因风、因火、因痰、因湿、因食、因虚之异。此为肺虚不能生肾水，水不制火，虚火上炎而咳嗽也。咳嗽脉浮为客邪，宜发散；脉实为内热，宜清利；脉濡散为肺虚，宜温补；久嗽曾经解外，以致肺胃俱虚，饮食不进，宜温中助胃兼治嗽药。

人参　黄芪蜜炙　五味子炒　紫菀一钱　桑白皮蜜炙　熟地黄二钱　入蜜少许和服。

此手太阴、足少阴药也。肺虚而用参、芪者，脾为肺母，气为水母也。虚则补其母。用熟地者，肾为肺子，子虚必盗母气以自养，故用肾药先滋其水，且熟地亦化痰之妙品也。丹溪曰：补水以制相火，其痰自除。咳则气伤，五味酸温能敛肺气。咳由火盛，桑皮甘寒能泻肺火。紫菀辛能润肺，温能补虚。合之而名曰"补肺"，盖金旺水生，咳嗽自止矣。此治肺虚咳嗽，若实火嗽者禁用。刘宗厚曰：因劳而嗽，则非嗽为本也，故此汤与《金匮》肾气丸为少阴例药。《仁斋直指》曰：肺出气也，肾纳气也，肺为气主，肾为气本。凡咳嗽暴重，自觉气从脐下逆奔而上，此肾虚不能收气归元，当用地黄丸、安肾丸，毋徒从事于肺，此虚则补子之义也。《医贯》曰：五行惟肺肾二脏母病而子受邪，何则？肺主气，肺有热，气得热而上蒸，不能下生于肾，而肾受伤矣。肾伤则肺益病，盖母藏子宫，子隐母胎。凡人肺金之气，夜卧则归藏于肾水之中，因肺受心火之邪，欲下避水中，而肾水干枯，火无可容之地，因是复上而为病矣。

补肺阿胶散 补肺清火。钱乙。

治肺虚有火，嗽无津液而气哽者。火盛则津枯，津枯则气哽。

阿胶蛤粉炒，两半　马兜铃焙　甘草炙　牛蒡子炒香，一两　杏仁去皮尖，七钱　糯米一两

此手太阴药也。马兜铃清热降火；兜铃象肺，故入肺。牛蒡子利膈滑痰；润肺解热，故治火嗽。杏仁润燥散风，降气止咳；阿胶清肺滋肾，益血

补阴。气顺则不哽，液补则津生，阿胶补血液。火退而嗽宁矣。土为金母，故加甘草、粳米以益脾胃。李时珍曰：补肺阿胶散用马兜铃，非取其补肺，取其清热降气而肺自安也。其中阿胶、糯米乃补肺之正药。昂按：清热降气，泻之即所以补之也。若专一于补，适以助火而益嗽也。

生脉散 保肺复脉。见"暑门"。

百合固金汤 保肺。赵蕺庵。

治肺伤咽痛，喘嗽痰血。肺金受伤，则肾水之源绝。肾脉挟咽，虚火上炎，故咽痛。火上燻肺，故喘咳。痰因火生，血因火逼。

生地黄二钱　熟地黄三钱　麦冬半钱　百合　芍药炒　当归　贝母
生甘草一钱　玄参　桔梗八分

此手太阴、足少阴药也。肺肾为子母之脏，故补肺者多兼滋肾。金不生水，火炎水干，故以二地助肾滋水退热为君。百合保肺安神，麦冬清热润燥，玄参助二地以生水，贝母散肺郁而除痰，归、芍养血兼以平肝，肝火盛则克金。甘、桔清金，成功上部。载诸药而上浮。皆以甘寒培玄清本，不欲以苦寒伤生发之气也。李士材曰：蕺庵此方殊有卓见，然土为金母，清金之后，亟宜顾母，否则金终不可足也。《医贯》曰：咳嗽吐血，未必成也瘵也，服四物、知、柏之类不已，则瘵成矣。胸满膨胀，怏怏不快，未必成胀也，服山楂、神曲之类不止，则胀成矣。面目浮肿，小便秘涩，未必成水也，服渗利之药不止，则水成矣。气滞膈塞，未必成噎也，服青皮、枳壳宽快之药不止，则噎成矣。

紫菀汤 肺劳气极。海藏。

治肺伤气极，劳热久嗽，吐痰吐血，气极，六极之一也。肺主气，元气虚则阴火盛，壮火食气，故成气极。火炎肺系，故久嗽不已，甚则逼血上行也。及肺痿变痈。

紫菀洗净，炒　阿胶蛤粉炒成珠　知母　贝母一钱　桔梗　人参　茯苓
甘草五分　五味子十二粒　食后服。一方加莲肉。

此手太阴药也。劳而久嗽，肺虚可知，即有热证，皆虚火也。海藏以保肺为君，故用紫菀、阿胶。二药润肺补虚，消痰止嗽。以清火为臣，故用知母贝母。二药辛寒，润燥消痰。以参、苓为佐者，扶土所以生金。以甘、桔为使者，载药上行脾肺。桔梗载诸药上行而能清肺，甘草辅人参补脾。五味子滋肾家不足之水，收肺家耗散之金，久嗽者所必收也。

秦艽扶羸汤 肺劳。《直指》。

治肺痿骨蒸，或寒或热成劳，咳嗽声嗄不出，体虚自汗，四肢倦

怠。肺痿，有火热伤肺而得之者，有肺气虚寒而得之者。骨蒸，骨里蒸蒸然热，阴虚也。咳嗽，阴火乘肺也。或寒或热，阴阳不和也。声嘎，火郁在肺也。自汗倦怠，心脾虚而卫气不充也。

柴胡二钱　秦艽　人参　当归　鳖甲炙　地骨皮钱半　紫菀　半夏
甘草炙，一钱

加姜、枣煎。

此手太阴、足少阳药也。柴胡、秦艽散表邪兼清里热，柴胡解肌热，秦艽退骨蒸。鳖甲、地骨滋阴血而退骨蒸，地骨皮凉血，退热汗骨蒸。参、草补气，当归和血，紫菀理痰嗽，润肺除痰。半夏发音声，肺属金，声之所从出也。有物实之则金不鸣，燥湿除痰则金清而声自开矣。有声嘶而哑者，是肺已损也，难治。表里交治，气血兼调，为扶羸良剂。透肌解热，柴胡、秦艽、干葛为要剂，故骨蒸方中多用之。寇宗奭曰：柴胡，《本经》并无一定治劳，甄权、大明并言补虚劳，医家执而用之，贻害无穷。李时珍曰：劳有五。若劳在肝、胆、心、心包有热，或少阳经寒热，则柴胡乃手足厥阴、少阳必用之药。劳在脾胃有热，或阳气下陷，则柴胡为退热升清必用之药。惟劳在肺肾者，不可用耳。寇氏一概摈斥，殊非通论。昂按：杨氏此方，用柴胡为君，则肺劳亦有用之者矣。大抵柴胡能退热升清，宣畅气血。昔孙琳治劳疟，而曰热有在皮肤、在脏腑、在骨髓，在骨髓者，非柴胡不除。则柴胡亦有退骨蒸之力矣，况有滋补之药以辅之乎！《直指方》又云：柴胡之退热不及黄芩。李时珍曰：黄芩之退热，乃寒能胜热，折火之本也，柴胡之退热，乃苦以发之，散火之标也。

黄芪鳖甲散 劳热。谦甫。

治男女虚劳客热，五心烦热，四肢怠惰，咳嗽咽干，自汗食少，或日晡发热。五心：心窝，手心，足心也。脾主四肢，五心烦热，是心火陷于脾土之中，宜升发火郁。四肢倦怠，脾虚也；咳嗽，肺火也；咽干，肾水不足，相火上炎也；自汗，阳虚也；食少，脾胃弱也；日西潮热，肺虚也。

黄芪蜜炙　鳖甲炙　天冬五钱　秦艽　柴胡　地骨皮　茯苓三钱　桑白皮　紫菀　半夏　芍药　生地黄　知母　甘草炙，三钱半　人参　桔梗　肉桂钱半　每一两，加姜煎。此即前方减当归，加黄芪、茯苓、生地、芍药、天冬、知母、桑皮、桔梗、肉桂。《卫生》减桂、芍、地骨，名"人参黄芪散"，治同。

此手足太阴、足少阳药也。鳖甲、天冬、芍、地、知母，滋肾水而泻肺肝之火，以养阴也；地黄、知母滋肾水，天冬泻肺火，鳖甲、芍药泻肝火。

黄芪、人参、桂、苓、甘草，固卫气而补脾肺之虚，以助阳也；桑皮、桔梗以泻肺热；半夏、紫菀以理痰嗽；紫菀润肺止嗽，半夏化痰利咽，故《金匮》治喉痹咽痛，皆用半夏，盖辛能散痹亦能润也。秦艽、地骨以散内热而除蒸；柴胡以解肌热而升阳。此表里气血交治之剂也。

秦艽鳖甲散 风劳。谦甫。

治风劳骨蒸，午后壮热，咳嗽，肌瘦，颊赤，盗汗，脉来细数。风，阳邪也，在表则表热，在里则里热，附骨则骨蒸。午后甚者，阴虚也。风火相搏，则咳嗽。蒸久血枯则肌瘦。虚火上炎则颊赤。睡而汗出曰盗汗，阴虚也。脉细为虚，脉数为热。

鳖甲一两，炙　秦艽　知母　当归五钱　柴胡　地骨皮一两　乌梅一个　青蒿五叶　汗多倍黄芪。

此足少阳、厥阴药也。风生热而热生风，非柴胡、秦艽不能驱风邪使外出。鳖，阴类，用甲者，骨以及骨之义；乌梅酸涩，能引诸药入骨而敛热；青蒿苦寒，能从诸药入肌而解蒸。柴胡、青蒿皆感少阳生发之气。凡苦寒之药多伤脾胃，惟青蒿清芬入脾，独宜于血虚有热之人。知母滋阴，当归和血，地骨散表邪兼清里热，又去汗除蒸之上品也。地骨退有汗之骨蒸。

益气聪明汤 聪耳明目。东垣。

治内障目昏，耳鸣耳聋。五脏皆禀气于脾胃，以达于九窍。烦劳伤中，使冲和之气不能上升，故目昏而耳聋也。李东垣曰：医不理脾胃及养血安神，治标不治本，是不明理也。

黄芪　人参五钱　葛根　蔓荆子三钱　白芍　黄柏二钱，如有热烦乱，春月渐加，夏倍之；如脾虚去之；热减少用　升麻钱半　炙甘草一钱　每四钱，临卧服，五更再服。

此足太阴、阳明、少阴、厥阴药也。十二经脉清阳之气，皆上于头面而走空窍。因饮食劳役，脾胃受伤，心火太盛，则百脉沸腾，邪害空窍矣。参、芪甘温以补脾胃，甘草甘缓以和脾胃，干葛、升麻、蔓荆轻扬升发，能入阳明鼓舞胃气上行头目。中气既足，清阳上升，则九窍通利，耳聪而目明矣。白芍敛阴和血，黄柏补肾生水，盖目为肝窍，耳为肾窍，故又用二者平肝滋肾也。

羊肉汤 亡阳失血。韩祗和。

治伤寒汗下太过，亡阳失血，恶人蜷卧，时战如疟，及产脱血虚。

韩祗和曰：若止救逆，效必迟矣，与羊肉汤，为效甚速。病人色虽见阳，是热客上焦，中下二焦阴气已盛，若调得下焦有阳，则上焦阳气下降丹田，知所归宿矣。

当归　白芍　牡蛎煅，一两　龙骨煅，五钱　生姜二两　附子炮，二两
桂枝七钱半　每服一两，羊肉四两，加葱白煮服。

此足少阴药也。当归、芍药以补其阴，附子、姜、桂以复其阳，龙骨、牡蛎以收其脱，羊肉大补以生其气血。

发表之剂

发者，升之、散之、汗之也。表者，对里而言也。三阳为表，三阴为里，而太阳为表之表，阳明为表之里，少阳为半表半里也。邪之伤人，先中于表，以渐而入于里，始自太阳，以及阳明，少阳，乃入阴经，由太阴、少阴以及厥阴，六经乃尽也。治病者，当及其在表而汗之散之，使不至于传经入里，则病易已矣。若表邪未尽而遽下之，则表邪乘虚入里；或误补之，则内邪壅闭不出，变成坏证者多矣。《经》曰：善治者治皮毛，其次治肌肤，其次治筋脉，其次治六腑，其次治五脏。治五脏者，半死半生也。

麻黄汤 寒伤营，发表。仲景。

治伤寒太阳证，邪气在表，发热，头痛，身痛，腰痛，骨节痛，项背强，恶寒恶风，但有一毫头痛恶寒，尚为在表。无汗而喘，脉浮而紧。寒邪外束，阳不得越，故郁而为热。《经》曰：人之伤寒，则为病热。寒初中人，必先在表，即足太阳寒水之经。太阳为诸阳主气，乃一身纲维。本经之脉，起目眦，上脑下项，循肩，挟脊，抵腰，行于身后，故所过之处无不痛也。恶寒者，虽无风而恶寒；恶风者，当风而始恶之，故恶寒必兼恶风。恶寒有阴阳之分，恶风惟属阳经，故三阴无恶风之证，风为阳邪，寒为阴邪也。《原病式》曰：身热恶寒，热在表也。热在表而浅，邪畏正，故病热而反恶寒。或言为寒在表，及热在皮肤、寒在骨髓者，误也。凡人之伤风暑湿，皆有汗，惟伤寒独不汗出，寒能涩血，又表实也。气上逆故喘，邪在表故脉浮。伤寒脉紧而伤风脉缓者，寒劲急而风缓散也。喻嘉言曰：冬伤寒，春伤温，夏秋伤暑伤湿，此四时正病也。然夏秋亦有伤寒，冬春亦有伤暑伤湿，乃四时之客病，所谓异气也。冬春正病，有汗为伤风，无汗为伤寒；即夏秋正病，有汗为伤暑湿，无汗仍为伤寒。亦治太阳阳明合病，喘而胸满。表邪壅盛，阳气不得宣发，故逆而作喘。若心下满，腹满为实，宜下之。此胸中满，胸中去表犹近，非里实，虽有阳明，然与太阳合病，尚为在表，宜汗不宜下。经云：阳明病脉浮无汗而喘者，发汗则愈，宜麻黄汤。又曰：阳明病应发汗，反下之，此为大逆。或问：两经合病，当用两

经之药，何以偏用麻黄汤耶？盖邪自太阳而来，仍当提出太阳，不欲其陷入阳明，故不用葛根也。**亦治哮证。**哮喘由风寒客于背俞，复感于寒而作，此汤散寒利肺。病哮喘者，虽服麻黄而不作汗。

麻黄去节，三两　桂枝二两　杏仁七十枚，去皮尖　甘草一两，炙用　**先煮麻黄数沸，去沫，内诸药煎。热服，覆取微汗。中病即止，不必尽剂，无汗再服。**凡用麻黄，去节，醋汤略泡，晒干备用，庶免太发，冬月生用。伤寒初感，始于太阳，故以发汗为先，汗出则愈。《活人》云：凡发汗病证仍在者，三日内可二三汗之，令腰以下周遍为度。王海藏曰：表证当汗，脉浮急汗之，脉沉缓汗之；里证当下，脉浮缓下之，脉沉急下之。三阳，汗当急而下当缓；三阴，汗当缓而下当急。按：汗有大汗解表、微汗解肌之殊；下有急下、少与、微和、渗利之别。

此足太阳药也。麻黄中空，辛温气薄，肺家专药而走太阳，能开腠散寒。皮腠肺之所主，寒从此入，仍从此出。**桂枝辛温，能引营分之邪达之肌表。**桂入营血，能解肌，营卫和，始能作汗。**杏仁苦甘，散寒而降气；甘草甘平，发散而和中。《经》曰"寒淫于内，治以甘热，佐以苦辛"是已。**喻嘉言曰：麻黄发汗，其力最猛，故以桂枝监之，甘草和之。用杏仁润下以止喘逆，正如驭马防其放逸耳。李士材曰：古云冬不用麻黄，夏不用桂枝。盖以冬主闭藏，不应疏泄；夏令炎热，不宜辛温。《经》所谓"必先岁气，毋伐天和"是也。又云：夏月不用麻黄，两说相反何耶？或舍时从证，或舍证从时，临时变通，存乎其人耳。李时珍曰：仲景治伤寒，无汗用麻黄，有汗用桂枝，未有究其精微者。津液为汗，汗即血也，在营则为血，在卫则为汗。寒伤营，营血内涩，不能外通于卫，卫气闭固，津液不行，故无汗发热而恶寒；风伤卫，卫气外泄，不能内护于营，营气虚弱，津液不固，故有汗发热而恶风。然风寒皆由皮毛而入，皮毛肺之合也，证虽属太阳，然面赤怫郁，咳嗽有痰，喘有胸满，非肺病乎？盖皮毛外闭，则邪热内攻，故用麻黄、甘草同桂枝引出营分之邪达之肌表，佐以杏仁泄肺而利气。汗后无大热而喘者加石膏，《活人书》夏至后加石膏、知母，是皆泄肺火之药。是麻黄汤虽太阳发汗重剂，实散肺经火郁之药也。腠理不密，则津液外泄而肺气虚，虚则补其母，故用桂枝同甘草外散风邪以救表，内伐肝木以防脾，佐以芍药泻木而固脾，使以姜、枣行脾之津液而和营卫。下后微喘者，加厚朴、杏仁以利肺气也；汗后脉沉迟者，加人参以益肺气也。《活人书》加黄芩，为阳旦汤，以泄肺热也。是桂枝汤虽太阳肌轻证，实为理脾救肺之药也。【先正云：桂、麻二汤皆肺药。】王履曰：伤寒即病者，谓之伤寒；不即病者，谓之温暑。其原不殊，故一称为伤寒；其类则殊，施治不得相混。仲景之书，专为即病之伤寒设，不兼为不即病之温暑设也。今人或以伤寒法治温暑，不过借用耳。三阴伤寒，寒证十居七八，若温暑但一于热耳。后人误为通治，遂疑诸热剂不敢用，是未悟仲景立麻黄、桂枝汤之有所主、有其时矣，苟知非治温暑之剂，则群疑冰释矣。又曰：伤寒即发于冬寒之时，寒邪在表，开其腠理，非辛温不能散，此麻黄、桂枝等剂所以必用也。温病热病发于喧热之时，郁热自内达外，无寒在表，故非辛凉、苦寒、苦酸之剂不能解之，此桂枝、麻黄等所以不可用，而后人所处水解散、大黄汤、千金汤、防风通圣之类，兼治内外者之所以可用也。夫即病之伤寒，有恶风恶寒之证者，风寒在表，表气受伤也。后发之温热病，有恶风恶寒之证者，必重感风寒，而表气亦受伤也。若无新中之风寒，则无恶风恶寒之证。故仲景曰：太阳病，发热而渴不恶寒者为温病。温病如此，则知热病亦如此。而不渴恶寒者，非温热病矣。或有不因新中风寒，亦见恶风恶寒之证者，盖因表虚，热达于表而伤表气，所谓卫虚则恶风、营虚则恶寒耳，非伤风恶风、伤寒恶寒也。温病热病亦有先见表证而后传里者，盖郁热自内达外，外不得泄，还复入里，而成可攻之证，非如伤寒从表而始也。每见世人治温热病，误攻其里，亦无大害，误发其表，变不可言。此足明其热之自内达外矣。间有误攻致害者，乃春夏暴寒所中之疫证，邪纯在表，未入于里，不可与温病、热病同论。夫秋冬伤寒，真伤寒也；春夏伤寒，寒疫也，与温病热病自是两途，岂可同治？况伤寒直中阴经，与太阳虽伤，不及郁热；即传阴经，为寒证而当温者，又与温病热病大不同，其可混治乎？【不恶寒则病非外来，渴则热自内达外。经曰：从春分后至秋分前，天有暴寒者，皆为时行寒疫，亦属外感。】一阳子曰：伤寒传足不传手，非穷理之言也。【何东，号一阳子。】草窗刘子指足经所属水土木，水遇寒而涸冰，土遇寒而坼裂，木遇寒而凋枯，故寒善伤之。手经所属金与火，金遇寒而愈坚，火体极热，寒不能袭，故寒不能伤，昧者奇之。将人身营卫经络上下截断，不相联络，失血气周流，瞬息周间之旨矣。夫寒邪袭人，必先皮毛灼热，鼻塞息粗。肺主皮毛，是手太阴肺辛金先受病矣。海藏有伤寒自皮毛入之语，先师有桂、麻、羌、芎之设，虽太阳表之表之剂，然汗法舍皮毛何自而解？更衣悖常，结闭溏泄，手阳明大肠庚金病矣，先师有硝、黄、朴、实之用，虽兼正阳三阴里之里之剂，然下法舍大肠何自而通？更衣，大便也。刘子谓金遇寒而愈坚，信乎？阳气怫郁，舌胎言妄，手少阴心丁火病矣，先师有泻心数法。亢极动血，上下烦蒸，手厥阴心胞火、手少阳三焦火病矣，治有三黄、柴、芩数条。小便癃秘，手太阳小肠丙火病矣，治有五苓、导赤之例。刘子谓火热寒不能伤，信乎？《经》又云：人之伤寒，则为病热。既云病热，则无水冰、土坼、木枯之说，而有金烁火亢之徵矣。刘子何人，敢恃管见惑世诬人哉！《机要》云：有厥阴经下利不止，脉沉而迟，手足厥逆，唾涕脓血，此难治，宜麻黄汤、小续命汤汗之。此有表邪缩于内，当泻表而愈。张子和曰：飧泄以风为根，风非汗不出。有病此者，腹中雷鸣，水谷不分，小便滞涩，服涩药温药不效，灸中脘脐下数十，燥热转甚，津液枯竭。延余视之，脉浮大而长，身表微热，用桂枝麻黄汤，加姜、枣煎，连进三大剂，汗出终日，至且而愈。次以胃风汤和其脏腑，食进而安。《经》曰：春伤于风，夏必飧泄。故可汗而愈。按：风属木，脾属土，木剋土，故泄也。附：大黄汤：大黄两半，芒硝、大腹皮、木通、甘草各一两，桂心七钱半，桃仁二十一枚。治阳毒伤寒未解，热在内，恍惚如狂。破棺千金汤：苦参一两。酒煮，取吐，治天行热毒垂死。冰解散、防风通圣散，见"表里门"。

本方除桂枝，加石膏，名"麻黄杏仁甘草石膏汤"，仲景。**治汗下后不可更行桂枝汤，汗出而喘，无大热者。**或问：发汗后不可更行桂枝汤，桂枝既不可行，麻黄可行耶？无大热，石膏可行耶？喻嘉言曰：治伤寒先分营卫，桂、麻二汤断无混用之理。此证太阳之邪虽从汗解，然肺中热邪未尽，所以热虽少止，喘仍不止，故用麻黄发肺邪，杏仁下肺气，甘草缓肺急，石膏清肺热，即以治足太阳之药，通治手太阴经也。倘误行桂枝，宁不壅塞肺气而吐痈脓乎？ **治温疟先热后寒。** 本方加白术，名"麻黄加术汤"，《金匮》。治湿家身体烦痛，宜发汗。本方去桂枝、杏仁，加附子，名"麻黄附子汤"，《金匮》。治脉沉虚胀者，为气水，属少阴，发其汗即止。本方除桂枝、杏仁，名"甘草麻黄汤"，《金匮》。治里水，一身面目黄肿，脉沉，小便不利。重覆取汗。本方去桂，用麻黄不去节、杏仁不去皮尖、甘草，生用，名"三拗汤"，《局方》。治感冒风寒，咳嗽鼻塞。麻黄留节，发中有收。杏仁留尖，取其发；连皮，取其涩。甘草生用，补中有发也。

忌汗诸证。 仲景曰：阳盛阴虚，下之则愈，汗之则死。阴盛阳虚，汗之则愈，下之则死。脉浮紧者，当身痛，宜汗之。假令尺脉迟者，不可发汗，以营弱血少故也。咽燥喉干者，不可发汗，津液不足也。咳而小便利，若失小便者，不可发汗，发汗则四肢厥冷，肺肾虚冷也。下利虽有表证，不可发汗，汗出必胀满，走津液而胃虚也。淋家不可发汗，发汗必便血，亡耗津液，反增客热也。衄家、亡血家不可发汗，发汗则阴阳俱虚。《针经》曰：夺血者无汗，夺汗者无血。王海藏曰：仲景言衄家不可发汗，盖为脉微也，若浮紧者，麻黄汤；浮缓者，桂枝汤。《活人》云：脉微者，黄芪芍药汤、犀角地黄汤。疮家虽伤寒身痛，不可发汗，发汗则痉。表虚热聚故生疮，汗之则表益虚，热愈甚而生风，故变痉。少阴病，脉沉细数，病为在里，不可发汗。少阴病，但厥无汗而强发之，必动其血，或从口鼻，或从目出，是名下厥上竭，难治。脉动数微弱者，不可发汗。脉沉迟为在里，反发其汗，则津液越出，大便难；表虚里实，必谵语。汗家重发汗，必恍惚心乱，汗者心之液，心亡血液故乱。腹中上下左右有动气者，不可发汗。

伤寒伤风辨。 伤寒郁而后能发热，伤风即能发热。伤寒无汗，伤风有汗。伤寒无涕，伤风有涕。伤寒手足微厥，伤风手足皆温。伤寒脉紧，伤风脉缓。

阴阳表里辨。 阳证之表，发热恶寒，头痛，脊强，便清，不渴，手足温和；阴证之表，无热恶寒，面惨息冷，手足厥逆。阳证之里，唇焦舌燥，烦渴掀衣，扬手掷足，大便秘结，小便赤涩，爪甲红活，身轻易于转侧，脉浮洪数；阴证之里，不渴，蜷卧，引衣自盖，唇紫舌卷，大便滑泄，小便清白，爪甲青黑，身重难于转侧，脉沉细数。惟腹痛与呕，阴阳里证皆有之。三阳经又有阴阳表里之分，太阳以热在皮肤，头痛项强，在经为表，麻黄汤、桂枝汤、九味羌活汤；以口渴尿赤，热入膀胱，在腑为里，五苓散。阳明以热在肌肉，目痛不眠，在经为表，葛根解肌汤；以口渴、背实为热渐入里，白虎加参汤；若自汗狂谵，热已入胃腑，为全入里，调胃承气汤。少阳以胸胁之间为半表半里，表多，小柴胡汤，里多热盛者，黄芩汤。以上皆发热。太阳恶寒，阳明自汗，少阳多呕，皆三阳证也。大抵阳证多得之风寒暑湿，邪生于太阳也；阴证多得之饮食、起居、七情，邪生于少阴也。故曰伤寒内伤者，十居八九也。

桂枝汤 风伤卫，解肌。仲景。

治太阳中风，阳浮而阴弱，发热头痛，自汗，恶风恶寒，鼻鸣干呕。关前为阳，卫亦阳，阳以候卫；关后为阴，营亦阴，阴以候营。阳脉浮者，卫中风也；阴脉弱者，营气弱也。伤于风者，头先受之，故头痛。《经》曰：阳浮者热自发，阴弱者汗自出。风并于卫，营弱卫强，故发热、自汗也。卫虚则恶风，营虚则恶寒，自汗则皮腠疏，故恶风复恶寒也。恶寒虽属表，亦有虚实之分。无汗恶寒为表实，宜发汗；汗出恶寒为表虚，宜解肌。鼻鸣干呕者，风壅气逆，故鼻有音而作呕也。喻嘉言曰：风寒并举，义重恶风。恶风未有不恶寒者，所以伤寒亦互恶风。后人谓伤寒恶寒，伤风恶风，误矣。及阳明病脉迟，汗出多，微恶寒者，表未解也，可发汗。发汗。脉迟汗多属阳明证，以微恶寒尚兼太阳，仍当从外解肌，断其入胃腑之路。

桂枝　芍药　生姜三两　甘草二两，炙　大枣十二枚　热服，须臾啜稀热粥，以助药力。温覆取微似汗，不可令如水淋漓，汗出病瘥，停后服。服一剂尽，病证犹在者，更作服。

此足太阳药也。仲景以发汗为重，解肌为轻。中风不可大汗，汗过则反动营血，虽有表邪，只可解肌，故以桂枝汤少和之也。《经》曰：风淫所胜，平以辛凉，佐以苦甘，以甘缓之，以酸收之，桂枝辛甘发散为阳，臣以芍药之酸收，佐以甘草之甘平，不令走泄阴气也，姜辛温能散，枣甘温能和。此不专于发散，引以行脾之津液而和营卫者也。麻黄汤专于发散，故不用姜、枣，而津液得通矣。庞安时曰：若无汗，小便数，或手足逆，身冷，不恶寒反恶热者，慎不可用。又自汗小便数者，不可服。自汗为阳虚，小便数为下焦虚寒，初病表里俱虚，病不在表，服此重汗，竭其津液，是虚虚也。《经》曰：脉浮紧，发热，汗不出者，不可与。脉紧为伤寒，与之则表益实而汗愈难出矣。《伤寒例》曰：桂枝下咽，阳盛则毙；承气入胃，阴盛则亡。周扬俊曰：风既伤卫，则卫气疏，不能内护于营，而汗自出矣。汗者血之液也，苟非用血药，以桂枝和营散邪，以芍药护营固里，则不但外邪不出，且入而为里患矣。然后知和营则外邪出，邪出则卫自密，更不必用固表之药，而汗自止矣。仲景曰：病尝自汗出者，此为营气和，营气和者外不谐，以卫气不共营气谐和故耳。以营行脉中，卫行脉外，复发其汗，营卫和则愈，宜桂枝汤。王好古曰：或问桂枝止烦出汗，仲景治伤寒发汗数处皆用桂枝汤；又曰无汗不得用桂枝，汗多者桂枝甘草汤，此又能闭汗，二义相通否乎？曰：仲景云太阳病发热汗出者，此为营弱卫强，阴虚阳必凑之，故用桂枝发其汗，此乃调其营气，则卫气自和，风邪无所容，遂自汗而解，非若麻黄能开腠理发出其汗也。汗多用桂枝者，以之调和营卫，则邪从汗出而汗自止，非桂枝能闭汗孔也。李东垣曰：仲景治表虚，制此汤用桂枝为君，桂枝辛热发散，体轻助阳，芍药、甘草佐之。若腹中急痛，乃制小建中汤，以芍药为君，芍药酸寒，主收补中，桂枝、甘草佐之。一治表虚，一治里虚。又曰：以桂枝易肉桂，治感寒腹痛之神药。如中热腹痛，去桂加黄芩。许叔微曰：仲景一百一十三方，桂枝独冠其首，今人全不用，何也？昂按：仲景治伤寒，用麻黄、桂枝，而全不用羌活、防风，是古人亦有所未备也。故洁古制羌活汤、黄芪汤、川芎汤，海藏制神术散、白术汤，皆用羌活、防风以代之。黄芪、川芎汤，附补门。神术、白术汤，见后。

本方加白术、川芎、羌活、防风、饴糖，名"疏邪实表汤"，节庵。治同。陶氏制此，以白术为君，以代桂枝汤。喻嘉言曰：坐令外感内伤混同论治矣。昂按：节庵之君白术，亦仿洁古之黄芪汤、海藏之白术汤而来。又按：节庵所著《伤寒六书》，尽易仲景原方，参合后贤治法，以代桂枝、麻黄、葛根、青龙等剂，在后人诚为便用，故世之嗜节庵者胜于仲景。以节庵为捷径，以仲景为畏途，节庵之书行，而仲景之书晦。如节庵者，可谓洁古、海藏辈之功臣，而在长沙实为操莽也。本集采节庵方论颇多，然不能无遗议者，以节庵之功罪，不妨互见于世也。本方去芍药、生姜，名"桂枝甘草汤"，仲景。治发汗过多，叉手冒心，心下悸欲得按者。汗多则亡阳而耗血，故心虚悸而又手自冒也。桂枝益气固表，甘草补中助阳。本方加附子，名"桂枝加附子汤"，治太阳病发汗，遂漏不止，恶风，小便难，四肢微急。汗多亡伤，无以卫外，故恶风；汗多则便少，兼膀胱无阳，不能化气，故便难；汗多则无液以养筋，兼有风入而增其劲，故四肢微急。与桂枝汤以和营卫，加附子以助元阳。本方去芍药，加附子，名"桂枝附子汤"，治伤寒八九日，风湿相搏，身体痛烦，不能转侧，不呕不渴，脉浮虚而涩。八九日，再经之时，邪多在里，而复身体痛烦者，风湿相搏也。烦，风也；痛，湿也；不呕不渴，里无邪也。故知为风湿相搏。脉浮，风也；涩，湿也；浮而涩，知寒湿但在经。与桂枝汤以解表风，加附子以散寒湿。本方加芍药、生姜各一两，人参三两，名"桂枝新加汤"，仲景。治伤寒汗后身痛，脉来沉迟。沉迟，汗后血虚也。正气虚矣，外邪岂能出乎？与桂枝汤以解未尽之邪，加芍药、人参敛阴以益营血。本方减甘草一半，加芍药一倍，名"桂枝加芍药汤"，治太阳误下，腹痛，属太阴证。表证未罢而误下，表邪乘虚而入里，当作结胸，则仍属太阳经。今不胸满而腹满，以邪已入太阴经。然但腹满时痛，尚非大实之痛，故但用桂枝以安太阳，倍芍药以和太阴。本方加大黄，名"桂枝加大黄汤"，仲景。治表证误下，大实痛者。别见"表里门"。本方去桂加茯苓、白术，名"桂枝去桂加茯苓白术汤"，仲景。治服桂枝汤，或下之，仍头项强痛，发热无汗，心满微痛，小便不利。表证未退，复增满痛、便秘，邪已内陷，故去桂枝表药不用，而用芍药、甘草以除痛，生姜以散满祛寒，白术、茯苓以生津导水，合姜、枣以和胃，安内即所以攘外也。**本方加厚朴杏仁，名桂枝加厚朴杏仁汤，**仲景。**治太阳病下之微喘，表未解也。**桂枝汤以解表，杏、朴以下逆气。**本方去芍药、生姜，加茯苓，名"茯苓桂枝甘草大枣汤"，**仲景。**甘澜水煎，治汗后脐下悸，欲作奔豚。**汗后脐下悸者，心虚而肾气发动也。肾积名奔豚。肾气逆欲上凌心，故用茯苓伐肾邪，桂枝治奔豚，甘草、大枣助脾而平肾，益土以制水。甘澜水者，用瓢扬万遍，水性咸而重扬之，则甘而轻，取其不助肾气也。**本方合麻黄汤，名"桂麻各半汤"，**仲景。**治太阳证如疟状，热多寒少。**寒多为病进，热多为病退。阳胜阴也。**本方二分合麻黄汤一分，名"桂枝二麻黄一汤"，**仲景。**治太阳病已大汗，形如疟，日再发。**再发者为轻。**本方二分合越婢一分，名"桂枝二越婢一汤"，**仲景。**治太阳病发热恶寒，热多寒少，脉微弱者。此无阳也，不可发汗。**喻嘉言曰：此风多寒少之证。"无阳"二字，仲景言之不一，后人置为阙疑，不知乃亡津液之通称也，故以发汗为戒。然非汗，风寒终不解，故服桂枝之二以治风，越婢之一以治寒，方为合法。方中行曰：此即桂枝、麻黄之合剂，乃大青龙以芍药易杏仁之变制耳。**本方倍芍药，加饴糖，名"小建中汤"，**仲景。**再加黄芪，名"黄芪建中汤"。**《金匮》。并见"寒门"。**除饴糖，名"桂枝加黄芪汤"，**《金匮》。昂按：小建中以饴糖为君，除饴糖即不名"建中"矣。今人用建中者，绝不用饴糖，何欤？**治黄汗发热，两胫自冷，身痛身重，腰上有汗，腰下无汗，小便不利。**此阳通而阴不通，上下痞隔，故用黄芪以固阳，桂枝以通阴，阴阳通，营卫和，则正汗出，小便利，而诸证悉退矣。**小建中加当归，名"当归建中汤"，**《千金》。**治妇人产后虚羸不足，腹中痛引腰背，小腹拘急。**寒伤血分。若崩伤不止，加地黄、阿胶。**本方除甘草，加黄芪三两，名"桂枝五物汤"，**《金匮》。**治血痹。**身体不仁，如风痹状。**本方加栝蒌根，名"栝蒌桂枝汤"，**《金匮》。**治太阳证备，身强几几，脉反沉迟，此为痉。**庞安时曰：栝蒌根不主项强几几，其意以肺热不令移于肾也，加于桂枝汤中，则可以彻热荣筋，调和营卫矣。"几"字无钩，音殊，羽短难飞之状。**本方加龙骨、牡蛎，名"桂枝加龙骨牡蛎汤"，**《金匮》。**治男子失精，女子梦交。**桂枝、生姜之辛以润之，甘草、大枣之甘以补之，芍药之酸以收之，龙骨、牡蛎之涩以固之。**本方加葛根、麻黄，名"葛根汤"。**见后。

大青龙汤 风寒两解。仲景。

治太阳中风，脉浮紧，身疼痛，发热恶寒，不汗出而烦躁。成氏曰：此中风见寒脉也。浮为风，风伤卫；紧为寒，寒伤营。营卫俱病，故发热恶寒，身痛也。烦为阳为风，躁为阴为寒，风寒两伤，营卫俱实，故不出汗而烦躁也。仲景又曰：若脉微弱，汗出恶风，不可服此，服之则厥逆，筋惕肉瞤，此为逆也。按：此即少阴过汗亡阳之证，故仲景更立真武汤以救其误。又治伤寒脉浮数，身不痛但重，乍有轻时，无少阴证者。成氏曰：此伤寒见风脉也。伤寒者身痛，此风胜，故不痛；中风者身轻，此兼寒，故有轻时。风寒外甚，故不吐利厥逆，无少阴里证也。昂按：成注非也。此汤必须脉浮紧、浮数，烦躁无汗，方可服之。仲景恐少阴烦躁而误服此则逆，故加无少阴证一句。大法太阳烦躁宜汗，阳明烦躁宜下，阴证烦躁宜温。

麻黄六两　桂枝　甘草二两，炙　杏仁四十枚，去皮尖　石膏鸡子大块　生姜三两　大枣十二枚　先煮麻黄去沫，内诸药煎。一服汗者，止后服。

此足太阳药也。成氏曰：桂枝主中风，麻黄主伤寒。今风寒两伤，欲以桂枝解肌驱风，而不能已其寒，欲以麻黄发汗散寒，而不能去其风，仲景所以处青龙而两解也。麻黄甘温，桂枝辛热。寒伤营，以甘缓之；风伤卫，以辛散之。故以麻黄为君，桂枝为臣。甘草甘平，杏仁甘苦，佐麻黄以发表；大枣甘温，生姜辛温，佐桂枝以解肌。姜、枣又能行脾之津液而和营卫。营卫阴阳俱伤，则非轻剂所能独解，必须重轻之剂同散之，乃得阴阳之邪俱已，营卫俱和。石膏辛甘微寒质重，而又专达肌表，为使也。风寒外盛，人身之阳必郁而为热，石膏体重泻热，气轻解肌，故云"重轻之剂"。足太阳膀胱经，表病也，而表有营卫之不同，病有风寒之各异。仲景治分三证，桂枝解肌驱风，麻黄发汗散寒，青龙风寒两解，各分疆界，鼎足三大纲也。按：大青龙为发汗之重剂。陶节庵曰：此汤险峻，须风寒俱甚，又加烦躁，乃可与之。喻嘉言曰：解肌兼发汗，义取青龙者，龙兴而云升雨降，郁热顿除，烦躁乃解，匪龙之为灵，何以得此乎？青龙汤为太阳无汗而设，与麻黄证何异？因兼烦躁一证，烦为风，躁为寒，非此法不解也。然不汗出之烦躁，与发汗后之烦躁迥别；下后之烦躁，与未下之烦躁亦殊。若少阴烦躁而误服此，则有亡阳之变矣。又曰：石膏一物，入甘温队中则为青龙，从清凉同气则为白虎。夫风寒皆伤，宜从辛甘发散矣；而表里又俱热，则温热不可用，欲从风寒表里之热而俱解之，故立白虎一法，以辅青龙之不逮也。按：烦躁有在表者，此证不汗出而烦躁是也；有在里者，不大便而烦躁是也；有阳虚者，汗下后病不去而烦躁是也；有阴盛者，少阴病吐利厥逆、烦躁欲死是也。内热曰烦，为有根之火；外热曰躁，为无根之火。故但躁不烦及先躁后烦者，皆不治。

小青龙汤 行水发汗。仲景。

治伤寒表不解，心下有水气，干呕，发热而咳，或噎或喘，或渴或利，或小便不利，少腹满，短气不得卧。发热恶寒，头痛身痛，属太阳表证。仲景书中，凡有里证兼表证者，则以"表不解"三字该之。内有水饮，则水寒相搏，水留胃中，故干呕而噎；水寒射肺，故咳而喘；水停则气不化，津不生，故渴；水渍肠间，故下利；水蓄下焦，故小便不利而少腹满。短气者，气促不能相续，与喘不同，有实有虚，有表有里。此为水停心下，亦令短气。水气内渍，所传不一，故有"或为"之证。《金匮》云：平人无寒热，短气不足以息者，实也。又云：膈上有留饮，其人短气而渴。丹溪治许白云脾疼腹痛而短气，大吐下之，二十日吐胶痰一桶而安。

麻黄去节　桂枝　芍药酒炒　细辛　甘草炙　干姜三两　半夏　五味子半升　渴去半夏，加花粉。半夏温燥。花粉苦寒，去热生津。喘去麻黄，加杏仁。喘为气逆，麻黄发阳，杏仁降气。形肿亦去麻黄。喘呼形肿，水气标本之病，故并去之。噎去麻黄，加附子。《经》曰：水寒相搏则噎，附子温经散寒。小便秘去麻黄，加茯苓。便秘忌发汗，宜渗利。

此足太阳药也。表不解，故以麻黄发汗，为君；桂枝、甘草佐之解表，为佐。咳喘，肺气逆也，故用芍药酸寒、五味酸温以收之。《经》曰：肺欲收，急食酸以收之。发汗以散邪水，收敛以固真水。水停心下则肾躁，细辛、干姜辛温，能润肾而行水。《经》曰：肾苦燥，急食辛以润之。细辛又为少阴肾经表药。半夏辛温，能收逆气，散水饮，为使也。外发汗，内行水，则表里之邪散矣。此证为水寒相搏而伤肺，若寒从外出，而水不内消，必贻异日之患。《金匮》曰：病溢饮者，当发其汗，大小青龙汤并主之。程郊倩曰：水气之渴与白虎汤中之渴，不特寒热有殊，亦且燥湿各异。《金匮》云：先渴后呕者，水停心下，小青龙汤主之，不治渴而专治水，水去而渴自止矣。李时珍曰：仲景治伤寒太阳证，表未解，心下有水而咳，干呕发热，或喘或利，小青龙汤主之；表已解，有时头痛恶寒，心下有水，干呕，痛引两膈，或喘或咳，十枣汤主之。盖青龙散表邪，使水从汗出，《内经》所谓开鬼门也。十枣逐里邪，使水从二便出，《内经》所谓洁净府、去陈莝法也。

本方加石膏，名"小青龙加石膏汤"，治肺胀，咳而上气，烦躁而喘，心下有水，脉浮。此去水饮、散风寒之重剂。

葛根汤 发汗兼解肌。仲景。

治太阳病，项背几几，无汗恶风。鸟之短羽者，动则引项几几然，状病人项背难舒之貌也。无汗恶风，中风而表实也。阳明脉上颈而合于太阳，恐将传阳明，故加葛根以断之。此证又名刚痉，乃风寒伤筋，故拘急而强直也。《金匮》治之，亦主此汤。刚痉无汗，柔痉有汗。仲景又曰：太阳发汗不彻，烦躁短气者，亦宜此汤更发其汗。《经》曰：何以知汗出不彻？以脉涩故也。按：伤寒失于汗下而短气为实，汗下后短气者为虚。表实宜发汗，表虚宜解肌。**亦治太阳阳明合病下利。**伤寒有并病，有合病。本经未解，传入他经，有催并之义，为并病。二经三经同受邪者，为合病。合病者，邪气甚也。太阳阳明合病，其证头痛腰痛，肌热，鼻干，目痛，脉浮大而长。头、腰，太阳也；肌、目、鼻，阳明也。浮大，太阳也；脉长，阳明也。阳经合病，必自下利。邪并于阳，则阳实而阴虚，阳外实而不主里，则里虚，故下利。吴鹤皋曰：庸医便为伤寒漏底不治，与此汤以散经中表邪，则阳不实而阴气平，利不治而自止矣。按：葛根能引胃中清阳上行，故凡下利多用之。赵嗣真曰：合病者，二阳经或三阳经同病，不传者也。并病者，一经先受病，又过一经，病之传者也。如太阳阳明，若并而未尽，是传未过，仲景所谓"太阳证不罢，面赤，阳气怫郁在表不得越，烦躁短气"是也。犹当汗之，以各半汤。若并之已尽，是谓传过，仲景所谓"太阳证罢，潮热，手足汗出，大便硬而谵语"是也。法当下之，以承气汤。面赤属阳明，此属阳明腑症故宜下之。是知传则入腑，不传则不入腑。并病传变，有如此。仲景治太阳阳明合病，主葛根汤；太阳少阳合病，主黄芩汤；少阳阳明合病，主承气汤。三阴有两感而无合病。《此事难知》云：足太阳为诸阳之首，故多传变。太阳传阳明，水传土也，谓之微邪，又谓巡经传；太阳传少阳，谓之越经传；太阳传太阴，谓之误下传；太阳传少阴，谓之表里传，水胜火，火胜水，此南北二方之变，顷刻害人，辨之不早，必成不救；太阳传厥阴，谓之首尾传，三阴不至于首，唯厥阴与督脉上行与太阳相接，又名巡经得度传。灾变至重，不为不多矣。

葛根四两　　**麻黄**　**生姜**三两　　**桂枝**　　**芍药**　　**甘草**二两，炙　　**大枣**十二枚

此足太阳药也。成氏曰：轻可去实，葛根、麻黄之属是也。此以中风表实，故加二物于桂枝汤中。仲景以有汗、无汗定伤风、伤寒之别。有汗为伤风，用桂枝加葛根汤，不用麻黄；无汗为伤寒，用此汤。张元素曰：二汤加葛根，所以断太阳入阳明之路，非太阳药也。若太阳初病，便服升、葛，是反引邪气入阳明也。周扬俊曰：不去麻黄，复加葛根，大开肌肉之药，不虑大汗无制乎？故以桂枝监之，且以芍药收之。喻嘉言曰：仲景于太阳带阳明证，其风伤卫，则桂枝汤中加葛根；寒伤营，则麻黄汤中加葛根。太阳带少阳证，其风伤卫，则桂枝汤中加柴胡；寒伤营，则麻黄汤中加柴胡。合、并之病亦然。则阳明以葛根为主药，少阳以柴胡为主药矣。乃少阳经专用小柴胡汤，而阳明经全不用葛根汤，何耶？此有二义：太阳而略兼阳明，则以方来之阳明为重，故加葛根；阳明而尚兼太阳，则以未罢之太阳为重，故不加葛根，恐葛根大开肌肉，使津液尽从外泄耳。小儿布痘见点之时亦忌之，今人知忌升麻，而滥用葛根，儿命遭枉者多矣。又曰：《金匮》论痉病，于风木主事之时，已申不可汗下之戒。夫妄下损阴，则筋失所养而痉；妄下亡阳，则脉失所养而拘急。及遇无汗之刚痉，又不得不用葛根汤取其微汗；至于下法全不示戒，且云可与大承气汤，见身内之阴为外热所耗，容有不得不下之证，但十中不得一二，终非可训之定法，略举其端，听用者之裁酌耳。

本方除麻黄，名"桂枝加葛根汤"，治前证汗出恶风者。本方加半夏，名"葛根加半夏汤"，仲景。治太阳阳明合病，不下利，但呕。此又以利、不利辨伤寒伤风之不同也。寒为阴，阴性下行，里气不和，故利而不呕；风为阳，阳性上行，里气逆而不下，故呕而不利，加半夏以下逆气。

本方加黄芩，名"葛根解肌汤"，治发热恶寒，头痛项强，伤寒、温病。

麻黄附子细辛汤 少阳表证。仲景。

治伤寒少阴证，始得之，反发热、脉沉者。少阴证，脉微细，但欲寐是也。太阳膀胱与少阴肾相为表里。肾虚，故太阳之邪直入而脉沉；余邪未尽，入里而表热，此证谓之表里传，非两感也。

麻黄　细辛二两　附子一枚，炮　先煮麻黄，去沫，内诸药煎。

此足少阴药也。太阳证发热，脉当浮，今反沉；少阴证脉沉，当无热，今发热，故曰反也。热为邪在表，当汗；脉沉属阴，又当温，故以附子温少阴之经，以麻黄散太阳之寒而发汗，以细辛肾经表药，联属其间，是汗剂之重者。赵嗣真曰：仲景《太阳篇》云：病发热头痛，脉反沉，身体疼痛，当救其里，宜四逆汤。《少阴篇》云：少阴病，始得之反发热、脉沉者，麻黄附子细辛汤。均是发热脉沉，以其头痛，故属太阳证。脉当浮而反不能浮者，以里久虚寒，正气衰微，又身体疼痛，故宜救里，使正气内强，逼邪外出，而干姜、附子亦能出汗而散。假令里不虚寒而脉浮，则止属太阳麻黄证矣。均脉沉发热，以无头痛，故名少阴病。阴病当无热，今反热，寒邪在表未全传里，但皮肤郁闭为热，故用麻黄、细辛以发表，熟附子以温少阴之经。假使寒邪入里，外必无热，当见吐利、厥逆等证，而正属少阴四逆汤证矣。由此观之，表邪浮浅，发热之反犹轻；正气衰微，脉沉之反为重。此四逆汤不为不重于麻黄附子细辛汤矣。又可见熟附配麻黄，发中有补；生附配干姜，补中有发，仲景之旨微矣。四逆汤附子生用，本汤炮用。按：伤寒传入三阴，尚有在经表证，如太阴有桂枝加芍药汤，少阴有麻黄附子细辛汤，厥阴有当归四逆汤之类，皆阴经表药也。又按：少阴虽有反发热而无头痛，厥阴虽有头痛而无身热，且痛不如阳经之甚。若身热头痛全者，则属阳证。《医贯》曰：有头痛连脑者，此系少阴伤寒，宜麻黄附子细辛汤，不可不知。喻嘉言曰：仲景太阳经但有桂枝加附子法，并无麻黄加附子法。太阳无脉微、恶寒之证，不当用附子。若见脉微恶寒、吐利烦躁等证，则亡阳已在顷刻，又不当用麻黄矣。又曰：三阴表证与三阳迥异，三阴必以温经之药为表，而少阴尤为紧关，俾外邪出而真阳不出，方合正法。《经》又曰：少阴病吐利，手足不逆冷，反发热者，不死。脉不至者，灸少阴七壮。此又以阳气为主。少阴吐利，法当厥逆，以无阳也；发热为阳气犹存，故不死。

本方去细辛，加甘草，名"麻黄附子甘草汤'，仲景。治少阴病得之二三日，无证者，当微发汗。得之二三日，较初得之为缓。无证，无吐利厥逆里证也。用此汤微发汗以散之，是汗剂之轻者。周扬俊曰：言无里证，则亦有"反发热"之表在可知也。二方皆治少阴表证。少阴无发汗之法，汗之必至亡阳，惟此二证用之。《金匮》用本方治少阴水证，少气，脉沉，虚胀。

升麻葛根汤 阳明升散。钱仲阳。

治阳明伤寒中风，头疼身痛，发热恶寒，无汗口渴，目痛鼻干，不得卧，及阳明发斑，欲出不出，寒暄不时，人多疾疫。三阳皆有头痛，故头痛属表。六经皆有身痛，在阳经则烦痛拘急。风寒在表，故发热恶寒。寒外束，故无汗。热入里，故口渴。阳明脉络鼻侠目，故目痛、鼻干。阳明属胃，胃不和故卧不安。阳邪入胃，里实表虚，故发斑，轻如蚊点为疹，重若锦纹为斑。

升麻三钱　葛根　芍药二钱　甘草一钱，炙　加姜煎。如头痛，加川芎、白芷。川芎为通阴阳血气之使，白芷专治阳明头痛。身痛背强，加羌活、防风。此兼太阳，故加二药。热不退，春加柴胡、黄芩、防风；少阳司令，柴、芩少阳经药。夏加黄芩、石膏。清降火热。头面肿，加防风、荆芥、连翘、白芷、川芎、牛蒡、石膏。升散解毒。咽喉加桔梗。清肺利膈咽。斑出不透加紫草茸。音戎。紫草凉血润肠，用茸者，取其初得阳气，触类升发。脉弱加人参。胃虚食少，加白术。腹痛，倍芍药和之。

此足阳明药也。阳明多气多血，寒邪伤人，则血气为之壅滞，辛能达表，轻可去实，故以升、葛辛轻之品发散阳明表邪。阳邪盛则阴气虚，故用芍药敛阴和血，又用甘草调其卫气也。云岐子曰：葛根为君，升麻为佐，甘草、芍药以安其中。升麻、甘草升阳解毒，故又治时疫。时疫感之，必先入胃，故用阳明胃药。斑疹已出者勿服，恐重虚其表也。麻痘已见红点，则不可服。阳明为表之里，升麻阳明正药，凡斑疹欲出未出之际，宜服此汤以透其毒，不可妄服寒剂以攻其热，又不可发汗、攻下，虚其表里之气。如内热甚，如黄连、犀角、青黛、大青、知母、石膏、黄芩、黄柏、玄参之类，若斑热稍退，潮热谵语，不大便，可用大柴胡加芒硝、调胃承气下之。伤寒未入阳明者勿服，恐反引表邪入阳明也。

柴葛解肌汤 太阳阳明。节庵制此以代葛根汤。

治太阳阳明合病，头目眼眶痛，鼻干不眠，恶寒无汗，脉微洪。太阳脉起目内眦，上额交巅。阳明脉上至额颅，络于目。风寒上干，故头痛、目痛、眶痛也。恶寒无汗属太阳，鼻干不眠属阳明，脉洪将为热也。节庵曰：此阳明在经之邪，若正腑病，另有治法。

柴胡　葛根　羌活　白芷　黄芩　芍药　桔梗　甘草　加姜、枣、石膏一钱，煎服。无汗恶寒甚者，去黄芩。冬月加麻黄，春月少加。夏月加苏叶。

此足太阳、阳明药也。寒邪在经，羌活散太阳之邪，用此以代麻黄。芷、葛散阳明之邪，柴胡散少阳之邪。此邪未入少阳，而节庵加用之。寒将为热，故以黄芩、石膏、桔梗清之。三药并泄肺热。以芍药、甘草和之也。芍药酸寒敛阴，散中有收。

柴胡升麻汤 少阳阳明。《局方》。

治少阳阳明合病，伤风壮热恶风，头痛体痛，鼻塞咽干，痰盛咳嗽，唾涕稠黏，及阳气郁遏，元气下陷，时行瘟疫。刘宗厚曰：伤风一证，仲景与伤寒同论，虽有麻黄、桂枝之分，至于传变之后，亦未尝悉分之也，诸家皆与感冒四气并中风条混治。惟陈无择别立伤风一方，在四淫之首，且依伤寒以太阳为始，分注六经，可谓详密。但风本外邪，诸方例用解表发表，然受病之源亦有不同，若表虚受风，专用发表之药，必致汗多亡阳之证；若内挟痰热而受风，亦宜内外交治，不可专于解表也。或曰：此云表虚，与伤寒中风表虚同欤？予曰：不同也。彼以太阳中风，而于有汗无汗分虚实，实者加麻黄，虚者加葛根，俱解表也。此云表虚者，当固守卫气而散风者也。

柴胡　前胡　黄芩六钱　升麻五钱　葛根　桑白皮四钱　荆芥七钱赤芍　石膏一两　加姜三片、豉二十粒，煎。

此足少阳、阳明药也。阳明而兼少阳，则表里俱不可攻，只宜和解。在经宜和。柴胡平少阳之热，升、葛散阳明之邪，三药皆能升提清阳。前胡消痰下气而解风寒，桑皮泻肺利湿而止痰嗽，荆芥疏风热而清头目，赤芍调营血而散肝邪，黄芩清火于上中二焦，石膏泻热于肺胃之部。风壅为热，故以石膏辛寒为君。加姜、豉者，取其辛散而升发也。

九味羌活汤 解表通剂。即羌活冲和汤。张元素。

治伤寒伤风，憎寒壮热，头痛身痛，项痛脊强，呕吐口渴，太阳无汗，及感冒四时不正之气，温病热病。有物有声曰呕，气逆则呕；有物无声曰吐，胃寒则吐，胃热亦吐。邪热在表则不渴，传里则渴。四时不正之气，谓时当热而反大凉，时当寒而反大温，非时而有其气也。冬时伤寒不即病者，至春而变为温病，至夏而发为热病。余证解见前。

羌活　防风　苍术钱半　细辛五分　川芎　白芷　生地黄　黄芩

甘草_一钱_　加生姜、葱白煎。如风证自汗者，去苍术，<small>发汗。</small>加白术、黄芪。<small>发表而即实表，譬驱寇者随关门也。</small>胸满，去地黄，加枳壳、桔梗。喘加杏仁。夏加石膏、知母。汗下兼行加大黄。

此足太阳例药，以代桂枝、麻黄、青龙、各半等汤也。药之辛者属金，于人为义，故能匡正黜邪。羌、防、苍、细、芎、芷皆辛药也。羌活入足太阳，为拨乱反正之主药。<small>除关节通，痛甚无汗者倍之。</small>苍术入足太阴，辟恶而去湿。<small>能除湿平气，及安太阳，使邪气不致传足太阴脾。</small>白芷入足阳明，治头痛在额。川芎入足厥阴，治头痛在脑。细辛入足少阴，治本经头痛。皆能驱风散寒，行气活血。而又加黄芩入手太阴，以泄气中之热；生地入手太阴，以泄血中之热。<small>黄芩苦寒，生地寒滞，二味苟用于发热之后则当，若未发热犹当议减也。</small>防风为风药卒徒，随所引而无不至，治一身尽痛为使。<small>无汗宜倍用。</small>甘草甘平，用以协和诸药也。药备六经，治通四时，用者当随证加减，不可执一。<small>张元素曰：有汗不得用麻黄，无汗不得用桂枝，若未瘥，则其变不可言，故立此方，使不犯三阳禁忌，为解表神方。冬可治寒，夏可治热，春可治温，秋可治湿，是诸路之应兵，代麻黄等诚为稳当，但阴虚气弱之人在所禁耳。</small>

十神汤 <small>感冒时气。《局方》。</small>

治时气瘟疫，风寒两感，头痛发热，恶寒无汗，咳嗽，鼻塞声重。<small>感冒四时不正之气，谓之时气。天灾流行，沿门阖境传染相似，谓之瘟疫。头痛发热，恶寒无汗，邪在表也。咳嗽，鼻塞声重，风寒两感，故表实而气为之不利也。按：伤风寒而咳嗽者，其感为轻。</small>

麻黄　葛根　升麻　川芎　白芷　紫苏　甘草　陈皮　香附　赤芍药　等分，加姜、葱白煎。

此阳经外感之通剂也。吴鹤皋曰：古人治风寒，必分六经见证用药，然亦有发热头痛，恶寒鼻塞，而六经之证不甚显者。<small>昂按：前证亦阳经之可辨者。</small>亦总以疏表利气之药主之。是方也，川芎、麻黄、升麻、干葛、白芷、紫苏、陈皮、香附皆辛香利气之品，故可以解感冒气塞之证。诸要以散感邪，陈、附以导里气。而又加芍药和阴气于发汗之中，加甘草和阳气于疏利之队也。<small>吴绶曰：此汤用升麻、葛根，能解利阳明瘟疫时气，非正伤寒之药，若太阳伤寒发热用之，则引邪入阳明，传变发斑矣。慎之！</small>

神术散 伤寒无汗。海藏。

治内伤冷饮，外感寒邪而无汗者。内伤冷饮，则寒湿停于中。《经》曰：其寒饮食入胃则肺寒，肺寒则内外合邪。是伤寒亦有由内而得者，不特外感风寒而已也。寒能涩血，故无汗。**亦治刚痉**。太阳纯伤风、伤寒则不发痉，惟先伤风后伤寒，先伤风后伤湿，及太阳过汗，湿家过汗，产后血虚，破伤风，皆发痉。其证头摇口噤，手足搐搦，项背反张。无汗为刚痉，有汗为柔痉，亦有刚柔不分者。不可纯作风治，宜清热化痰，疏风养血，亦有用大承气者。凡阳痉不厥逆，其厥逆者，皆阴痉也，宜附子汤、附子防风散、桂心白术汤。

苍术制　防风二两　甘草一两，炙　加生姜、葱白煎。如太阳证发热恶寒、脉浮紧者，加羌活。浮紧带洪者，是兼阳明，加黄芩。浮紧带弦数者，是兼少阳，加柴胡。妇人加当归。

此足太阳药也。防风辛温升浮，除风胜湿，为太阳主药。苍术甘温辛烈，散寒发汗，辟恶升阳。能升胃中阳气。加甘草者，发中有缓也。按：神术、白术二汤，乃海藏所制，以代桂枝、麻黄二汤者也。喻嘉言曰：此海藏得意之方，盖不欲无识者轻以麻黄、桂枝之热伤人也。昌明仲景，不得不表扬海藏之功。

本方除苍术，加白术二两、姜三片，不用葱，名"白术汤"，海藏。**治前证有汗者**。二术主治略同，第有止汗发汗之异。**亦治柔痉**。有汗为柔痉。风而兼湿，故有汗。

太无神术散　苍术泔浸、厚朴姜汁炒，各一钱　陈皮去白，二钱　甘草炙藿香　石菖蒲各钱半　**治感山岚瘴气，憎寒壮热，一身尽痛，头面肿大，瘴疟时毒**。湿热时毒，感于口鼻，传入阳明，邪正交争，阴胜则憎寒，阳胜则壮热，流于百节，则一身尽痛，上行头面则为肿大，名大头瘟。苍术辛烈，升阳辟恶，燥湿解郁；厚朴苦温，除湿散满，化食厚肠；陈皮理气，通利三焦；甘草和中，匡正脾土。此即平胃散而重用陈皮为君者也。盖人之一身，以胃气为主，胃气强盛，则客邪不能入，故治外邪必以强胃为先也。加藿香、菖蒲，取其辛香通窍，亦能辟邪而益胃也。吴鹤皋曰：太无此方，但理脾胃，而解瘴之妙自在其中，不愧为丹溪之师矣。

局方神术散　苍术二两　川芎　白芷　羌活　藁本　细辛　炙甘草各一两　每服四钱，加姜、葱煎。**治伤风头痛，无汗，鼻塞声重，及风寒咳嗽，时行泄泻**。头痛、鼻塞、咳嗽，是伤风也。伤风应有汗，若无汗，是挟寒也。飧泄下利者，清阳不升，木邪克土，风兼湿也。苍、藁、辛、羌、芎、芷各走一经，祛风发汗而胜湿，散三阳之邪而能升清者也。加甘草者，缓其中也。

许学士神术散　苍术一斤　脂麻五钱，研酱　枣五十枚，取肉捣丸，治水饮结成澼囊。水饮结成窠囊，非苍术辛烈雄壮能破之。加脂麻者，润其燥也。用枣肉者，补土以制水也。

九制苍术散，茅山苍术，九蒸九晒，为末。治痰饮腹痛。

葱豉汤 太阳发汗。《肘后》。

治伤寒初觉头痛、身热、脉洪，便当服此。

葱白一握　豉一升　煎服。取汗出。如无汗，加葛根三两。《崔氏》同。

此足太阳药也。葱通阳而发汗，葱空中为肺菜，散手太阴、阳明之邪。豉升散而发汗。邪初在表，宜先服此以解散之，免用麻黄汤者之多所顾忌，用代麻黄者之多所纷更也。

本方去淡豉，加生姜，名"连须葱白汤"，《活人》。治同。

人参败毒散 感冒时行。《活人》。

治伤寒头痛，憎寒壮热，项强睛暗，鼻塞声重，风痰咳嗽，及时气疫疠，岚瘴鬼疟，或声如蛙鸣，赤眼口疮，湿毒流注，脚肿腮肿，喉痹毒痢，诸疮斑疹。风寒在表，则恶寒发热，头痛项强。风寒在肺，则鼻塞声重，痰多咳嗽。声如蛙鸣，俗名虾蟆瘟，邪气实也。风寒湿热之气，上干则目赤口疮，下流则足肿，伤于阳明则腮肿，结于少阴则喉痹，壅于肠胃则毒痢，注于皮肤则疮疹。

人参　羌活　独活　柴胡　前胡　川芎　枳壳　桔梗　茯苓一两　甘草五钱　每服一两，加姜三片、薄荷少许煎。口干舌燥加黄芩，脚气加大黄、苍术，肤痒加蝉蜕。

此足太阳、少阳、手太阴药也。羌活入太阳而理游风；独活入少阴而理伏风，兼能去湿除痛；柴胡散热升清，协川芎和血平肝，以治头痛目昏；前胡、枳壳降气行痰，协桔梗、茯苓以泄肺热而除湿消肿；甘草和里而发表；人参辅正以匡邪。疏导经络，表散邪滞，故曰"败毒"。喻嘉言曰：风湿热三气门中，推此方为第一。三气合邪，岂易当哉？其气互传，则为疫矣。方中所用皆辛平，更有人参大力者荷正以祛邪，病者日服二三剂，使疫邪不复留，讵不快哉！奈何俗医减去人参，曾与他方有别耶？又曰：伤寒宜用人参，其辨不可不明。盖人受外感之邪，必先汗以驱之，惟元气旺者，外邪始乘药势以出，若素弱之人，药虽外行，气从中馁，轻者半出不出，重者反随元气缩入，发热无休矣。所以虚弱之体，必用人参三五七分入表药中，少助元气，以为驱邪之主，使邪气得药一涌而出，全非补养衰弱之意也。即和解药中，有人参之大力者居间，外邪遇正，不自争而退舍，否则邪气之纵悍，安肯听命和耶？不知者谓伤寒无补法，邪得补而弥炽，即痘疹疟痢，以及中风、中痰、中寒、中暑、痈疽、产后，初时概不敢用，而虚人之遇重病，可生之机，悉置不理矣。古方表汗用五积散、参苏饮、败毒散，和解用小柴胡、白虎汤、竹叶石膏汤等方，皆用人参领内邪外出，乃得速愈，奈何不察耶？外感体虚之人，汗之热不退，下之、和之热亦不退，大热呻吟，津液灼尽，身如枯柴，医者技穷，正为元气已漓，故药不应效耳。倘元气未漓，先用人参三五七分，领药深入驱邪，何至汗和不应耶？东垣治内伤外感，用补中益气加表药一二味，热服而散外邪有功。千古伤寒专科，从仲景至今，明贤方书无不用参，何为今日医家屏除不用，全失相传宗旨，使体虚之人百无一活，曾不悟其害之也？盖不当用参而杀人者，是与芪、术、归、桂、姜、附等药同行温补之误，不谓与羌、独、柴、前、芎、半、枳、桔、芩、膏等药同行汗、和之法所致也，安得视等砒鸩耶？嘉靖己未，江淮大疫，用败毒散倍人参，去前胡、独活，服者尽效。万历己卯大疫，用本方复效。崇祯辛巳、壬午，大饥大疫，道僅相望，汗、和药中，惟加入参者多活。更有发斑一证最毒，惟加人参于消斑药中全活甚众。凡饥僅兵荒之年，饮食起居不节，致患时气者，宜用此法。

　　本方除人参，名"败毒散"，治同。有风热，加荆芥、防风，名"荆防败毒散"，亦治肠风下血清鲜。血鲜者为肠风，随感而见；血瘀者为脏毒，积久而发也。本方去人参，加连翘、金银花，名"连翘败毒散"，治疮毒。除人参，加黄芩，名"败毒加黄芩汤"，治瘟病不恶风寒而渴。除人参，加大黄、芒硝，名"硝黄败毒散"，治热毒壅积。败毒散合消风散，名"消风败毒散"，见"风门"。治风毒瘾疹，及风水、皮水在表，宜从汗解者。本方加陈廪米，名"仓廪散"，治噤口痢。乃热毒冲心，食入则吐。单陈廪米煎汤，治痢后大渴，饮水不止。

川芎茶调散 升散风热。《局方》。

　　治诸风上攻，正偏头痛，恶风有汗，憎寒壮热，鼻塞痰盛，头晕目眩。正偏头痛者，风中于脑，作止无时也。中风，故有汗恶风。风邪在表，故憎寒壮热。风寒伤于皮毛，腠理密致，不得泄越，气并于鼻，故鼻塞。火升，故痰盛。痰热上攻，故头晕目眩。

　　薄荷八钱　川芎　荆芥四钱　羌活　白芷　甘草炙，一钱　防风钱半　细辛一钱　每三钱，食后茶调服。一方加菊花一钱，彊蚕三分，名"菊花茶调散"，治头目风热。菊花清热明目，僵蚕消风化痰。

　　此足三阳药也。羌活治太阳头痛，白芷治阳明头痛，川芎治少阳头痛，细辛治少阴头痛，防风为风药卒徒，皆能解表散寒，以风热在上，宜于升散也。头痛必用风药者，以巅顶之上惟风可到也。薄荷、荆芥并能消散风热，清利头目，故以为君，辛香轻清，能入肝经气分而搜风热，肝风散则头目清明。同诸药上行，以升清阳而散郁火。清阳不升，则浊阴上干，故头痛。加甘草者，以缓中也。用茶调者，茶能上清头目也。汤液曰：茶苦寒下行。如何是清头目？陈嘉谟曰：火下降则上自清矣。凡头痛用羌、防、芎、芷辛温等药，由风木虚、土寰乍畏，壅塞而成痛，故用此助肝以升散之也。若服辛散药反甚者，则宜用酸涩，收而降之乃愈。

再造散 阳虚无汗。节庵。

治阳虚不能作汗 陶节庵曰：治头痛项强，发热恶寒无汗，服发汗药一二剂，汗不出者为阳虚，不能作汗，名曰"无阳证"。庸医不识，不论时令，遂以麻黄重药劫取其汗，误人死者多矣。

人参 黄芪 桂枝 甘草 附子炮 细辛 羌活 防风 川芎 煨姜 枣二枚，加炒芍药一撮煎。夏加黄芩、石膏。

此足太阳药也。《经》曰：阳之汗，以天之雨名之。太阳病，汗之无汗，是邪盛而真阳虚也，故以参、芪、甘草、姜、桂、附子大补其阳，而以羌、防、芎、细发其表邪。加芍药者，于阳中敛阴、散中有收也。昂按：汗即血也。血和而后能汗，故加芍、芎，亦以调营。节庵曰：人第知参、芪能止汗，而不知其能发汗，以在表药队中，则助表药而能解散也。东垣、丹溪治虚人感冒，多用补中益气加表药，即同此意。

大羌活汤 洁古。

治两感伤寒。《内经》曰：伤寒一日太阳受之，太阳经脉循腰脊，经头项，故头项痛，腰脊强。二日阳明受之，阳明主肉，其脉侠鼻络于目，故身热目疼而鼻干，不得卧。三日少阳受之，少阳主胆，其脉循胁络于耳，故胸胁痛而耳聋。四日太阴受之，太阴脉布胃中，络于嗌，故腹满而嗌干。五日少阴受之，少阴脉贯肾，络于肺，系舌本，故口燥舌干而渴。六日厥阴受之，厥阴脉循阴器，络于肝，故烦满而囊缩。两感者，谓一日则太阳与少阴俱病，有头痛项强者，而又口干烦渴也。二日则阳明与太阴俱病，有身热谵语，而又腹满不饮食也。三日则少阳与厥阴俱病，有胁痛耳聋，而又囊缩厥逆也。此阴阳表里俱病，欲汗之则有里证，欲下之则有表证，故《内经》、仲景皆云必死。吴鹤皋曰：易老制此方，意谓传经者皆为阳邪，一于升阳散热、滋阴养脏，则感之浅者，尚或可平也。

羌活 独活 防风 细辛 防己 黄芩 黄连 苍术 白术 甘草炙，三钱 知母 川芎 生地黄一两 每服五钱，热饮。

此阴阳两解之药也。气薄则发泄，故用羌、独、苍、防、芎、细祛风发表，升散传经之邪。寒能胜热，故用芩、连、知母、生地、防己清热利湿，滋培受伤之阴。用白术、甘草以固中州，而和表里之气，升不至峻，寒不生凝，间能回九死于一生也。仲景书两感无治法。又云：两感病俱作，治有先后。如表证急，当先救表；里证急者，当先救里。李梴曰：表里俱急者，大羌活汤。阳证体痛而不下利者为表急，先以葛根、麻黄解表，后以调胃承气攻里；阴证身痛而下利不止者，为里急，先用四逆救里，后以桂枝救表；阴阳未分者，陶氏冲和汤探之。古法：一日太阳少阴，五苓散主之，头痛加羌活、防风，口渴加黄柏、知母；二日阳明太阴，大柴胡汤；三日少阳厥阴，危甚，大承气加川芎、柴胡救之。刘宗厚曰：伤有兼风兼湿不同，表里俱实虚之异，大抵俱虚为多，脉从阳者可治，从阴者难治。

桂枝羌活汤 太阳疟疾。《机要》。

治疟疾发在处暑以前，头项痛，脉浮，有汗，恶风。

桂枝　羌活　防风　甘草等分　每服五钱，迎其发而服之。如吐，加半夏曲。无汗，桂枝易麻黄，名"麻黄防风汤"。按：二汤《机要》以之治疟，实发表通用之剂。

此足太阳药也。疟分六经，故仿仲景伤寒例，以防风、羌活散太阳之邪，而以桂枝、麻黄分主有汗、无汗也。朱丹溪曰：凡治疟，无汗要有汗，散邪为主，带补；有汗要无汗，扶正为主，带散。河间曰：疟发寒热大作，此太阳阳明合病。汗出不止，知为热也。阳盛阴虚之证，不治必传入阴经，桂枝芍药汤主之。桂枝三钱，芍药、黄芪、知母、石膏各一两。如寒热转大者，桂枝黄芩汤和之，小柴胡加桂枝、知母、石膏。外邪已罢，内邪未已，大柴胡、大承气等下之。

涌吐之剂

邪在表宜汗，在上焦宜吐，在中下宜下，此汗、吐、下三法也。若邪在上焦而反下之，则逆其性矣。《经》曰：其高者因而越之。又曰：在上者涌之。是也。先贤用此法者最多，今人惟知汗、下，而吐法绝置不用。遇当吐者而不行涌越，使邪气壅结而不散，轻病致重，重病致死者多矣。朱丹溪曰：吐中就有发散之义。张子和曰：诸汗法古方多有之，惟以吐发汗者世罕知之，故予尝曰：吐法兼汗。以此夫！

瓜蒂散 吐实邪。仲景。

治卒中痰迷，涎潮壅盛，颠狂烦乱，人事昏沉，五痫痰壅，及火气上冲，喉不得息，食填太阴，欲吐不出。痰壅上膈，火气上冲，食停上脘，并当用吐法。伤寒如桂枝证，头不痛，项不强，寸脉微浮，胸中痞硬，气上冲喉不得息者，胸有寒也，当吐之。汗出恶风，头痛项强，为桂枝证，俱为邪在表。今无头痛项强，而脉微浮，胸痞硬，则不在表而未入里，为邪在胸中。胸中与表相应，故宜吐。亦治诸黄急黄。卒然发黄，心满气喘，命在须臾，曰急黄。或服此散，或擂鼻，或加丁香。

甜瓜蒂炒黄　赤小豆　共为末，熟水或酸齑水调下，量人虚实服之。吐时须令闭目，紧束肚皮。吐不止者，葱白汤解之。良久不出者，含砂糖一块即吐。诸亡血、虚家、老人、产妇、血虚脉微者，俱不可服。非尺脉绝者，不宜便服此，恐损胃气。若止胸中窒塞闷乱，以物探之，得吐即止。如探不出，方以此汤吐之。如头额两太阳痛者，令病人噙水一口，以此散一字吹入鼻中，出黄水，即愈。

此足太阳、阳明药也。胸中痰食与虚烦者不同，越以瓜蒂之苦，涌以赤小豆之酸，吐去上焦有形之物，则木得舒畅，天地交而万物通矣。当吐而胃弱者，改用参芦。《十剂》曰：燥可去湿，桑白皮、赤小豆之属是也。赤豆、瓜蒂并能行水湿痰涎。头痛胸满，寒热，脉紧不大者，并宜此散吐之。或问：何谓木郁？曰：厥阴少阳属木，于令为春，乃人身生发之气也。食者阴物也，脾胃者坤土也。饮食填塞太阴，则土盛而反侮木，生气不得上升而木郁矣。吐去上焦有形之物，则木得条达，而遂其升生之性矣。

本方除赤豆，名"独圣散"，治太阳中暍，音椰，暑也。身重痛而脉微弱。夏月伤冷水，水渍皮肤中，暍遏其外出之阳，反中入内，故身热重痛。以瓜蒂�13胸中之水，则皮中之水自行。本方除赤豆，加防风、藜芦，名"三圣散"。子和。本方除赤豆，加郁金、韭汁，鹅翎探吐，亦名"三圣散"，治中风风痫，痰厥头痛。本方除赤豆，加全蝎五分，吐风痰。本方加淡豉，治伤寒烦闷。瓜蒂、栀、豉皆吐剂，要知瓜蒂吐痰食宿寒，栀、豉吐虚烦客热。如未经汗、下，邪郁胸膈而痞满者，谓之实，宜瓜蒂散，此重剂也。已经汗、吐、下，邪乘虚客胸中而懊憹者，为虚烦，宜栀豉汤，此轻剂也。丹溪用瓜蒂、栀子、苦参、藜芦等剂，累吐许白云先生，不透，后附子尖和浆水与之，始得大吐也。

参芦散吐虚痰。

治虚弱人痰涎壅盛。

人参芦，为末，水调下一二钱。或加竹沥和服。竹沥滑痰。

此手太阴、足太阳药也。《经》曰：在上者因而越之。痰涎上壅，法当涌之。病人虚羸，故以参芦代藜芦、瓜蒂，宣犹带补，不致耗伤元气也。朱丹溪曰：人参补阳中之阴，芦反泻太阴之阳，亦犹麻黄根节不同。

栀子豉汤 吐虚烦。仲景。

治伤寒汗、吐、下后，虚烦不眠，剧者反覆颠倒，心下懊憹，及大下后身热不退，心下结痛，或痰在膈中。汗、吐、下后，正气不足，邪气乘虚结于胸中，故烦热懊憹。烦热者，热而烦扰。懊憹者，懊恼憹闷也。昼动为阳，夜卧主阴，阳热未散，阴气未复，故不得眠。身热去而心结痛者，热尽入里，则为结胸。热不去而结痛者，客热散漫为虚烦，热仍在表，故当越之。

栀子十四枚 淡豉四合 服令微吐。仲景曰：病人粪微溏者，不可与服。

此足太阳、阳明药也。烦为热胜，栀子苦寒，色赤入心，故以为君；淡豉苦能发热，腐能胜焦，肾气为腐，心气为焦。豉蒸竹而成，故为腐。署过合坊庵入。助栀子以吐虚烦，故以为臣，酸苦涌泄为阴也。此吐无形之虚烦，若膈有实邪，当用瓜蒂散。王海藏曰：烦，气也；躁，血也。烦出于肺，躁出于肾。故用栀子治肺烦，香豉治肾躁。亦用作吐药，以邪在上焦，吐之则邪散，《经》所谓"在上者因而越之"也。或问：烦躁皆心为之，何谓烦出于肺，躁出于肾？曰：热则烦，热甚则躁。烦为阳，躁为阴。大抵皆心火为病，火旺则金燥而水亏，惟火独在，故肺肾合而为烦躁。按：大便软者为吐证，大便秘者为下证。若大便微溏者，不可服，以里虚寒在下，虽烦非蕴热也。若宿食而烦躁者，栀子大黄汤主之。

本方加甘草，名"栀子甘草豉汤"，仲景。治前证兼少气者。甘以补之。本方加生姜，名"栀子生姜豉汤"，仲景。治前证兼呕者，辛以散之。本方除淡豉，加干姜，名"栀子干姜汤"，仲景。治伤寒误下，身热不去，微烦者。栀子以解热烦，干姜以温误下。本方除淡豉，加厚朴、枳实，名"栀子厚朴汤"，仲景。治伤寒下后，心烦腹满，栀子涌虚烦，枳、朴泄腹满，亦表里两解之法。本方加大黄、枳实，名"栀子大黄汤"，仲景。治酒疸发黄，心中懊憹，或热痛。亦治伤寒食复。轻则消导，重乃吐下。本方加枳实，名"枳实栀子豉汤"，仲景。治伤寒劳复。伤寒新瘥，血气未平，余热未尽，作劳动病者为劳复，伤食者为食复。本方加薤白，名"豉薤汤"，张文仲。治伤寒下利如烂肉汁，赤滞下，伏气腹痛诸热证。滞下，痢也。栀、豉苦寒，能升能散。薤白辛温，能开胸痹及大肠气滞。本方加犀角、大青，名"犀角大青汤"，治斑毒热甚头痛。

稀涎散 中风吐痰。

治中风暴仆，痰涎壅盛，气闭不通。先开其关，令微吐稀涎，续进他药。不可令大吐，醒后不可大投药饵，缓缓调治，过恐伤人。**亦治喉痹，不能进食。**

皂角四挺，去皮弦，炙　白矾一两　为末，温水调下五分。或加藜芦。藜芦能吐风痰，善通顶，令人嚏。

此足太阴、厥阴药也。吴鹤皋曰：清阳在上，浊阴在下，天冠地履，无暴仆也。若浊邪逆上，则清阳失位而倒置矣，故令人暴仆。所以痰涎壅塞者，风盛气涌使然也。《经》曰：病发于不足，标而本之，先治其标，后治其本。故治不与疏风补虚，而先吐其痰涎。白矾酸苦能涌泄，咸能软顽痰，故以为君；皂角辛能通窍，咸能去垢，专制风木，故以为使，固夺门之兵也。师曰：凡吐中风之痰，使咽喉疏通，能进汤药便止。若尽攻其痰，则无液以养筋，令人挛急偏枯，此其禁也。按：痰不可尽攻，不独中风也。朱丹溪曰：胃气亦赖痰以养，不可尽攻，攻尽则虚而愈剧。张子和加藜芦、常山、甘草，名"常山散"，吐疟痰。甘草合常山必吐。本方加雄黄、藜芦，名"如圣散"，为末搐鼻，治缠喉急痹，牙关紧闭。

干霍乱吐方《三因》。

治干霍乱欲吐不得吐，欲泻不得泻，腹中大痛者。霍乱，挥霍撩乱也。外有所感，内有所伤，阴阳乖隔，邪正交争，故上吐下泻，而中绞痛也。邪在上焦则吐，在下焦则泻，在中焦则吐泻交作，此湿霍乱，证易易治。若不能吐利，邪不得出，壅遏正气，关格阴阳，其死甚速，俗名"搅肠痧"。切勿与谷食，即米汤下咽亦死。

烧盐　热童便　三饮而三吐之。

此足太阴、阳明药也。吐泻不得，邪结中焦，咸能软坚，可破顽痰宿食。炒之则苦，故能涌吐。童便本人身下降之气，引火下行，乃其旧路，味又咸寒，故降火甚速。此由脾土郁极而不得发，以致火热内扰，阴阳不交之然。盐涌于上，溺泄于下，则中通矣。方极简易，而有回生之功，不可忽视。《准绳》曰：盐调童便，非独用以降阴之不通也。阴既不通，血亦不行，兼用行血药也。

本方单用烧盐，熟水调饮，以指探吐，名"烧盐探吐法"，治伤食痛连胸膈，痞闷不通，手足逆冷，尺脉全无。食填太阴，抑遏肝胆之气不得上升，两实相搏，故痛连胸膈。阳气不舒，故手足逆冷。下焦隔绝，故尺脉不至。咸润下而软坚，能破积聚，又能宣涌，使不化之食从上而出，则塞者通矣，亦木郁达之也。昂按：此即中食之证。有忽然厥逆，口不能言，肢不能举者，名曰食厥。若作中风、中气治之，死可立待。宜先以盐吐之，再行消食导气之药。《经》曰：上部有脉，下部无脉，其人当吐，不吐者死。或曰：食填太阴，胸中痞乱，两尺脉当有事，今反尺脉不见，其理安在？曰：独阳不生，独阴不长。天之用在于地下，则万物生长；地之用在于天上，则万物收藏，此乃天地交而万物通也。故阳火之根，本于地下；阴水之源，本于天上。五脏主有形之物，物者阴也，阴者水也。食塞于上，是绝五脏之源，源绝则水不下流。两尺之绝，此其理也。《千金》用此法三饮三吐，通治霍乱蛊毒，宿食腹痛，冷气鬼气。且曰：此法大胜用药，凡有此疾，宜先用之。

攻里之剂

邪在表宜汗，邪在里宜下。人之一身，元气周流，不能容纤芥之邪，稍有滞碍，则壅塞经络，隔遏阴阳而后为病矣。或寒或热，或气或血，或痰或食，为证不一。轻则消而导之，重必攻而下之，使垢瘀尽去，而后正气可复，譬之寇盗不剿，境内终不得安平也。然攻下之剂，须适事为宜，如邪胜而剂轻，则邪不服，邪轻而剂重，则伤元气，不可不审也。其攻而不峻者，别见"消导门"。

大承气汤 胃腑大实满。仲景。

治伤寒阳明腑证。阳邪入里，胃实不大便，发热谵语，自汗出，不恶寒，痞、满、燥、实、坚全见，杂病三焦大热，脉沉实者。阳明外证，身热汗出，不恶寒反恶热是也。此为在经，仍当汗散。若热邪已入胃腑，痞、满、燥、实、坚全见者，为当下。实则谵语，乱言无次也。虚则郑声，一语频言也。阳明多血多气，法多自汗，过汗亡液，无水以制火，胃有燥粪，结而不下，故妄见妄言也。燥粪在大肠不在于胃，伤寒传胃不传大肠，然治病必求其本，且胃与大肠同为阳明燥金也。《经》曰：何缘得阳明病？曰：太阳病若下、若汗、若利小便，此亡津液，胃中干燥，因转属阳明，胃实大便难也。又曰：太阳初病发其汗，汗先出不彻，因转属阳明。阳明证，能食为中风，风，阳邪，能消谷；不能食为中寒，寒，阴邪，不能消谷，以此为辨。胃冈不食为痞，胸腹膨胀为满，大便枯少为燥，腹满痛不大便为实，按之硬硬为坚。亦治阳明刚痉。此太阳兼阳明证。其证胸满口噤，卧不着席，牵足，齘齿而无汗，谓之刚痉。宜下之者，以阳明主润宗筋，风寒湿热伤阳明胃，津液不行，筋失所养，故以此汤下湿热、行津液。喻嘉言曰：伤寒腹满可下，胸满不可下，谓热邪尚在表也。此证入里之热深极重，阳热既极，阴血立至消亡，小小下之尚不能胜，必大下之，以承领其一线之阴。阴气不尽为阳所劫，因而得生者多矣。

既有下多亡阴之大戒，复有急下救阴之活法，学者深造，端在斯矣。胃为水谷之海，四旁有病，皆传入胃，已入胃腑，则不复传他经。如太阳传入胃，则不更传阳明；阳明传入胃，则不复传少阳；少阳传入胃，则不传三阴。《经》曰：阳明居中土也，万物所归，无所复传。

大黄四两，酒洗　王海藏曰：邪气居高，非酒不到。大黄若用生者，则遗高分之邪热，病愈后，变生目赤、喉痹、头肿、膈上热疾也。**芒硝**三合　**厚朴**半斤　**枳实**五枚

先煎朴、实，将熟，内大黄，煮二三沸，倾碗内，和芒硝服，得利则止。陶节庵曰：去实热用大黄，无枳实不通；温经用附子，无干姜不热；发表用麻黄，无葱白不发；吐痰用瓜蒂，无淡豉不涌；竹沥无姜汁，不能行经络；蜜导无皂角，不能通秘结。

此正阳阳明药也。东垣曰：太阳阳明药。**热淫于内，治以咸寒。气坚者以咸软之，热盛者以寒消之。**故用芒硝之咸寒以润燥软坚，大黄之苦寒以泻热去瘀、下燥结、泄胃强，枳实、厚朴之苦降泻痞满、实满，《经》所谓"土郁夺之"也。阳明属土。大黄治大实，芒硝治大燥大坚，二味治有形血药；厚朴治大满，枳实治痞，二味治无形气药。**然非大实大满，不可轻投，恐有寒中、结胸、痞气之变。**此大、小陷胸汤之所由作也。承，顺也。《十剂》曰：通可去滞，泄可去闭。使塞者利而闭者通，正气得舒，故曰"承气"。仲景曰：欲行大承气，先与小承气。若腹中转矢气者，有燥屎也，可以大承气攻之。若不转矢气者，此但初硬后溏，不可攻之，攻之必胀满不能食也。转矢气，出屁也。又曰：阳明病，脉迟，汗多出，微恶寒者，表未解也，可发汗，宜桂枝汤。阳明病，脉浮，无汗而喘者，发汗则愈，宜麻黄汤。此断其入阳明之路，仍从外解，则不内攻也。又曰：阳明病应发汗，医反下之，此为大逆。皆仲景慎于攻下之意也。喻嘉言曰：阳明以胃实为正，则皆下证也。阳明之邪，其来路则由太阳。凡阳明证见八九，而太阳证有一二未罢，仍从太阳而不从阳明，可汗而不可下也，其去路则趋少阳。凡阳明证虽见八九，而少阳证略见一二，即从少阳而不从阳明，汗、下两不可用也。惟风寒之邪已离太阳，未接少阳，恰在阳明界内，亟为攻下，则不再传他经，津液、元气两无亏损矣。庸愚无识，必待七日传经已尽，方敢议下。不知太阳有十余日不解者，若不辨经，而但计日，其误下仍在太阳。至阳明二三日内即显下证，反以计日，当面错过。及阳明已入少阳，又以计日妄行攻下，轻者重，而重者死矣。仲景法：日数虽多，但有表证而脉浮者，犹宜发汗；日数虽少，若有里证而脉沉者，即宜下之。昂按：阳明必已入腑，方敢议下，非云界内便属可下。嘉言之言，尚有未当。古人有治恶寒战栗，用大承气下燥屎而愈者。此阳邪入里，热结于里，表虚无阳，故恶寒战栗。此阳盛格阴，乃热病，非寒证，误投热药则死矣。朱丹溪曰：初下痢腹痛，不可用参、术，然气虚胃虚者可用。初得之亦可用大承气、调胃承气下之，看其气病血病，然后加减用药。尝治叶先生患滞下，后甚逼迫，正合承气证。带下痢也但气日虚，形虽实而面黄白，此必平昔过食伤胃，宁忍二三日辛苦，遂与参、术、陈、芍药十余帖。至三日后，胃气稍完，与承气二帖而安。苟不先补完胃气之伤，而遽

行承气，宁免后患乎？此先补后例之变者也。

本方加甘草等分，名"三一承气汤"，治大承气证腹满实痛，调胃证谵语下利，小承气证内热不便，一切伤寒杂病，蓄热内甚，燥实坚胀。谓合三承气为一方也。成无己曰：若大承气证，反用小承气，则邪不服；若小承气证，反用大承气，则过伤元气，而腹满不能食，仲景所以分而治之。后人以三药合而为一，云通治三药之证，及伤寒杂病内外一切所伤，与仲景方甚相违戾，失轩岐缓急之旨，使病人暗受其弊，将谁咎哉？本方加柴胡、黄芩、甘草，入铁锈水三匙，坠热开结，名"六一顺气汤"，节庵谓合三承气、三一承气、大柴胡、大陷胸六方而为一方也。治潮热自汗，发渴，谵语，狂妄，斑黄，腹满便实，正阳明腑病。本方加人参、甘草、当归、桔梗，姜、枣煎，名"黄龙汤"，治热邪传里，胃有燥屎，心下硬痛，身热口渴，谵语，下利纯清水。有燥屎何以又下清水？陶节庵曰：此非内寒而利，乃日饮汤药而下渗也，名热结利。庸医妄谓漏底伤寒，以热药止之，杀人多矣。年老气血虚者，去芒硝。本方去芒硝，加麻仁、杏仁、芍药，蜜丸，名"麻仁丸"，仲景。治趺阳脉浮而涩，浮则胃气强，涩则小便数，浮涩相搏，大便则难，其脾为约。趺阳，胃脉也。《经》曰：饮食入胃，游溢精气，上输于脾，脾气散精，上归于肺，通调水道，下输膀胱，水精四布，五经并行。是脾主为胃行其津液者也。今胃火乘脾，约束精液但输膀胱，致小便数而大便难，故名脾约。与此汤润燥通肠。此太阳传入阳明之证。故仲景曰：太阳阳明，脾约是也。按成氏释此证，谓脾弱胃强，然本文止云脾约，未尝云脾弱也。喻嘉言曰：脾弱即当补矣，何为反用大黄、朴、实乎？此脾土过燥，使肠胃津液枯槁，致中消便难。使脾果弱，非溏则泻，焉能反约少胃中之谷食乎？阳明证中凡宜攻下者，惟恐邪未入胃，大便初硬，又恐初硬后溏，未可妄攻。故先与小承气试其转矢气，方可攻之，皆是虑夫脾气之弱也。若脾约证，在太阳即当下矣，何待阳明耶？朱丹溪曰：此由久病大汗、大下之后，阴血枯槁，内火燔灼，热伤元气，又伤于脾而成。肺金受火，气无所摄。肺为脾子，肺耗则液亏，金耗则木寡于畏，土欲不伤其可得乎？肺失传送，脾失转输，故大便秘而小便数也。理宜滋养阴血，使火不炽而金化行，木有制而脾土运，津液乃能入胃肠润而通矣。此方施之热盛而气实者则安，若热盛而血气不实者，勿胶柱而鼓瑟也。

当下诸证：发汗不解，腹满痛者，急下也。下利，三部脉皆平，按之心下硬者，急下之。脉滑而数者，有宿食也，宜下之。《脉经》曰：滑为食病。仲景曰：滑则谷气实。又曰：寸脉浮大，按之反涩，尺中亦微而涩，知有宿食，宜下之。伤寒六七日，目中不了了，睛不和，无表里证，大便难，身微热者，此为实也，急下之。《内经》曰：诸脉皆属于目。《针经》曰：热病目不明。热不已者，此肾水将绝，不能照物也。阳明病，发热汗多者，急下之。汗多则亡津液而内燥，宜急下以存津液。少阴病，得之二三日，口燥咽干者，急下之。

邪入未深，便作口燥，此肾水将干，宜急下以救欲绝之水。少阴证六七日，腹胀不大便者，急下之。此少阴邪热入胃腑也，土胜则水干，宜急下以救肾水。少阴病，自利清水，色纯青，心下必痛，口中燥者，急下之。青为肝色，肝邪乘肾故下利，阳邪上攻故口燥，此亦少阴传入阳明腑证也。厥阴证，舌卷囊缩，宜急下之。此证仲景无治法。按：舌卷囊缩，有寒极而缩者，宜附子四逆加吴茱萸汤，并灸关元、气海、葱熨等法。又有阳明之热陷入厥阴经，阳明主润宗筋，宗筋为热所攻弗荣，而急引舌与睾丸，故舌卷囊缩，此为热极，当泻阳以救阴。以上皆大承气证也。张兼善曰：胃为水谷之海，四旁有病，皆能传入胃，土燥则肾水干，故阳明与少阴皆有急下之条。证虽不同，其入腑之理则一，故皆用大承气。有病循衣摸床、两手撮空者，此胃热也。钱仲阳《小儿直诀》云：此肝热也，亦承气汤主之。楼全善曰：尝治循衣摸床数人，皆用大补气血之剂，惟一人兼振瞤，脉代，遂于补剂中加桂二分，亦振止脉和而愈。按：谵语亦有因气虚阳脱而然者，皆当用参、附补剂。

忌下诸证： 太阳病，外证未解，不可下。脉浮大，不可下，浮大为在表。恶寒，不可下，恶寒为邪在表。呕多，虽有阳明证，不可下，呕为邪在上焦。阳明病，不能食，攻其热必哕，胃中虚冷故也。阳明病，应发汗反下之，此为大逆。太阳阳明合病，喘而胸满，不可下，宜麻黄汤，肺气清则胃邪自散。少阴病，阳虚，尺脉弱涩者，不可下。脉数，不可下，数为血虚，为热，下之则热邪入里，血虚为亡阴。恶水者，不可下，下之则里冷，不嗜食，完谷出。头痛目黄者，不可下。虚家不可下。阳微不可下，下之痞硬。诸四逆厥者，不可下。

小承气汤 胃腑实满。仲景。一名三物厚朴汤。

治伤寒阳明证，谵语，便硬，潮热而喘，及杂病上焦痞满不通。

大黄四两 厚朴二两，姜炒 枳实三枚，麸炒

此少阳、阳明药也。邪在上焦则满，在中焦则胀，胃实则潮热。犹潮水之潮，其来有时。阳明燥金主于申酉，故曰晡潮热。伤寒潮热为胃实，无虚证。**阳邪乘心则狂，** 故谵语。胃热干肺则喘，故以枳、朴去上焦之痞满，以大黄荡胃中之实热。此痞、满、燥、实、坚未全者，故除芒硝，欲其无伤下焦真阴也。大承气通治三焦，小承气不犯下焦，调胃承气不犯上焦。按：阳明证有正阳阳明，有太阳阳明，有少阳阳明。自阳明经传入胃腑，不恶寒，腹满便硬者，宜大承气下之。若汗多发热微恶寒者，为外未解，其热不潮，未可与承气汤。若腹大满不通者，可与小承气，微和胃气，勿令大泄下。谓阳明有在经者，未全入腑，尤宜审慎。阳明、少阴病，多由太阳传入。成无己曰：自太阳、少阳传入者，众所共知；自三阴传入者，鲜或能识。三阴有急下之证多矣，岂非仲景之微旨欤？《经》曰：伤寒脉浮缓，手足温者，邪在太阴，当发黄。若小便利者，不能发黄，至七八日，大便硬者，阳明病也。程郊倩曰：此证谓之太阴阳明。阳明为病本之胃实，不特三阳受邪能转属阳明，三阴亦能转属阳明。推之少阴三大承气，

厥阴一小承气，何非转属阳明之病哉！

《金匮》用本方治支饮胸满，更名"厚朴大黄汤"。本方加羌活，名"三化汤"，《机要》。治中风，邪气作实，二便不通。三化者，使三焦通利，复其传化之常也。加羌活者，病本于风也。然中风多虚，气上逆，无用承气之理，非坚实之体，不可轻投。

调胃承气汤 胃实缓攻。仲景。

治伤寒阳明证，不恶寒，反恶热，口渴，便秘，谵语，腹满，中焦燥实，及伤寒吐后腹胀满者，邪在表，则身热汗出而恶寒。邪已入里，则表证罢，故不恶寒，身热汗出而反恶热也。汗多亡津，热又入里，故口渴便秘。无水以制火，内有燥屎，故妄见妄言而谵语。吐后不解腹胀满者，热入胃也，然满而不痛，不宜急下，少与调胃和之。阳明病不吐不下而心烦者。吐后烦为内烦，下后烦为虚烦，不吐不下心烦者，胃有郁热也。亦治渴证中消善食而溲。

大黄酒浸 芒硝一两 甘草炙，五钱 少少温服。

此足太阳、阳明药也。东垣曰：正阳阳明药。大黄苦寒，除热荡实；芒硝咸寒，润燥软坚。二物下行甚速，故用甘草甘平以缓之，不致伤胃，故曰"调胃承气"。去枳、朴者，不欲其犯上焦气分也。《准绳》曰：阳明一证，分为太阳、正阳、少阳三等。按"本草"，大黄酒浸入太阳经，酒洗入阳明经。浸久于洗，故能引于至高之分。仲景以调胃承气收入"太阳门"，而大黄注曰"酒浸"，汤后曰"少少温服"，曰"当和胃气"。又本汤治不吐不下心烦者，及发汗不解蒸蒸发热者，吐后腹胀满者，是太阳阳明去表未远，其病在上，不当攻下，故宜缓剂调和之也。至正阳阳明，则曰"急下之"，而大承气汤大黄下注曰"酒洗"，洗轻于浸，是微升其走下之性，以治其中也。至少阳阳明，则去正阳而逼太阴，其分为下，故小承气汤大黄不用酒制，少阳不宜下，故去芒硝，又曰"少与"，曰"微溏之勿令大泄下"，此仲景之妙法也。

本方加当归、姜、枣煎，名"当归承气汤"，河间。治里热火郁，或皮肤枯燥，或咽燥鼻干，或便溺秘结，或瘀血发狂。加当归入血分以润燥调营，亦与桃仁承气同意。加姜枣引入胃也。本方除芒硝，名"大黄甘草汤"，《金匮》用治食已即吐，《外台》用治吐水。《准绳》曰：仲景云欲吐者不可下，又以大黄甘草治食已即吐，何也？曰：欲吐者，其病在上，因而越之可也。而逆之使下，则必抑塞，愦乱而益甚。若已吐不止，有升无降，则当逆而折之，引令下行，无速于大黄者矣，故不禁。丹溪泥之，而曰"凡呕吐，切不可下"，固矣夫！本方用大黄二两半，芒硝、甘草各二两，又名"破棺丹"，治多汗大渴、便闭、谵语阳结之证，及诸疮肿热。

桃仁承气汤 蓄血。仲景。见"血门"。

大陷胸汤 结胸。仲景。

治伤寒下之早，表邪入里，心下满而硬痛，或重汗而复下之，不大便五六日，舌上燥渴，日晡潮热，从心至小腹硬满，痛不可近，或无大热，但头微汗出，脉沉，为水结胸。按之硬痛者为结胸，硬而不痛者为痞气，不硬不痛心下满闷为支结。结胸最重，痞次之，支结又次之。结胸由于下之太早，里之正气为邪所损，表邪乘虚入结于心胸之间，故石硬而痛。重汗复下，内外皆亡津液，邪热内结，故不大便，而舌上燥渴。邪入阳明，则日晡潮热。或水饮结于胸胁，但头微汗，余处无汗，水饮不得外泄，非热结也，名水结胸。亦有热已入里，久不攻之，失下而成结胸者。又有心下硬痛，无热证者，为寒实结胸，小陷胸及白散主之。结胸固当下，然脉浮大者下之则死。犹带表邪，下之重虚，结而又结，故死。喻嘉言曰：太阳误下之脉，主病皆在阳在表，即有沉紧、沉滑之殊，皆不得以里阴名之。按仲景曰：病发于阳而反下之，热入因作结胸；病发于阴而反下之，因作痞。皆以下之太早故也。成无己曰：发热恶寒者，发于阳也，阳邪入里为结胸；无热恶寒者，发于阴也，阴邪入里为痞。喻嘉言曰：风为阳，卫亦阳，故病起于阳；寒为阴，营亦阴，故病起于阴。周扬俊曰：发阳发阴，二千年来，未有知其解者。果如原注，无热恶寒则中寒矣，下之有不立毙者乎？如嘉言以寒伤营血为阴，则仲景痞论中，中风伤寒每每互言，未尝分属也。不知"发于阴"者，洵是阴证，但是阳经传入之邪，非中阴之谓也。阳经传入，原为热证，至于阴经，未有不热深于内者。此所以去"热入"二字，而成千载之疑也。热证由三阴传于胃，已入腑者为可下。若在经而下，则为误下，与三阳在经无异。故曰：阳邪结于阳位，则结在胸；阴邪结于阴位，则在心下或边旁也。阴经误下，何以止成痞？以所结只在阴位，不若阳邪势甚也。按仲景治痞多用寒药，则痞之属热邪可知。《六书》云：胸膈满者，胸间气塞满闷也，非心下满。胁满者，胁肋胀满也，非腹中满。盖表邪传里，必先胸以至心腹入胃，是以胸满多带表证，宜微汗。胁满多带半表半里，宜和胸中。痰实者，宜涌之。如结实燥渴便秘，宜以此汤下之。附：白散：巴豆一分去心、皮，炒黑，研，贝母、桔梗各三分。治寒实结胸。巴豆辛热以散寒结。贝母苦辛以散痰；结在胸，故以桔梗浮而上之，利膈清表。故病在膈上必吐，病在膈下必利也。

大黄二两　芒硝一升　甘遂一钱，为末　先煮大黄，去滓，内芒硝，煮一二沸，内甘遂末，温服。

此足太阳药也。表邪入里，结于高位，以致三焦俱实，手不可近，证为危急，非常药所能平，故以甘遂苦寒行水直达为君，芒硝咸寒软坚为臣，大黄苦寒荡涤为使，三药至峻，而有起死之功。《准绳》曰：邪结胸中，处至高之分，宜吐可也。然邪气与胸中阳气相结，不能分解，壅于心下，为硬为痛，非虚烦膈实者所可同，故须攻下也。低者举之，高者陷之，以平为正，故曰"陷胸"也。

《经》又曰：太阳病，脉浮而动数，浮则为风，数则为热，动则为痛，数则为虚。头痛发热，微盗汗出，而反恶寒者，表未解也。医反下之，动数变迟，膈内拒痛，胃中空虚，客气动膈，短气躁烦，心中懊憹，阳气内陷，心下因硬则为结胸，大陷胸汤主之。朱丹溪曰：太阳病，在表而攻里，可谓虚矣。原文曰：太阳病，脉浮而动数。今得误下，动数变迟矣。又曰胃中空虚，又曰短气躁烦，虚之甚矣。借曰阳气内陷，心下因硬，而可迅攻之乎？岂陷胸之力反缓于承气？一下再下，宁不畏其虚乎？前文曰：结胸脉浮大者，下之死。又曰：结胸证悉具，烦躁者死。今曰脉浮，又曰烦躁，大陷胸果可用乎？若胃中空虚，客气动膈，心中懊憹者，当以栀子豉汤吐去胸中之邪。陶节庵曰：结胸乃下早而成。未曾经下者，非结胸也，乃表邪传入胸中，证虽满闷，尚为在表，正属少阳部分，半表半里之间，只须小柴胡加枳、桔以治。未效，则以小柴胡对小陷胸，一服豁然。若因下早而成者，方用陷胸汤、丸，分浅深，从缓治之，不宜太峻。上焦乃清道，至高之分，过下则伤元气也。崔行功曰：伤寒结胸欲绝，心膈高起，手不可近，用大陷胸汤。不瘥者，此下后虚逆，气已不理，毒复上攻，当用枳实理中丸，先理其气，次调诸疾，用之如神。《活人》云：误下未成结胸者，急频与理中汤，自然解了，盖理中治中焦故也。胃中虽和，伤寒未退者，宜候日数足，却以承气再下之，盖前药之下未是也。其水结胸者，用小半夏加茯苓汤、小柴胡去枣加牡蛎主之。又有血结胸证，手不可近，漱水不欲咽，善忘如狂，大便黑，小便利，宜犀角地黄汤。刘心山曰：结胸痞满，多由痰饮凝结心胸，故陷胸、泻心用甘遂、半夏、栝楼、枳实、旋覆之类，皆为痰饮而设也。

小陷胸汤 小结胸下。仲景。

治伤寒误下，小结胸，正在心下，按之则痛，脉浮滑者，及痰热塞胸。 前证上下俱硬，此则正在心下；前证痛不可近，此则按之则痛。结胸脉沉紧，或寸浮关沉，今脉浮滑，知热未深，与此汤以除膈上结热。

黄连一两　半夏半升　栝蒌大者，一枚

此足少阳药也。黄连之苦寒以泄热，栝蒌之寒润以涤垢，半夏之辛温以散结。结胸多由痰热结聚，故用三物以除痰去热也。王海藏曰：大陷胸汤，太阳本药也。大陷胸丸，阳明药也。小陷胸汤，少阳药也。大陷胸汤治热实，大陷胸丸兼喘，小陷胸汤治痞。

大陷胸丸 结胸。仲景。

治伤寒结胸，项强如柔痉状。 有汗为柔痉。胸膈实满，故项强而不能俯。项属太阳部位。

大黄八两　芒硝　葶苈炒　杏仁去皮尖，各半升　合研，取如弹丸一枚。别捣甘遂末一钱，白蜜三合，煮服。

此足太阳、阳明药也，大黄之苦寒以泄热，芒硝之咸寒以软坚，杏仁之苦甘以降气，葶苈、甘遂取其行水而直达，白蜜取其润滑而甘缓。

十枣汤 伏饮积痰。仲景。

治太阳中风，下利呕逆，表解者乃可攻之。其人漐漐汗出，头痛，心下痞硬，引胁下痛，干呕，短气，汗出不恶寒，表解而里未和，邪热内蓄，有伏饮者。下利呕逆，里受邪也。汗出不恶寒，表已解也。头痛，痞硬，引胁下痛，干呕，短气，邪热内蓄而有伏饮也。此为水气上逆。呕逆头痛，与表证头痛稍别。周扬俊曰：此证与结胸颇同，故汤亦与陷胸相仿，表解后攻，与结胸之戒不殊也。

芫花炒黑　甘遂　大戟等分，为末　大枣十枚　先煮枣，去滓，内前药末。强人服一钱，虚人五分。或枣肉为丸，病不除者再服，得快下后，糜粥自养。

此足太阳药也。芫花、大戟之辛苦以逐水饮；甘遂苦寒，能直达水气所结之处，以攻决为用。三药过峻，故用大枣之甘以缓之，益土所以胜水，使邪从二便而出也。十枣汤、小青龙汤主水气干呕，桂枝汤主太阳汗出干呕，姜附汤主少阴下利干呕，吴茱萸汤主厥阴吐涎沫呕干。王海藏曰：表有水，用小青龙；里有水，用十枣。或问：十枣汤、桂枝去桂加茯苓白术汤，皆属饮家，俱有头痛项强之证，何也？张兼善曰：太阳经多血少气，病人表热微渴，恣饮水浆，为水多气弱，不能施化，本经血气因而凝滞，致有头痛项强之患。不须攻表，但宜逐饮，饮尽则自安。杜壬曰：里未和者，盖痰与燥气壅于中焦，故头痛干呕，汗出短气，是痰膈也，非十枣不能除。但此汤不宜轻用，恐损人于倏忽。

本方除大枣，加大黄、黑丑、轻粉，水丸，名"三花神佑丸"，河间。治壮实人风痰郁热，支体麻痹，走注疼痛，湿热肿满，气血壅满不得宣通，及积痰翻胃。服二丸后，转加痛闷，此痰涎壅塞，顿攻不开，再加二丸，快利则止。加牵牛、大黄，大泻气血之湿；加轻粉，无窍不入，以去痰积。虚人不可轻用。本方各五钱，加黄柏三两酒炒，大黄煨两半，粥丸，名"小胃丹"，治胸膈肠胃热痰、湿痰。

三物备急丸 伤食急痛。《千金》。

治食停肠胃，冷热不调，腹胀气急，痛满欲死，及中恶客忤，卒暴诸病。食滞肠胃，上焦不行，下脘不通，故痛胀欲死。内实者，法宜下之。

巴豆霜　大黄　干姜　等分，蜜丸，小豆大，每服二三丸。中恶口噤者，折齿灌之。《崔氏》干姜易桂枝，名"备急散"。

此手足阳明药也。大黄苦寒以下热结，巴霜辛热以下寒结，加干姜辛散以宣通之。干姜辛温，开五脏六腑，通四肢关节。三药峻厉，非急莫施，故曰"备急"。

硇砂丸 一切积聚。《本草》。

治一切积聚痰饮，心胁引痛。

硇砂　巴豆去油　三棱　干姜　白芷五钱　木香　青皮　胡椒二钱半
大黄　干漆炒，一两　槟榔　肉豆蔻一个　为末，酽醋二升，煮巴豆五七沸，再下三棱、大黄末，同煎五七沸，入硇砂熬成膏，和诸药杵丸，绿豆大。每五丸，姜汤下。

此治肉积、气积、血积通剂也。硇砂化肉食，硇砂性大热，能烂五金，《本草》言其能化人心为血，故治膈噎、癥瘕、肉积有殊功。干漆散瘀血，木香、青皮行滞气，三棱破血而行气，肉蔻暖胃而和中，白芷散风而除湿，干姜、胡椒除沉寒锢冷，大黄、巴豆能斩关夺门。方内多辛热有毒之品，用之以破冷攻坚，惟大黄苦寒，假之以荡热去实。盖积聚既深，攻治不得不峻。用醋者，酸以收之也。《玉机微义》曰：方中因白芷散水行气，故更言治痰饮也。洁古曰：壮人无积，虚人则有之。皆由脾胃怯弱，气血两衰，四时有感，皆能成积。若遽以磨坚破结之药治之，疾似去，而人已衰矣。干漆、硇砂、三棱、大黄、牵牛之类，得药则暂快，药过则依然。气愈消，疾愈大，竟何益哉？故善治者，当先补虚，使气血旺，积自消。如满座皆君子，则小人自无容地也。不问何脏，先调其中，使能饮食，是其本也。

木香槟榔丸 积滞泻痢。子和。

治胸腹积滞，痞满结痛，二便不通，或泄泻下痢，里急后重，食疟实积。胸腹痞满，泻痢，由于饮食留滞、湿热郁积而成。二便不通，由于热结。里急后重，由于气滞。按里急后重，有因火热者，火燥物而性急也。有因气滞者，大肠气壅不得宣通也。有因积滞者，肠胃有物结坠也。有气虚者，中气陷下不能升也。有血虚者，津枯肠燥、虚坐努责是也。当分证论治。脉洪大而实，为里实，宜下。若脉浮大，慎不可下。

木香　槟榔　青皮醋炒　陈皮去白　枳壳炒　黄柏酒炒　黄连茱萸汤炒
三棱醋煮　莪术醋煮，五钱　大黄酒浸，一两　香附　黑牵牛二两　芒硝　水丸。量人虚实服。一方加当归酒洗。张子和《儒门事亲》无三棱、枳壳，只十味，《绀珠》无三棱、陈皮，名"木香导气丸"。

此手足阳明药也。湿热在三焦气分，木香、香附行气之药，能通三焦，解六郁。陈皮理上焦肺气，青皮平下焦肝气，泻痢多由肝木克脾土。

枳壳宽肠而利气，而黑丑、槟榔又下气之最速者也。气行则无痞满后重之患矣。疟、痢由于湿热郁积，气血不和。黄柏、黄连燥湿清热之药，三棱能破血中气滞，莪术能破气中血滞，大黄、芒硝血分之药，能除血中伏热，通行积滞，并为摧坚化癖之峻品。湿热积滞去，则二便调而三焦泰矣。盖宿垢不净，清阳终不得升，故必假此以推荡之，亦通因通用之意。然非实积，不可轻投。加当归者，润以和其血也。

《纲目》曰：此戴人经验方也。善治下虚上实，抑水升水，流湿润燥，推陈致新，散郁破结，活血通经，及肺痿喘嗽，胸膈不利，脾湿黄疸，宿食不消。妇人调和气血，小儿惊疳积热，皆可量轻重用之。滑伯仁曰：肠胃，阳明燥金也；下焦，少阳相火也。后重之用木香、槟榔，行燥金之郁也；癃秘之用知母、黄柏，散相火之炽也。

枳实导滞丸 伤食。东垣。

治伤湿热之物，不得施化，痞闷不安，腹内硬痛，积滞泄泻。

大黄一两 枳实麸炒 黄芩酒炒 黄连酒炒 神曲炒，五钱 白术土炒 茯苓三钱 泽泻二钱 蒸饼为丸，多寡量服。

此足太阴、阳明药也。饮食伤滞，作痛成积，非有以推荡之则不行，积滞不尽，病终不除。故以大黄、枳实攻而下之，而痛泻反止，《经》所谓"通因通用"也。伤由湿热，黄芩、黄连佐之以清热，茯苓、泽泻佐之以利湿。积由酒食，神曲蒸罨遍合切之物，化食解酒，因其同类，温而消之。芩、连、大黄苦寒太甚，恐其伤胃，故又以白术之甘温，补土而固中也。

倒仓法 陈垢积滞。丹溪。

黄牡牛肉肥嫩者，二三十斤 切碎，洗净，用长流水，桑柴火煮糜烂，滤去滓，取净汁，再入锅中，文武火熬至琥珀色，则成矣。择一净室，明快不通风者，令病人先一夜不食，坐其中，每饮一钟，少时又饮，积数十钟。病在上者必吐，病在下者必利，病在中者吐而且利，视所出物可尽病根，乃止。连进之，急则逆上而吐多，缓则顺下而利多，视病之上下而为缓急。吐利后必渴，不得与汤。其小便必长，取以饮之，名"轮回酒"，非惟止渴，兼涤余垢。行后倦卧觉饥，先与米饮，次与稀粥，三日后，方与厚粥、软饭、菜羹，调养半月一月，精神焕发，沉疴悉痊矣。须戒色欲半年一年，戒牛肉数年。

霞天膏　即照前法，每肉十二斤，可熬膏一斤，磁罐盛之。夏月水浸，可留三日，寒天久留。生霉，用重汤煮。入煎剂，调服。入丸剂，每三分加面一分，煮糊，或同蜜炼。

此足太阴、手足阳明药也。朱丹溪曰：牛，坤土也。黄，土之色也。以顺为德，而法健为功者，牡之用也。肉，胃之药也。液，无形之物也。积聚久则形质成，依附肠胃回薄曲折之处以为窠臼，岂铢两之丸散所能窥其藩牖乎？肉液充满流行，无处不到，如洪水泛涨，浮莝陈朽皆顺流而下，不得停留，凡属滞碍，一洗而空。泽枯润槁，补虚益损，宁无精神焕发之乐乎！其方传于西域异人，中年后行一二次，亦却疾养寿之一助也。王纶曰：牛肉补中，非吐下药，借补为泻，以泻为补，亦奇方也。

蜜煎导法 通大便。仲景。

治阳明证，自汗，小便利，大便秘者。胃实自汗，小便复利，此为津液内竭，非热结也。若与下药，则液愈耗矣。虽大便硬，不可攻之，宜用外导之法。

蜂蜜　用铜器微火熬，频搅勿令焦。候凝如饴，捻作挺子，头锐如指，掺皂角末少许，乘热纳谷道中，用手抱住，欲大便时去之。

此手阳明药也。蜜能润肠，热能行气，皂能通窍。《经》：表解无证者，胃虽实忌攻，故外导而通之，不欲以苦寒伤胃也。徐忠可曰：此为大便不行而别无所苦者设也。结胸、痞满、脏结，胃有燥屎，皆有见证。今但自汗，且小便利，是津耗热郁而干燥也。

猪胆导法 通大便。仲景。

治证同前。

猪胆一枚，取汁，入醋少许。用竹管长三四寸，以一半纳谷道中，将胆汁灌入肛中，顷当大便。

此手阳明药也。便秘者，属燥属热。自汗者，为亡津液。当小便不利，今反利，是热犹未实，故不可攻。猪胆汁寒胜热，滑润燥，苦能降。醋酸善入，故能引入大肠而通之也。津液枯者宜蜜导，热邪盛者宜胆导。如冷秘者，削酱姜亦能导之。海藏法：用蜜煎、盐相合，或草乌末相合亦可。盖咸能软坚润燥，草乌能化寒消结，可随证阴阳所宜而用之。

表里之剂

病在表者，宜汗宜散；病在里者，宜攻宜清。至于表证未除、里证又急者，仲景复立大柴胡、葛根、黄芩等法，合表里而兼治之。后人师其意，则有防风通圣、参苏、五积诸剂。姑采数方以概其余，善用者审病而消息之可也。

大柴胡汤 少阳阳明，解表攻里。仲景。

治伤寒发热，汗出不解，阳邪入里，热结在里，里非三阴之里，乃胃腑也。此为少阳阳明。三阴亦有转入阳明者，如太阴有桂枝加大黄汤，少阴有三大承气，厥阴一小承气，皆兼阳明证也。心下痞硬，呕而下利，或往来寒热，烦渴谵妄，腹满便秘，表证未除，里证又急，脉洪或沉实弦数者，表证未除者，发热、头痛、胁痛、寒热仍在也。里证又急者，痞硬、燥渴、谵狂、便秘也。脉沉实为在里，弦数者邪在少阳也，洪者邪在阳明也。其呕而下利者，何亦用之？张兼善曰：里虚者便虽难而勿攻，里实者虽吐利而可下。心烦喜呕，里热已甚，结于胃中，故下之则愈。

柴胡八两 半夏半升 黄芩 芍药三两 生姜五两 大枣十二枚，擘 枳实四枚 大黄二两，酒浸。一方无大黄，下注云：若不加大黄，恐不为大柴胡汤也。《崔氏》去柴胡，加前胡，名"大前胡汤"。胡洽云：亦出仲景方，治同。

此足少阳、阳明药也。表证未除，故用柴胡以解表。里证燥实，故用大黄、枳实以攻里。芍药安脾敛阴，能泻肝火，使木不克土。黄芩退热解渴，半夏和胃止呕，姜辛散而枣甘缓，以调营卫而行津液。此表里交治，下剂之缓者也。周扬俊曰：仲景于太阳入膀胱腑证则有五苓散，少阳兼阳明腑证则有大柴胡汤，皆表里两解之法也。昂按：此乃少阳阳明，故加减小柴胡、小承气而为一方。少阳固不可下，然兼阳明腑证则当下，宜小承气汤，轻则大柴胡汤。或问：大柴胡汤泻也，桂枝人参汤补也，何为皆治下利心下痞硬？张兼善曰：下之早因作痞者，里虚协热而利也，以表里不解，故用桂枝人参表和里。若伤寒发热，汗出不解，心下痞硬，呕吐而不利者，此为实，故当以大柴胡下之。陶节庵曰：伤寒邪热传里，须看热气浅深用药。三焦俱伤，则痞、满、燥、实、坚全见，宜大承气汤。邪在中焦，则有燥、实、坚三证，宜调胃承气汤，加甘草和中，去枳、朴者，恐伤上焦氤氲之气也。邪在上焦，则痞而实，宜小承气汤，去芒硝者，恐伤下焦真阴也。若表证未除，里证又急，不得不下者，则用大柴胡汤通表里而缓治之。大承气最紧，小承气次之，调胃承气又次之，大柴胡汤又次之。盖恐硝性燥急，故不轻用。

柴胡加芒硝汤 少阳阳明，解表攻里。仲景。

治伤寒十三日不解，胸胁满而呕，日晡潮热，已而微利。此本柴胡证，知医以丸药下之，非其治也。潮热者，实也。先以小柴胡汤以解外，后以加芒硝汤主之。伤寒十三日，为再传经尽当解之时。胁满而呕，少阳也。胸满而日晡潮热，阳明也。邪气犹在表里之间也。

小柴胡汤见"和解门"　　加芒硝六两。

此少阳、阳明药也。表证误下，邪热乘虚入胃，以致下利，而满、呕、潮热之证犹在，伤寒潮热为胃实，故宜下。故仍与柴胡汤以解少阳，加芒硝以荡胃热，亦与大柴胡两解同意。

桂枝加大黄汤 太阳太阴，解表攻里。仲景。

治太阳误下，转属太阴，腹满大实痛者。腹胀虽属太阴，若里证尚浅，腹满时痛，犹宜和之，以桂枝加芍药汤。惟满痛便秘、口燥咽干者，方可以此汤下之。

桂枝汤见"发表门"　　加大黄一两　芍药三两。

此足太阳、太阴药也。误下而作结胸，则邪在上，仍属太阳。今腹满而大实痛，则邪已入太阴。《经》曰：诸痛为实。痛随利减，故用桂枝以解未尽之表邪，加大黄以下内陷之邪热。《经》又曰：太阴病，脉弱，其人续自便利，设当行大黄、芍药者，宜减之，以胃气弱，易动故也。仲景之慎于用下也如是。王海藏曰：腹痛，桂枝加芍药；大实痛，桂枝加大黄，何为不用芍药、大黄，而于桂枝内加之？要从太阳中来，以太阳为本也。赵嗣真曰：太阴腹痛有三：有次第传经之邪，有直入本经之邪，有下后内陷之邪。此"腹满时痛"为下后内陷之邪，宜桂枝加芍药汤。"大实痛"者，桂枝大黄汤。设遇本经直入阴邪，腹满实痛，脉沉细者，用此下之，岂不贻结胸之悔耶？周扬俊曰："大实痛"者，有宿食也，非大黄不能除，亦通因通用之意也。

水解散 温疫表里两解。《肘后》。

治天行一二日，头痛壮热。

麻黄四两　桂心　甘草炙　白芍二两　大黄　黄芩三两

此足太阳、阳明药也。麻黄能开腠发汗，桂心能引血化汗，黄芩以清上中之热，大黄以泻中下之热，甘草、白芍能调胃而和中。盖天行温疫，郁热自内达外，与伤寒由表传里者不同，故虽一二日之浅，可以汗下兼行，不必同于伤寒之治法也。

防风通圣散 表里俱实。河间。

治一切风寒暑湿，饥饱劳役，内外诸邪所伤，气血怫郁，表里三焦俱实，憎寒壮热，头目昏晕，目赤睛痛，耳鸣鼻塞，口苦舌干，咽喉不利，唾涕稠黏，咳嗽上气，大便秘结，小便赤涩，疮疡肿毒，折跌损伤，瘀血便血，肠风痔漏，手足瘛疭，惊狂谵妄，丹斑瘾疹。憎寒壮热，邪在表也。头眩目赤，风热上攻也。耳鸣口苦，邪在少阳也。便秘痔漏，热结大腑也。小便赤涩，热蓄膀胱也。疮疡痈肿，气血怫郁也。丹斑瘾疹，风热在胃也。手足瘛疭，惊狂谵妄，肝风胃火也。

防风　荆芥　连翘　麻黄　薄荷　川芎　当归　白芍炒　白术　山栀炒黑　大黄酒蒸　芒硝五钱　黄芩　石膏　桔梗一两　甘草二两　滑石三两　加生姜、葱白煎。自利，去硝、黄；自汗，去麻黄，加桂枝；涎嗽，加姜制半夏。

此足太阳、阳明表里血气药也。防风、荆芥、薄荷、麻黄轻浮升散，解表散寒，使风热从汗出而散之于上。大黄、芒硝破结通幽，栀子、滑石降火利水，使风热从便出而泄之于下。风淫于内，肺胃受邪，桔梗、石膏清肺泻胃。风之为患，肝木受之，川芎、归、芍和血补肝。黄芩清中上之火，连翘散气聚血凝，甘草缓峻而和中，重用甘草、滑石，亦犹六一利水泻火之意。白术健脾而燥湿。上下分消，表里交治，而于散泻之中犹寓温养之意，所以汗不伤表，下不伤里也。

本方再加人参补气，熟地益血，黄柏、黄连除热，羌活、独活、天麻、细辛、全蝎祛风，蜜丸弹子大，每服一丸，茶、酒任下，名"祛风至宝丹"。喻嘉言曰：此"中风门"中不易之专方也。本方除大黄、芒硝，名"双解散"。麻黄、防风、荆芥、薄荷、川芎以解表，黄芩、栀子、连翘、石膏、滑石以解里，复有当归、芍药以和血，桔梗、甘草、白术以调气，故曰"双解"。

葛根黄连黄芩汤 太阳阳明，解表清里。仲景。

治太阳病桂枝证，医反下之，利遂不止，脉促者，表未解也，喘而汗出者，此汤主之。发热头痛，恶风自汗，所谓桂枝证也。此邪在表，而反下之，虚其肠胃，表邪乘虚入里，遂协热而利不止也。促为阳盛，虽下利而脉促，知表未解，前证仍在也。汗出而喘，为邪气外甚所致。喘而汗出，为里热气逆所致。与此汤散表邪、清里热，脉数而止曰促。

葛根半斤　甘草炙　黄芩三两　黄连二两　先煮葛根，内诸药煎。或加姜、枣。

此足太阳、阳明药也。表证尚在，医反误下，邪入阳明之腑。其汗外越，气上奔则喘，下陷则利，故舍桂枝而用葛根，专主阳明之表。

葛根能升阳明清气，又为治泻圣药。加芩、连以清里热，甘草以调胃气，不治利而利自止，不治喘而喘自止矣。又太阳表里两解之变法也。

三黄石膏汤 发表清里。

治伤寒温毒，表里俱热，狂叫欲走，烦躁大渴，面赤鼻干，两目如火，身形拘急，而不得汗，或已经汗下，过经不解，三焦大热，谵狂鼻衄，身目俱黄，六脉洪数，及阳毒发斑。阳毒发斑。陶节庵曰：此因热在三焦，闭塞经络，津液营卫不通，遂成此证。

石膏两半 黄芩 黄连 黄柏七钱 栀子三十个 麻黄 淡豉二合 每服一两，姜三片，枣二枚，细茶一撮，煎，热服。

此足太阳、手少阳药也。表里之邪俱盛，欲治内则表未除，欲发表则里又急，故用黄芩泻上焦之火，黄连泻中焦之火，黄柏泻下焦之火，栀子通泻三焦之火，而以麻黄、淡豉发散表邪，石膏体重泻胃火，能解肌。亦表里分消之药也。

五积散 发表温里。《局方》。

治少阴伤寒，及外感风寒，内伤生冷，身热无汗，头痛身痛，项背拘急，胸满恶食，呕吐腹痛，寒热往来，脚气肿痛，冷秘寒疝，寒疟恶寒无汗，妇人经水不调。上证皆寒湿为病也。

白芷 陈皮 厚朴六分 当归 川芎 芍药 茯苓 桔梗八分 苍术 枳壳七分 半夏 麻黄四分 干姜 肉桂重表者用桂枝 甘草三分 加姜、葱煎。又法：除桂、芷、枳壳、陈皮，余药慢火炒，摊冷，入桂、芷同煎，名"熟料五积散"。用炒者，助其温散也。有汗，去苍术、麻黄。气虚，去枳、桔，加人参、白术。腹痛挟气，加吴茱萸。胃寒，加煨姜。阴证伤寒，肢冷虚汗，加附子。妇人调经，加醋艾。

此阴阳表里通用之剂也。麻黄、桂枝所以解表散寒，甘草、芍药所以和中止痛，苍术、厚朴平胃土而散满，陈皮、半夏行逆气而除痰，芎、归、姜、芷入血分而祛寒湿，枳壳、桔梗利胸膈而清寒热，茯苓泻热利水、宁心益脾，所以为解表温中除湿之剂，去痰消痞调经之方也。一方统治多病，惟活法者变而通之。本方能散寒积、食积、气积、血积、痰积，故名"五积"。王海藏曰：桂枝、麻黄、芍药、甘草，即各半汤也。苍、朴、陈、草，即平胃也。枳、梗、陈、半，即枳桔、半夏等汤也。加芎、归治血，又加干姜，为厚朴散。

此数药相合，为解表温中之剂，消痞调经之方，虽为内寒外感表里之分所制，实非仲景表里桂枝、麻黄、姜附之的方也，惟在活变而通之。陶节庵曰：夫病不身热头痛，初起怕寒腹痛、呕吐泄泻、蜷卧、沉默不渴、脉沉迟无力，人皆知为阴证矣。至于发热、面赤、烦躁、揭去衣被、脉大，人皆不识，认作阳证，误投寒药，死者多矣。不知阴证不分热与不热，不论脉之浮沉大小，但指下无力，重按全无，便是沉阴，急与五积散一服，通解表里之寒。若内有沉寒，必须姜、附温之。若作热治而用凉药，则渴愈甚而躁愈急，岂得生乎？此取脉不取证也。按：伤寒有舍证取脉者，又有舍脉取证者。

本方合人参败毒散，名"五积交加散"，治寒湿身体重痛，腰脚酸疼。

麻黄白术汤 解表清里补中。东垣。

治大便不通，小便赤涩，身面俱肿色黄，麻木，身重如山，喘促无力，吐痰唾沫，发热时躁，躁已振寒，项额如冰，目中溜火，鼻不闻香，脐有动气，小腹急痛。东垣曰：此宿有湿热伏于荣血之中，木火乘于阳道，为上盛。短气喘促，为阴火伤气。四肢痿弱，为肾水不足。冬时寒水得令，乘其旺水，克火凌木。大胜必有大复，故见诸证。

青皮　陈皮　黄连酒炒　黄柏酒炒　甘草炙　升麻二分　柴胡　桂枝　人参　黄芪　苍术泔浸　白术土炒　厚朴　猪苓三分　茯苓　泽泻　吴茱萸四分　白豆蔻炒曲，五分　麻黄不去节，六分　杏仁四粒，研　分二服。

此足三阳、三阴通治之剂也。前证盖因表里俱伤，阳气抑不得升，故风火湿热郁而为病也。桂枝、麻黄解表祛风，升麻、柴胡升阳散火，黄连、黄柏燥湿清热，而黄柏又能补肾滋阴，蔻、朴、青、陈利气散满，而青、柴又能平肝，蔻、朴又能温胃，杏仁利肺下气，神曲化滞调中，吴萸暖肾温肝，参、芪、甘草、苍白二术补脾益气，二苓、泽泻通利小便，使湿去而热亦行。方内未尝有通大便之药，盖清阳升则浊阴自降矣。昂按：此方盖合四君、五苓、补中、平胃、麻黄、吴茱、解毒而为一方者也。治证既多，故所用表里、寒热、补泻之药俱备。但皆气药而无血药，与五积不同，然乃东垣之方，录之以见治疗之中又有此一种也。

参苏饮《元戎》。

治外感内伤，发热头痛，呕逆咳嗽，痰塞中焦，眩晕嘈烦，伤风泄泻，及伤寒已汗发热不止。发热头痛，外感也。咳嗽痰壅，呕逆泄泻，内伤也。已汗而热不止，阴虚也。

人参　紫苏　干葛　前胡　半夏_{姜汁炒}　茯苓_{七钱半}　陈皮_{去白}　甘草　枳壳_{麸炒}　桔梗　木香_{二钱}　每五钱，加姜、枣煎。外感多者去枣，加葱白。肺中有火，去人参，加杏仁、桑白皮。泄泻，加白术、扁豆、莲肉_炒。燥湿健脾。

此手足太阴药也。风寒宜解表，故用苏、葛、前胡。劳伤宜补中，故用参、苓、甘草。橘、半除痰止呕，枳、桔利膈宽肠，木香行气破滞。使内外俱和，则邪散矣。溢饮身重注痛者，亦宜此方和解之。刘宗厚曰：此出少阳柴胡例药，治感冒异气挟痰饮之病。和解表里，故云柴胡例药。本方云：前胡、葛根自能解肌，枳壳、橘红辈自能宽中快膈，毋以性凉为疑。愚观药性非凉，亦是辛平之剂。《元戎》谓：参苏饮治一切发热皆效。谓有风药解表，有气药和中，则外感风寒，内积痰饮，并可用也。合四物，名茯苓补心汤，尤能治虚热及吐衄便血。乃虚实表里兼治之剂，然不可过。

本方去人参、前胡，加川芎、柴胡，姜、枣煎，名"芎苏饮"。《澹寮》。治伤风寒，外有发热、头痛、恶寒，内有咳嗽、吐痰、气涌。_{此或肺有实热，故去人参，加川芎，为通阴阳血气之使。}

香苏饮_{外感内伤。《局方》。}

治四时感冒，头痛发热，或兼内伤，胸膈满闷，嗳气恶食。_{《内经》曰：卑下之地，春气常在。故东南卑湿之区，风气柔弱，易伤风寒，俗称感冒，受邪肤浅之名也。由鼻而入，在于上部，客于皮肤，故无六经形证，惟发热头痛而已。胸满、嗳气、恶食，则兼内伤也。轻为感冒，重者为"伤"，又重者为"中"。}

香附_炒　紫苏_{二钱}　陈皮_{去白，一钱}　甘草_{七分}　加姜、葱煎。伤食，加消导药。咳嗽，加杏仁、桑皮。有痰，加半夏。头痛，加川芎、白芷。伤风自汗，加桂枝。伤寒无汗，加麻黄、干姜。伤风鼻塞头昏，加羌活、荆芥。心中卒痛，加延胡索酒一杯。

此手太阴药也。紫苏疏表气而散外寒，香附行里气而消内壅，橘红能兼行表里以佐之，_{橘红利气，兼能发表散寒，盖气行则寒散，而食亦消矣。}甘草和中，亦能解表为使也。

茵陈丸_{汗吐下兼行。《外台》。}

治时气，瘴气，黄病，疟疾，赤白痢等证。

茵陈　栀子　鳖甲_炙　芒硝_{二两}　大黄_{五两}　常山　杏仁_{炒，三两}　巴豆_{一两，去心、皮，炒}　豉_{五合}　蜜丸，梧子大。每服一丸，或吐，或利，或汗。如不应，再服一丸。不应，则以热汤投之，老幼以意加减。

此足太阳、太阴、阳明、厥阴药也。栀子、淡豉，栀豉汤也。合常山可以涌吐，合杏仁可以解肌。大黄、芒硝，承气汤也，可以荡热去实。合茵陈可以利湿退黄。三药名"茵陈汤"，治黄正药。加巴豆，大热以祛脏腑积寒，加鳖甲滋阴以退血分寒热。此方备汗、吐、下三法，故能统治诸病。居平当预合之，以备缓急。虽云劫剂，实佳方也。

和解之剂

邪在表宜汗，在上宜吐，在里宜下。若在半表半里，则从中治，宜和解。故仲景于少阳证，而以汗、吐、下三者为戒也。昔贤云：或热病脉躁盛而不得汗者，阳脉之极也，死。然有当和解之证，汗之不得汗，和解之力到，汗自出而解，慎勿错认作死证也。由是观之，和解之剂，用以分理阴阳，调和营卫，顾不重软？

小柴胡汤 半表半里。仲景。

治伤寒中风少阳证，往来寒热，胸胁痞满，默默不欲食，心烦喜呕，或腹中痛，或胁下痛，或渴，或咳，或利，或悸，小便不利，口苦耳聋，脉弦，或汗后余热不解，及春月时嗽，疟发寒热，妇人伤寒，热入血室。寒为阴，热为阳；里为阴，表为阳。邪客于半表半里，阴出与阳争，阴胜则寒；阳入与阴争，阳胜则热。阳不足则先寒，阴不足则先热。又曰：太阳行身之后，属膀胱寒水，为表；阳明行身之前，属胃燥金，为表之里。邪在于中，近后膀胱水则寒，近前阳明燥则热也。寒热有定时者为疟，无定时者为往来寒热。以热在表而浅，邪恶正，故畏寒，寒已复热。此邪未并于表里，故寒热微而无定时也。半表半里，属足少阳胆脉，行于两胁；手少阳三焦之脉，络心包。风邪干之，心气不得宣畅，故烦满。或攻胸胁，故又胸胁痛也。邪在则呻吟不安，在里则烦而闷乱，邪自表而方传里，故默默，静也。《经》曰：阳入之阴则静。邪在表则能食，入里则不能食。今在表里之间，故但不欲食，未至于不能食也。邪在表则不烦不呕，在里则烦呕，邪方传里，故心烦喜呕也。里虚协热，故或渴或利，或腹中痛；里有停饮，故悸，而小便不利。少阳胆脉络于耳，故耳聋。胆气上溢，故口苦。胆与肝皆属木，故脉弦。春月时嗽，少阳当令之时也。血室，冲脉也，男女皆有之。妇人伤寒七八日，邪当传里，值经水适来，则邪不入腑，乘虚而入血室。或经水适断，表邪乘虚亦入血室。热与血搏结而不行，致有寒热如疟、暮则谵语如见鬼状。在男子则下血、谵语，皆为热入血室。妇人伤寒与男子无异，惟热入血室、妊娠伤寒为不同也。小柴胡在经主气，在脏主血，故更能入血室。《经》曰：伤寒中风，有柴胡证，但见一证便是，不必悉具。又曰：伤寒五六日，发热而呕，医以他药下之，柴胡证仍在者，复与柴胡汤，必蒸蒸而振，发热汗出而愈。或湿热在半表半里而发黄者，仍与小柴胡汤和其表里，虽杂证不能外也。**亦治伤寒五六日，头汗出，微恶寒，手足冷，心下满，不欲食，大便硬，脉细者，为阳微结。**仲景曰：汗出为阳微，假令纯阴结，不得复有外证，脉虽沉紧，不得为少阴病。所以然者，阴不得有汗，今头有汗，故知非少阴也。按三阴脉皆至颈、胸中而还，不上循头。程郊倩曰：热虽结而不甚也，以有微恶寒之半表在。至于脉沉，虽似里阴，则又有头汗出之证以别之。凡脉细、脉沉、脉紧，皆阳热郁结之证，无关少阴也。可见阳气一结，不但阳证似阴，阳脉亦似阴矣。

柴胡八两　　**半夏**半升　　**人参　甘草　黄芩　生姜**三两　　**大枣**十二枚　　**呕逆，加生姜、陈皮。**生姜散逆，陈皮顺气。**烦而不呕，去半夏、人参，加栝蒌。**以荡郁热。**渴者，去半夏，加花粉。**生津。**若不渴，外有微热，去人参，加桂枝，覆取微汗。**解肌。**咳嗽，去参、枣、生姜，加五味子、干姜。**咳为气逆肺寒，五味敛肺，干姜散寒。戴元礼曰：少阳有嗽无喘，有喘非少阳也；阳明有喘无嗽，有嗽非正阳明也。**虚烦，加竹叶、粳米。**竹叶凉心，粳米和胃。**齿燥无津，加石膏。**齿燥属阳明火，石膏清胃止渴。**痰多，加栝蒌、贝母。**能去热痰。**腹痛，去黄芩，加芍药。**黄芩寒中，芍药合甘草和里。**胁下痞硬，去大枣，加牡蛎。**大枣甘，令人满。牡蛎咸，能软坚。**胁下痛，加青皮、芍药。**胁为肝胆之部，痛属肝火，二药平肝。**心下悸，小便不利，去黄芩，加茯苓。**《经》曰：太阳证，饮水多，心下必悸，水停心下故悸。水蓄不行，故小便不利。黄芩苦，反坚肾。茯苓淡，能利水。**本经头痛加川芎。**入肝活血，散郁除风。**发黄加茵陈。**利湿。

　　此足少阳药也。胆为清净之腑，无出无入，其经在半表半里，不可汗、吐、下，法宜和解。仲景曰：少阳中风，耳聋目赤，胸满而烦，不可吐下，吐下则悸而惊。释曰：邪在半表半里，以吐除烦，吐则伤气，气虚者悸；以下除满，下则亡血，血虚者惊。又曰：伤寒脉弦细，头痛发热者，属少阳，不可汗，汗之则谵语。释曰：汗之亡津液，少阳之邪因之入胃，故谵语。**邪入本经，乃由表而将至里，当彻热发表，迎而夺之，勿令传太阴。柴胡味苦微寒，少阳主药，以升阳达表为君。黄芩苦寒，以养阴退热为臣。**阳不足则阴凑之，故发寒，用黄芩降阴气，使不陷入阳中，则不寒。阴不足，则阳凑之，故发热，用柴胡升阳气，使不陷入阴中，则不热。又曰：柴胡、黄芩之苦寒以退热，半夏、生姜之辛温以退寒，人参、大枣、甘草之甘温以助正气。**半夏辛温，能健脾和胃，以散逆气而止呕。人参、甘草，以补正气而和中，使邪不得复传入里为佐。**二药固太阴，使木邪不致剋土，然

必虚人方可用参。邪在半表半里，则营卫争，表属卫，里属营。故用姜、枣之
辛甘以和营卫为使也。李时珍曰：少阳证虽在半表半里，而胸膈痞满，实兼心肺上焦
之邪；心烦喜呕，默默不欲食，又兼脾胃中焦之证。故用黄芩以治手足少阳相火，黄芩亦少
阳药也。昂按：半夏止呕，和胃健脾，亦通治烦呕不欲食。寒热间作，脾亦有之，不独少阳
也。小柴胡之用半夏，以邪在半表半里则阴阳争，用半夏和胃而通阴阳也。《灵枢经》用治
不眠，亦同此意。而仲景治喉痹咽痛，及大小便秘，皆用半夏，取其辛能润燥，又能散也。
丹溪谓：半夏能使大便润而小便长。今又专以半夏为除痰之药，稍涉燥证，辄不敢用，而半
夏之功用不复见知于世矣。徐忠可曰：小柴胡能引清气而行阳道，能引胃气上行而行春令，
能散诸经血凝气聚。故凡邪在表里混杂者，俱借之以提出少阳，俾循经而散。以柴、甘、生
姜为定药，余则加减随证耳。陶节庵曰：本经证心下饱闷，未经下者，非结胸也，乃表邪传
至胸中，未入于脏，尚为在表，只须小柴胡加枳、桔，不效，就以本方对小陷胸加枳、桔，
一服豁然，其效如神。喻嘉言曰：伤寒分表、里、中三治，表里之邪俱盛，则从中而和之，
故有小柴胡之和法，用人参、甘草、半夏、生姜、大枣助脾之中，但带柴胡一味透表，黄芩
一味透里。饮入胃中，听胃气之升者带柴胡出表；胃气之降者带黄芩入里，一和而表里之邪
尽服。未效者，加工治之，不相扞格矣。又曰：虚劳发寒热者，乃卫虚则恶寒，营虚则发热
耳。缓调营卫，俾不亢战，寒热自止。若误用小柴胡，俾汗多而卫伤于外，便溏而营伤于内，
虚热转加，病益甚矣。吴绶曰：小柴胡为半表半里之剂，太阳经之表热，阳明经之标热，皆
不能解也。若夫阳气虚寒，面赤发热，脉沉足冷者，服之立见危殆。及内有虚寒，大便不实，
妇人新产发热，皆不可用也。李士材曰：今人治伤寒，不分阴阳表里，概用此方去参投之，
以为平稳，杀人多矣，不独峻剂也。李东垣曰：若血受病，亦先调气，谓气不调则血不行，
气夫血妇也。如妇人经病，先柴胡以行经之表，次四物以行经之里，亦先气而后血也。

本方以前胡代柴胡，名"小前胡汤"，崔氏。治同，胡洽云：亦仲景方。
本方加陈皮、芍药，名"柴胡双解散"。节庵。治同。本方加芒硝，名
"柴胡加芒硝汤"。仲景。见"表里门"。本方加桂枝，名"柴胡加桂枝汤"，
仲景。治伤寒六七日，发热微恶寒，支节烦痛，微呕，心下支结，外证
未去者。伤寒六七日，邪当传里。支结者，胸中支撑而结也。喻嘉言曰：谓结于心之边旁
也。呕而支结，为将传里。发热恶寒，骨节烦痛，为外证未除，宜和解。昂按：此兼太阳，
故加桂枝。《脉经》曰：发汗多，亡阳谵语，不可下，宜此汤和其营卫以通津液，自愈。本
方除黄芩、甘草，加桂枝、茯苓、龙骨、牡蛎、铅丹、大黄，名"柴
胡加龙骨牡蛎汤"，仲景。治伤寒八九日，下之胸满烦惊，小便不利，
谵语，身重不可转侧。伤寒八九日，过经然后下之，可谓慎矣。孰知外邪未尽，乘虚
入里。烦满者，阳热入胸也；惊者，心恶热而神不守也。烦惊虽系乎心，亦因胆虚，为将军
之官失荣而多畏也。肝者，将军之官。小便不利，里虚而津液不行也。谵语，胃热也。身重

不可转侧，阳气不营于表也。与柴胡汤以除烦满，加茯苓、龙骨、牡蛎、铅丹，收敛神气而镇惊，而茯苓、牡蛎又能行津液、利小便；加大黄以逐胃热，止谵语；加桂枝以行阳气，合柴胡以散表邪而解身重；因满故去甘草。按"伤寒传足不传手"，其实原无界限。此证邪热干心，神明内乱，故致烦惊、谵语。仲景加入心药数种，不专以足经之法治之也。**本方去半夏、人参、姜、枣，加桂枝、干姜、花粉、牡蛎，名"柴胡桂枝干姜汤"**，仲景。**治伤寒汗下后，胸胁满微结，小便不利，渴而不呕，但头汗出，往来寒热，心烦者。**头汗、寒热而兼满、渴，表里皆有邪，故除人参、半夏，而加桂枝以解太阳，干姜以散满，花粉以生津，牡蛎以软坚，以此和解，复津液而助阳。**亦治疟发寒多热少，或但寒不热。**喻嘉言曰：小柴胡本阴阳两停之方，可从寒热以为进退。此方加姜、桂，则进而从阳；其加芩、连，以退而从阴，可以类推。李梴曰：伤寒余热未尽，重感六淫之气，变而为疟，法与杂病不同。寒多热少，或单寒者，太阳邪变也，柴胡桂枝汤。热多寒少，或单热，骨节烦痛者，阳明邪变也，白虎汤加桂。寒热相等，或先热者，少阳邪变也，小柴胡汤，渴者去半夏，加花粉、知母。寒热大作，战栗汗出不散者，太阳阳明合病也，桂枝石膏汤。服此后疟愈甚者，三阳合病也，恐传入阴经，急用桂枝黄芩汤。如传入阴经，从卯至午发而呕吐，大便闭者，大柴胡汤下之；从午至酉发而腹满便闭者，大承气汤下之；从酉至寅发而欲狂，喜忘便黑者，桃仁承气汤微利之；不敢下者，栀子升麻汤。若挟痰食瘴气，治法与杂病略同。附：桂枝石膏汤：桂枝一钱，黄芩二钱，石膏、知母各三钱。桂枝黄芩汤：即小柴胡加石膏二钱，知母二钱，桂枝五分。李梴曰：二方以桂枝治太阳，白虎治阳明，柴胡治少阳，意甚明显。挟痰合二陈，食积合平胃，溺涩合五苓，便闭合大柴胡，无汗加葛根、苍术，有汗加黄芪、白术，夜发加白芍、桃仁，日久加常山、槟榔吐之。治疟之法尽矣。**本方去半夏，加花粉，名"柴胡去半夏加栝蒌根汤"**，《金匮》。**治往来寒热而渴，及劳疟。**花粉润燥生津。太阳小便不利而渴，宜五苓。阳明大便不利而渴，宜调胃承气、大柴胡。已利而渴，宜白虎。少阳寒热往来而渴，宜此汤。遇劳即发名劳疟。**本方去柴胡、黄芩，加厚朴，名"厚朴生姜半夏甘草人参汤"**，仲景。**治发汗后腹胀满者。**凡吐下后胀满者，乃当汗不汗，误与吐下，表邪乘虚入里"邪气盛则实"之证也。汗后表已解而胀满者，知非里实，缘脾胃气虚，阴气内壅而为胀也，法当补虚散滞。**本方除半夏，加当归、白芍、大黄，名"柴胡饮子"**，子和。**治肌热、蒸热、积热，汗后余热，脉洪实弦数。**表为肌热，里为蒸热，壅为积热。**亦治疟疾。**喻嘉言曰：子和法中略施攻补，深中肯綮。**本方加羌活、防风，名"柴胡羌活汤"，治瘟疫少阳证。本方加桔梗，名"柴胡桔梗汤"，治春嗽。本方合平胃散，名"柴平汤"，治湿疟身痛身重。本方加青黛，姜汁糊丸，名"清镇丸"**，洁古。**治呕吐、脉弦、**

头痛及热嗽。本方一分，加四物二分，名"柴胡四物汤"，治妇人日久虚劳，微有寒热。本方与四物各半，名"调经汤"。

黄连汤 升降阴阳。仲景。

治伤寒胸中有热而欲呕，胃中有寒而腹痛。成氏曰：湿家下后舌上有胎者，以丹田有热，胸中有寒，是邪气入里而为下热上寒也。此伤寒邪气传里而为下寒上热也。胃中有邪气，使阴不得升而独治于下，为下寒，腹中痛，阳不得降而独治于上，为肺中热，欲呕吐。与此汤以升降阴阳。

黄连炒　干姜炒　桂枝　甘草三两　人参二两　半夏半升　大枣十二枚

此足阳明药也。黄连苦寒泄热以降阳，姜、桂辛温除寒以升阴，人参助正祛邪，半夏和胃止呕，甘草、大枣调中止痛。上中二焦寒热交战，以此和解之。喻嘉言曰：湿家下之，舌上有胎者，丹田有热，胸中有寒也。仲景亦用此汤何耶？盖伤寒分表、里、中三治。表里之邪俱盛，则从中而和之，故有小柴胡之和法。至于丹田、胸中之邪，在上下而不在表里，即变柴胡为黄连汤，以桂枝代柴胡，以黄连代黄芩，以干姜代生姜。饮入胃中，听胃气之上下敷布，故不问下寒上热、上寒下热，皆可治之也。夫表里之邪，则用柴、芩，用生姜之辛以散之；上下之邪，则用桂、连，用干姜之辣以开之。仲景圣法灼然矣。昂按：上下未有不分表里者，大概上焦属表，中下属里。胸中与太阳为近，故用桂枝。嘉言着眼虽高，而立言尚有未尽。

黄芩汤 太阳少阳两解。仲景。

治太阳少阳合病，自下利者。合病者，谓有太阳之证之身热、头痛、脊强，又有少阳之证之耳聋、胁痛、呕而口苦、寒热往来也。自利者，不因攻下而泄泻也。自利固多可温，然肠胃有积结与下焦客热，又非温剂所能止，或分利之，或攻泄之可也。成氏曰：太阳阳明合病，下利为在表，与葛根汤以汗之。少阳阳明合病，下利为阳邪入里，与承气汤以下之。此太阳少阳合病，下利为在半表半里，与黄芩汤以和解之。

黄芩三两　芍药　甘草二两　大枣十二枚

此足太阳、少阳药也。成氏曰：虚而不实者，苦以坚之，酸以收之，黄芩、芍药之苦酸以坚敛肠胃之气。弱而不足者，甘以补之，甘草、大枣味甘以补肠胃之弱。昂按：二经合病，何以不用二经之药？盖合病而兼下利，是阳邪入里，则所重者在里，故用黄芩以彻其热，而以甘、芍、大枣和其太阴，使里气和则外证自解。和解之法，非一端也。仲景之书，一字不苟。此证单言下利，故此方亦单治下利。《机要》用之治热痢腹痛，更名黄芩芍药汤。洁古因之加木香、槟榔、大黄、黄连、归尾、官桂，更名芍药汤，治下痢。仲景此方，遂为万世治痢之祖矣。

本方加半夏半升　生姜三两，名"黄芩加半夏生姜汤"，仲景。治前证兼呕者，呕，胃气逆也，加半夏、生姜以散逆气。《千金》曰：生姜呕家圣药，是散其逆气也。《金匮》曰：呕家用半夏以去其水，水去则呕止，是下其痰饮也。亦治胆腑发咳，呕苦水如胆汁。胃气逆则呕苦，胆液溢则口苦。本方除大枣，名"黄芩芍药汤"，治火升鼻衄及热痢。外台黄芩汤：黄芩、人参、干姜各三两，桂枝一两，半夏半升、大枣十二枚，治干呕下痢。

芍药甘草汤 腹痛。

治腹中不和而痛。此阴阳气血不和，肝木乘脾之故也。腹痛有寒、有热、有虚、有实、有食积、有湿痰、有死血、有虫。寒痛者，痛无增减，或兼吐利。热痛者，时痛时止，腹满坚结。实痛者，痛甚胀满，手不可按。虚痛者，按之即止。食痛者，痛甚则利，利后痛减。死血痛者，痛有常处。湿痰痛者，脉滑，痰气阻碍不得升降。虫痛者，时作时止，面白唇红。大抵胃脘下大腹痛者，多属食积外邪；绕脐痛者，属痰火积热；脐下小腹痛者，属寒，或瘀血，或溺涩。仲景用治误表发厥，脚挛吐逆，与干姜甘草汤以复其阳，厥愈足温者，更作此汤以和其阴，其脚即伸。酸甘相合，用补阴血。王海藏曰：稼穑作甘，甘者己也；曲直作酸，酸者甲也。甲己化土，此仲景妙方也。

白芍药　甘草炙，四两　脉缓伤水，加桂枝、生姜。脉洪伤金，加黄芩、大枣。脉涩伤血，加当归。脉弦伤气，加芍药。脉迟伤寒，加干姜。

此足太阴、阳明药也。气血不和，故腹痛。白芍酸收而苦泄，能行营气。炙草温散而甘缓，能和逆气。又痛为木盛克土，诸痛皆属肝木。白芍能泻肝，甘草能缓肝和脾也。虞天民曰：白芍不惟治血虚，大能行气。腹痛者，营气不和，逆于肉里，得白芍行其营气，又以甘草之甘缓和其逆气，此不治之治，乃所以深治之也。

本方去芍药，加干姜二两，炮，名"甘草干姜汤"，仲景。别见"寒门"。《金匮》用此治肺痿肺冷，吐涎沫，小便数。本方加附子，名"芍药甘草附子汤"。仲景。别见"寒门"。本方加黄芩，名"黄芩芍药汤"，《机要》。治热痢腹痛，后重，身热，脓血稠黏，及鼻衄不止，脉洪数。此即仲景之黄芩汤除大枣。本方加白术，名"白术芍药汤"，《机要》。治脾湿水泻，身重困弱。《保命集》曰：泻痢不止，或暴下者，皆太阴受病，故不可离芍药。人不受湿则不痢，故须白术。四时下痢，予白芍、白术内，春加防风，夏加黄芩，秋加厚朴，冬加桂、附。更详外证治之，如身困倦，加白术；自汗逆冷，气息微，加桂附以温之；如里急后重，脓血稠黏，虽在盛冬，于温药内亦加大黄。

栝蒌薤白白酒汤 胸痹。《金匮》。

治胸痹，喘息咳唾，胸背痛，短气。胸中者，心肺分之，故喘息而咳唾。诸阳受气于胸中，转行于背，气痹不行，故胸背为痛而短气。

栝蒌—枚　薤白三两　白酒四升

此上焦膻中药也。膻中，两乳中间。《经》曰：膻中者，臣使之官，喜乐出焉。喻嘉言曰：胸中阳气如离照当空，旷然无外，设地气一上，则窒塞有加。故知胸痹者，阴气上逆之候也。仲景微则用薤白、白酒以益其阳，甚则用附子、干姜以消其阴。世医不知胸痹为何病，习用豆蔻、木香、诃子、三棱、神曲、麦芽等药，坐耗其胸中之阳，亦相悬矣。薤叶光滑，露亦难伫，故曰薤露。其性滑泄，能通气滞，故胸痹、下重并用之。

本方加半夏，名"栝蒌薤白半夏汤"，《金匮》。治胸痹不得卧，心痛彻背。以不得卧，故加半夏。本方除白酒，加枳实、厚朴、桂枝，名"枳实薤白桂枝汤"，《金匮》。治胸痹气结在胸，胸满，胁下逆抢心。

温胆汤 不眠。《集验》。

治胆虚痰热不眠，虚烦惊悸，口苦呕涎。胆以温为候，虚则寒，寒则不眠。惊悸亦由于胆虚。虚火上溢，故口苦。呕吐多属半表半里少阳胆经之邪，胆虚气郁，致脾生痰涎而烦呕。伤寒病后多有此证。

陈皮去白　半夏姜制　茯苓或用茯神　甘草　枳实麸炒　竹茹　加姜煎，或加枣。《局方》无茯苓。如心虚，加人参、枣仁；心内烦热，加黄连、麦冬；口燥舌干，去半夏，半夏行水耗津，加麦冬、五味、花粉；表热未清，加柴胡；内虚大便自利，去枳实，加白术；内实心烦，加黑栀子。

此足少阳、阳明药也。橘、半、生姜之辛温，以之导痰止呕，即以之"温胆"。戴氏云：痰在胆经，神不归舍，亦令人不寐。枳实破滞，茯苓渗湿，甘草和中。竹茹开胃土之郁，清肺金之燥，凉肺金即所以平甲木也。胆为甲木，金能平木。如是则不寒不燥而胆常温矣。《经》又曰：胃不和则卧不安。又曰：阳气满，不得入于阴，阴气虚，故目不得瞑。半夏能和胃而通阴阳，故《内经》用治不眠，二陈非特温胆，亦以和胃也。温胆汤，即二陈加枳实、竹茹。《三因》云：心虚胆怯，气郁生涎，涎与气搏，变生诸证。触事易惊，或梦寐不祥，或短气悸乏，或自汗，并温胆汤主之。呕则以人参代竹茹。《内经》半夏汤治痰盛不眠：半夏五合，糯米一升，用清水扬万遍煮服，汗出即已。半夏除痰而利小便，糯米益阴而利大肠，使上下通则阴阳和矣。《经》又曰：诸水病者，故不得卧，卧则惊，惊则咳甚。《准绳》云：《内经》半夏汤，皆去饮之剂，无饮者勿服。《金匮》治虚劳虚烦不眠，用酸枣仁汤。枣仁二升，甘草一两，知母、茯苓、川芎各二两。《深师》加生姜二两。此补肝之剂。《经》曰：卧则血归于肝。昂按：《本草》云：枣仁炒用治胆虚不眠，生用治胆热好眠。窃谓胆热必有心烦口苦之证，何以反能好眠乎？温胆汤治不眠，用二陈加竹茹、枳实，二味皆凉药，乃以凉肺经之热，非以温胆经之寒也。其以"温胆"名汤者，以胆欲不寒不燥，常温为候耳。"胆热好眠"四字，不能无疑也。

本方加人参、远志、枣仁、熟地，名"十味温胆汤"，治梦遗惊惕。

逍遥散 退热调经。《局方》。

治血虚肝燥，骨蒸劳热，咳嗽潮热，往来寒热，口干便涩，月经不调。骨蒸潮热，肝血虚也。肝火乘肺，故咳嗽。邪在少阳，故往来寒热。火盛烁金，不能生水，故口渴便秘。肝藏血，肝病故经水不调。

柴胡　当归酒拌　白芍酒炒　白术土炒　茯苓一钱　甘草炙，五分　加煨姜、薄荷煎。

此足少阳、厥阴药也。肝虚则血病，当归、芍药养血而敛阴。木盛则土衰，甘草、白术和中而补土。补土生金，亦以平木。柴胡升阳散热，合芍药以平肝，而使木得条达。木喜条达，故以泻为补，取疏通之义。茯苓清热利湿，助甘、术以益土，而令心气安宁。茯苓能通心肾。生姜暖胃祛痰，调中解郁。薄荷搜肝泻肺，理血消风。疏逆和中，诸证自已，所以有"逍遥"之名。有干咳嗽者，丹溪曰极为难治，此系火郁之证，乃痰郁其火邪在中，用逍遥散以开之，下用补阴之剂可愈。昂按：此即后条《医贯》所言之旨也。

本方加丹皮、栀子，名"八味逍遥散"，薛己。治怒气伤肝，血少目暗。目为肝窍。《经》曰：目得血而能视。肝伤血少则目昏。丹皮能泻血中伏火，栀子能泻三焦郁火，故薛氏加之以抑肝气，兼以调经也。《医贯》曰：古方逍遥散，柴胡、薄荷、当归、芍药、陈皮、甘草、白术、茯神。其加味者，则丹皮、栀子。余以山栀屈曲下行泄水，改用吴茱、炒连。其论"五郁"曰：东方先生木，木者生生之气，即火气也。火附木中，木郁则火亦郁矣。火郁则土自郁，土郁则金郁，金郁则水郁。五行相因，自然之理也。余以一方治木郁，而诸郁皆愈，逍遥散是也。方中柴胡、薄荷二味最妙。盖胆乃甲木少阳之气，其气柔嫩，象草穿地而未伸，此时若被寒风一郁，即软萎遏抑不能上伸，不上伸则下克脾土，而金水并病矣。惟得温风一吹，郁气始得畅达也。盖木喜风摇，寒即摧萎，温即发生。柴胡、薄荷辛能发散，温能入少阳。古人立方之妙如此。其甚者，方中加吴茱、炒连，即左金丸。黄连清心火。吴茱气臊，肝气亦臊，同气相求，以平肝木。木平则不生心火，火不刑金，而金能制木。不直伐木，而佐金以制木，此"左金"所以得名也。此法之巧者，然犹未也。继用六味地黄，加柴胡、芍药以滋肾水，俾能生木。逍遥散风以散之也，地黄饮雨以润之也，木有不得其天者乎？此法一立，木火之郁既舒，木不下克土，土亦得滋润，无燥熇之患，金水自能相生。余谓一法可通五法者如此。推而广之，凡寒热往来、恶寒恶热、呕吐、吞酸、嘈杂、胸痛、胁痛、小腹膨胀、头晕、盗汗、黄疸、温疫、疝气、飧泄等证，皆对证之方。推之伤寒、伤风、伤湿，除直中外，凡外感者，皆作看看，以逍遥散加减出入，无不获效。如小柴胡汤、四逆散、羌活汤，大同小异，然不若此方之响应也。倘一服即愈，少顷复发，或频发而愈甚，此必下寒上热之假证，此汤不可复投，当改用温补之剂，如阳虚以四君子汤加温热药，阴虚以六味汤加温热药。玄机之士，不须余赘矣。又曰：余于冬月正伤寒，麻黄、桂枝证作寒郁治，不恶寒者作火郁治，此余创论也。既曰寒邪，何故入内而反为热？不知即是本身之火为寒所郁，一步返归一步，久则纯热矣。三黄解毒解其火也，葛根升麻火郁发之也，三承气土郁夺之也，小柴胡木郁达之也。此理甚简易。刘守真谓用麻黄、桂枝必加凉药，子和六神通解加石膏于麻黄、苍术中，陶氏谓九味羌活可代三方，皆非也。不若逍遥散，真可一方代三方也。火为寒郁，熬煎肾水，至木旺时无生发滋润之本，故发热而渴，非外感也。余以六味汤滋其水，以柴胡舒其木，活人多矣。

六和汤 调和六气。《局方》。

治夏月饮食不调，内伤生冷，外伤暑气，寒热交作，霍乱吐泻，及伏暑烦闷，倦怠嗜卧，口渴便赤，中酒等证。风、寒、暑、湿之邪，伤脾则泻，伤胃则吐，伤肺则渴，伤膀胱则溺赤。阴阳相争则寒热交作，或霍乱转筋。脾主四肢，伤则倦怠。伤酒亦以温散为治。

砂仁　藿香　厚朴　杏仁　半夏　扁豆　木瓜　人参　白术　赤茯苓　甘草　加姜、枣煎。伤暑加香薷，伤冷加紫苏。一方无白术，一方有苍术。

此足太阴、阳明药也。藿香、砂仁、杏仁、厚朴香能舒脾，辛能行气，而砂仁、厚朴兼能化食。木瓜酸能平肝舒筋。肝木乘脾故转筋，木瓜酸能敛肺，助肺金以平肝邪，故治霍乱转筋。扁豆、赤苓淡能渗湿清热，而扁豆又能散暑和脾。半夏辛温，散逆而止呕。参、术甘温，补正以匡邪。甘草补中，协和诸药，姜、枣发散而调荣卫。皆所以和之也。或加香薷者，用以祛暑；加紫苏者，用以发表散寒也。吴鹤皋曰：六和者，和六腑也。脾胃为六腑之总司，先调脾胃，则水精四布，五经并行，百骸、九窍，皆太和矣。昂按：六和者，和六气也。若云和六腑，则五脏又不当和乎？盖风、寒、暑、湿、燥、火之气，夏月感之为多，故用诸药匡正脾胃，以拒诸邪而平调之也。

藿香正气散 外感内伤。《局方》。

治外感风寒，内伤饮食，憎寒壮热，头痛呕逆，胸膈满闷，咳嗽气喘，及伤冷，伤湿，疟疾，中暑，霍乱吐泻。凡感岚瘴不正之气者，并宜增减用之。元气虚弱人慎用。

藿香　紫苏　白芷　大腹皮　茯苓三两　白术土炒　陈皮　半夏曲厚朴姜制　桔梗二两　甘草一两　每服五钱，加姜枣煎。一方加木瓜。气脱能收，气滞能和。伤食重者，加消食药。

此手太阴、足阳明药也。藿香辛温，理气和中，辟恶止呕，兼治表里，为君。苏、芷、桔梗散寒利膈，佐之以发表邪。厚朴、大腹行水消满，橘皮、半夏散逆除痰，佐之以疏里滞。苓、术、甘草益脾去湿，以辅正气，为臣使也。正气通畅，则邪逆自除矣。吴绶曰：若太阳伤寒，头痛发热，骨节痛者，此方全无相干，如妄用之，虽汗出亦不解，变成坏证者多矣。凡伤寒发热，脉沉，元气虚人，并夹阴伤寒发热者，皆不可用。戴元礼曰：肥人多中，以气盛于外而歉于内也。肺为气出入之道，人肥者必气急，气急必肺邪盛，肺金克肝木，胆为肝之腑，故痰涎壅盛。治之必先理气，中后气未尽顺，痰未尽降，调理之剂，当以藿香正气散和星香散。服此药非特治中风之证，中气、中恶、霍乱尤宜。

本方合三味香薷饮，香薷、扁豆、黄连。名"藿薷汤"，治伏暑吐泻转筋。

三解汤

治时行疟之通剂。此三阴经疟也。《机要》曰：疟有中三阳者，有中三阴者，其证各殊，同伤寒也。在太阳谓之寒疟，治多汗之；在阳明谓之热疟，治多下之；在少阳谓之风疟，宜和之。此三阳受病，谓之暴疟，发在夏至后、处暑前，此伤之浅者也。在三阴经，总谓之湿疟，当从太阴经论之。湿疟一作温疟，当以湿字为是。发在处暑后、冬至前，此伤之重者。远而为痎，痎者老也，居西方，宜毒药疗之。李梴曰：凡疟须分阴阳。气虚属阳，血虚属阴。发于春夏属阳，发于秋冬属阴。自子至巳属阳，自午至亥属阴。邪浅在腑为阳，与营卫并行，故一日发。邪深在脏为阴，横连膜原，不能与卫气并行，故间日发，或三四日一发。卫虚则先寒，营虚则先热。喻嘉言曰：疟发必有寒有热，盖外邪伏于半表半里，适在少阳所主之界。出与阳争，阴胜则寒；入与阴争，阳胜则热。即纯热无寒为瘅疟、温疟，纯寒无热为牝疟，要皆自少阳而造其极偏，补偏救弊，亦必还就少阳之界，使阴阳协和而后愈也。谓少阳而兼他经则有之，谓他经而不涉少阳则不成其为疟矣。脉纵屡迁，而"弦"之一字实贯彻之也。昂按：疟之不离少阳，犹咳之不离于肺，故《经》曰：五脏六腑皆令人咳，然必传以与肺也。

柴胡　麻黄去节　泽泻各三钱

此足少阳药也。吴鹤皋曰：病有三在，在表、在里及在半表半里也。疟邪藏于分肉之间，邪正分争，并于表则在表，并于里则在里，未有所并则在半表半里。麻黄之辛，能散表邪，由汗而泄。泽泻味咸，能引里邪，由溺而泄。柴胡升阳发热，居表里之间而和解之。此但可以治实疟，虚者当辨其气血而加补剂。昼发属阳，夜发属血。

清脾饮 严用和。

治疟疾热多寒少，口苦嗌干，小便赤涩，脉来弦数。热多，阳胜也。口苦嗌干，肝胆火也。热盛，故便赤。疟邪居于半表半里，属少阳甲胆之分，肝胆属木，故脉弦。

青皮　厚朴醋炒　柴胡　黄芩炒　半夏姜制　茯苓　白术土炒　甘草炙　草果　加姜煎。一方加槟榔。大渴，加麦冬、知母。疟不止，加酒炒常山一钱，乌梅二个。常山劫痰截疟，乌梅敛阴清热。

此足少阳、太阴药也。疟为肝胆之邪，然多因脾胃受伤而起。脾属湿土，重感于湿，湿生热，热生痰，故见前证也。脾既受病，木又克之，故用青皮、柴胡以破滞而伐肝，柴胡疏上焦肝气，青皮疏下焦肝气。半夏、厚朴以行痰而平胃，厚朴平胃，半夏燥痰，古云"无痰不作疟"。茯苓用以渗湿，黄芩用以清热。草果辛热，能散太阴之积寒，除痰而截疟。能清膏粱之痰。盖先去其害脾者，而以白术、甘草调而补之也。此即小柴胡汤加减，从温脾诸方而一变也。虚疟忌用。吴鹤皋曰："清脾"非"清凉"之谓，乃攻去其邪，而脾部为之一清也。刘宗厚因草果之辛热而讥焉，是未达严用和氏之精矣。张子和曰：世医以疟为脾寒，甚者归之祟怪，良可笑也。刘宗厚曰：暑盛阳极，伏阴在内，人或纳凉澡浴，寒客肌肉之间，或肌饱劳役，内伤而病作。肌肉属脾，发则恶寒战栗，乃谓之脾寒耳。实由风寒湿暍，邪郁腠理。暍，暑也。夏时毛窍疏通，而不为病，至秋气收敛之际，表邪不能发越，故进退不已，往来寒热，势如凌虐人之状，所以名"疟"，即四时之伤寒也。十二经皆能为病，古方多兼理内伤取效，由脾胃和，精气通，阴阳和解，诸邪悉散，实非脾病也。世用发表解肌、温经散寒等法，亦未尝执于燥脾劫剂也。昂按：脾虚恶寒，胃虚恶热，寒热间作，脾亦有之，不独少阳也。虽十二经、脏皆能为疟，而脾胃受伤者实多，故仲景小柴胡汤，人参、甘草、半夏、姜、枣皆脾胃药，其治少阳，独柴胡一味而已。严氏宗之，故以小柴胡加减而立清脾饮，是明从脾胃论治矣。刘氏之论亦主脾胃内伤，乃不敢翻子和之案，以为非脾病，恐不然也。又古方用辟邪丹、雄珠丸治鬼疟，盖杂病多有挟鬼证者，何独于疟必云无此也。

痛泻要方 痛泻。刘草窗。

治痛泻不止。脾虚故泻，肝实故痛。吴鹤皋曰：此与伤食不同。伤食腹痛，得泻便减。今泻而痛不止，故责之土败木贼也。戴氏曰：水泻腹不痛者，湿也。痛甚而泻，泻而痛减者，食积也。泻水腹痛肠鸣，痛一阵，泻一阵，火也。或泻或不泻，或多或少者，痰也。完谷不化者，气虚也。

白术土炒，三两　白芍炒，二两　陈皮炒，两半　防风一两　或煎或丸。久泻加升麻。

此足太阴、厥阴药也。白术苦燥湿，甘补脾，温和中。芍药寒泻肝火，酸敛逆气，缓中止痛。防风辛能散肝，香能舒脾，风能胜湿，为理脾引经要药。东垣曰：若补脾胃，非此引用不能行。陈皮辛能利气，炒香尤能燥湿醒脾，使气行则痛止，数者皆以泻木而益土也。

黄连阿胶丸 冷热痢。《局方》。

治冷热不调，下痢赤白，里急后重，脐腹㽲痛，口燥烦渴，小便不利。湿热郁于肠胃，故腹痛、口渴而便秘。

黄连三两　茯苓二两　阿胶炒，一两　为末，水熬阿胶为丸，空心米汤下。延年，除茯苓，加干姜、当归，名"驻车丸"，治同。

此手足阳明药也。黄连泻火燥湿，开郁消㽲，以平其痛热。阿胶补阴益血，润燥利肠，以和其里急。茯苓能令肺气下降，通于膀胱，清热利水，止渴除烦，为清解之平剂。黄连退热，茯苓除湿，阿胶润燥补虚。

仲景黄连阿胶汤　黄连四两　黄芩一两　芍药二两　阿胶三两　鸡子黄二枚生用，治伤寒少阴病，得之二三日以上，心烦不得卧。二三日以上，寒变热之时也。少阴多寐，此传经之阳邪，阴液为阳热所灼，故心烦不得卧。芩、连之苦以除热，鸡子、阿胶之甘以益血，芍药之酸以收阴气。用苦寒、甘润、酸敛之剂，收摄其欲亡之微阴，较之四逆一水一火，为不同矣。

海藏黄连阿胶汤　黄连炒，四两　黄柏　阿胶炒，各一两　山栀五钱　每服四钱。治伤寒热毒入胃，下利脓血。血虚加芎、归，腹痛加芍药，血不止加地榆。

姜茶饮 疟痢。东垣。

治赤白痢及寒热疟。

生姜　陈细茶，每味约三钱，浓煎服，或微炒煎。

此足太阴、阳明药也。茶助阴，姜助阳，使寒热平调，并能消暑，解酒食毒。此方用之屡效，勿以药之平浅而忽之也。

本方除生姜，加陈白梅，蜜水煎，名"梅蜜饮"，治热痢。除茶，加木香、肉蔻，治冷痢。蜜最能治痢。

芦根汤 呕哕。《千金》。

治伤寒病后，呕哕不下食。此由初病时，热盛多服冷药、饮冷水，热势既退，冷气便发，故脾胃虚寒而不和，噫哕食臭，腹内雷鸣而泻利也。

芦根一升　竹茹一升　生姜二两　粳米一合

此足太阴、阳明药也。芦根甘寒，降伏火，利小水。竹茹甘寒，除胃热，清燥金。生姜辛温，祛寒饮，散逆气。三者皆能和胃，胃和则呕止。加粳米者，亦借以调中州也。

阴阳水 霍乱。

治霍乱吐泻有神功。按药中治霍乱者最多，然有寒热二证，而《本草》主治，未尝分别言之，万一误用，立死不救。仓卒患此，脉候未审，切勿轻投偏热偏寒之剂，惟饮阴阳水为最稳。张子和曰：霍乱吐泻，乃风、湿、暍三气合邪也。暍音椰，暑也。湿土为风木所克，郁则生热，心火上炎故吐，吐者暍也。脾湿下注故泻，泻者湿也。风急甚则转筋，转筋者风也。又邪在上焦则吐，在下焦则泻，在中焦则吐泻交作。

沸汤、井水，各半钟和服。故又名生熟水。

此中焦分理阴阳之药也。阴阳不和而交争，故上吐下泻而霍乱。饮此辄定者，分其阴阳使和平也。

甘草黑豆汤 解毒。

解百药毒，兼治筋疝。筋疝者，茎中掣痛，挺胀不堪。此由用春方邪术而得之。用此方者，亦取其解毒。

甘草二两　黑豆半升

此足阳明药也。甘草和中以解毒，黑豆散热以解毒。苏颂曰：古称大豆解百药毒，试之不然，又加甘草，其验乃奇。若治筋疝，当用甘草梢。以梢能径达茎中也。

本方加大黄，名"大黄甘草汤"，治上、中、下三焦消渴。

卷中

理气之剂

《经》曰：诸气膹郁，皆属于肺。又曰：怒则气上，喜则气缓，悲则气消，恐则气下，寒则气收，热则气泄，惊则气乱，劳则气耗，思则气结。九气不同，百病多生于气也。夫人身之所恃以生者，此气耳。源出中焦，总统于肺，外护于表，内行于里，周流一身，顷刻无间，出入升降，昼夜有常，曷尝病于人哉？及至七情交攻，五志并发，乖庚失常，清者化而为浊，行者阻而不通，表失护卫而不和，里失营运而弗顺。气本属阳，及胜则为火矣。河间所谓"五志过极皆为火"，丹溪所谓"气有余便是火也"。人身有宗气、营气、卫气、中气、元气、胃气、冲和之气、上升之气，而宗气尤为主。及其为病，则为冷气、滞气、上气、逆气、气虚诸变证矣。无病之时，宜保之养之，和之顺之。病作之时，当审其何经何证，寒热虚实而补泻之。

补中益气汤 升阳补中。东垣。

治烦劳内伤，身热心烦，头痛恶寒，懒言恶食，脉洪大而虚，或喘或渴，或阳虚自汗，宜本汤加麻黄根、浮小麦。升、柴俱宜蜜水炒过，欲其引参、芪至表，故又不可缺。或气虚不能摄血，或疟痢脾虚，久不能愈，一切清阳下陷，中气不足之证。中者，脾胃也。脏腑肢体皆禀气于脾胃，饥饱劳役伤其脾胃，则众体无以禀气而皆病矣。阳气下陷，则阴火上乘，故热而烦，非实热也。头者诸阳之会，清阳不升，则浊气上逆，故头痛，其痛或作或止，非如外感头痛不休也。阳虚不能卫外，故恶寒自汗。气虚故懒言。脾虚故恶食。脾胃虚则火上于肺，故喘。金受火克，不能生水，故渴。脾虚不能统血，则血妄行而吐下。清阳下陷，则为泻痢。气血两虚，则疟不止，名痎疟。痎，老也。李东垣《内伤外感辨》：伤于饮食、劳役、七情、六欲为内伤，伤于风、寒、暑、湿为外感。内伤发热，时热时止；外感发热，热甚不休。内伤恶寒，得暖便解；外感恶寒，虽厚衣烈火不除。内伤恶风，不畏甚风，反畏隙风；外感恶风，见风便恶。内伤头痛，乍痛乍止；外感头痛，连痛不休，直待表邪传里方罢。内伤有湿或不作渴，或心火乘肺亦作燥渴；外感须二三日外，表热传里口方作渴。内伤则热伤气，四肢沉无力，怠倦嗜卧；外感则风伤筋，寒伤骨，一身筋骨疼痛。内伤则短气不足以息，外感则喘壅气盛有余。内伤则手心热，外感则手背热。天气通于肺，鼻者肺之外候。外感伤寒则鼻塞，伤风则流涕，然能饮食，口知味，腹中和、二便如常。地气通于脾，口者脾之外候。内伤则懒言恶食，口不知味，小便黄赤，大便或秘或溏。在人迎脉主表，外感则人迎大于气口；右气口脉主里，内伤则气口大于人迎。内伤证属不足，宜温、宜补、宜和；外感证属有余，宜汗、宜吐、宜下。若内伤之证误作外感，妄发其表，重虚元气，祸反掌，故立补中益气汤主之。又有内伤、外感兼病者，若内伤重者宜补养为先，外感重者宜发散为急。此汤惟上焦痰呕、中焦湿热、伤食膈满者不宜服。

黄芪蜜炙，钱半　人参　甘草炙，一钱　白术土炒　陈皮留白　当归五分　升麻二分　柴胡三分　姜三片，枣二枚，煎。如血不足，加当归。精神短少，加人参、五味。肺热咳嗽，去人参。咽干加葛根。风药多燥，葛根独能止渴者，以其能升胃中清气入肺而生水耳。头痛加蔓荆子，痛甚加川芎。脑痛加藁本、细辛。风湿相搏，一身尽痛，加羌活、防风。有痰加半夏、生姜。胃寒气滞加青皮、蔻仁、木香、益智。腹胀加枳实、厚朴、木香、砂仁。腹痛加白芍、甘草，热痛加黄连。能食而心下痞，加黄连。咽痛加桔梗。有寒加肉桂。湿胜加苍术。阴火加黄柏、知母。阴虚去升、柴，加熟地、山茱、山药。大便秘加酒煨大黄。咳嗽，春加旋覆、款冬，夏加麦冬、五味，秋加麻黄、黄芩，冬加不去根节麻黄，天寒加干姜。泄泻去当归，加茯苓、苍术、益智。

此足太阴、阳明药也。肺者气之本，黄芪补肺固表为君。脾者肺之本，土能生金，脾胃一虚，肺气先绝。人参、甘草补脾益气、和中泻火为臣。东垣曰：参、芪、甘草，泻火之圣药，盖烦劳则虚而生热，得甘温以补元气，而虚热自退，故亦谓之"泻"。白术燥湿强脾，当归和血养阴为佐。补阳必兼和阴，不然则已亢。升麻以升阳明清气，右升而复其本位。柴胡以升少阳清气，左旋而上行。阳升则万物生，清升则阴浊降。加陈皮者，以通利其气。陈皮同补药则补，独用则泻脾。生姜辛温，大枣甘温，用以和营卫，开腠理，致津液。诸虚不足，先建其中。中者何？脾胃是也。李东垣曰：脾胃虚者，因饮食劳倦，心火亢甚，而乘其土位，其次肺气受邪，须多用黄芪，而人参、甘草次之。脾胃一虚，肺气先绝，故用黄芪以益皮毛而闭腠理，不令自汗。上喘气短，故用人参补之。心火乘脾，用炙草甘温以泻火热而补脾元。若脾胃急痛并大虚，腹中急缩，宜多用之，中满者减之。白术苦甘温，除胃中之热，利腰脐间血。胃中清气在下，必加升麻、柴胡以升之，引参、芪、甘草甘温之气味上升，以补胃气之散而实其表，又缓带脉之缩急。气乱于中，清浊相干，用去白陈皮以理之，又助阳气上升以散滞气。脾胃气虚，为阴火伤其生发之气，营血大亏，血减则心无所养，致令心满而烦，病名曰"悗"，故加甘辛微温之剂生阳气。仲景之法，血虚以人参补之，阳旺则能生阴血。更以当归和之，少加黄柏以救肾水、泻阴中伏火。如烦犹不止，少加生黄柏补肾水，水旺则心火自降。李士材曰：虚人感冒，不任发散者，此方可以代之。东垣曰：肌热者，表热也，服此汤一二服，得微汗则已，非正发汗，乃阴阳气和，自然汗出也。《准绳》曰：凡四时伤寒，通宜补散，故丹溪治伤寒，多用补中益气汤。气虚者，四君子加发散药。血虚者，四物汤加发散药。东垣治风湿，用补中益气加羌活、防风、升麻、藁本、苍术。海藏治风湿，无汗者用神术汤，有汗者用白术汤。治刚痉，神术汤加羌活、麻黄。治柔痉，白术汤加芪、术、桂心。治中暍，脉弦、细、芤、迟者，用黄芪汤。此皆仲景所谓辛苦之人触冒之病，伤寒是也。《明医杂著》云：发热有数种，治各不同。仲景论伤寒、伤风，此外感也，故宜发表以解散之，此麻黄、桂枝之义也。感于寒冷之月，即时发病，故用辛热以胜寒。如春温之月，则当变以辛凉之药。夏暑之月，则当变以甘苦寒之剂。又有冬温，此天时不正，阳气反泄，用药不可温热。又有寒疫，却在温热之时，此阴气反逆，用药不可寒凉。又有瘟疫，沿门阖境相似者，此天时不正，阳气反泄，用药不可温热。又有寒疫，却在温热之时，此阴气反逆，用药不可寒凉。又有瘟疫，沿门阖境相似者，此天地之厉气，当随时令参气运而治，宜辛凉甘苦寒之药以清热解毒。若夫饮食劳倦，为内伤元气，则真阳下陷，内生虚热，故东垣发补中益气之论，用甘温之药，大补其气而提其下陷，此用气药以补气之不足也。又有劳心好色，内伤真阴，阴血既伤，则阳气偏胜而变为火，是谓阴虚火旺劳瘵之证，故丹溪发"阳有余、阴不足"之论，用四物加黄柏、知母，补其阴而火自降，此用血药以补血之不足者也。又有夏月伤暑之病，虽属外感，却类内伤，东垣所谓"清暑益气"是也。又有因暑热而过食冷物以伤其内，或过取风凉以伤其外，此则非暑伤人，乃因暑而致之病，治宜辛热解表、辛温理中之药，却与伤寒治法相类者也。外感之与内伤，寒病之与热病，气虚之与血虚，如冰炭相反，治之若差，则轻病必重，重病必死矣。《医贯》曰：读伤寒书而不读东垣书，则内伤不明，而杀人多矣。读东垣书而不读丹溪书，则阴虚不明，而杀人多矣。东垣《脾胃论》，深明饥饱、劳役、发热等证，俱是内伤，悉类伤寒，切戒汗、下。以为内伤多而外感少，只须温补，不必发散。如外感多内伤少，温补中少加发散，以补中益气为主。如内伤兼寒者加麻黄，兼风者加桂枝，兼暑者加黄连，兼湿者加羌活。实万世无疆之利，此东垣特发阳虚发热之一门也。然阴虚发热者，十之六七亦类伤寒，今人一见发热，则曰伤寒，须用发散。发散而毙，则曰伤寒之法已穷。余尝于阴虚发热者，见其大热面赤，口渴烦躁，与六味地黄丸，一大剂即愈。如下部恶寒足冷，上部渴甚躁极，或饮而反吐，即加肉桂、五味，甚则加附子冷饮，以此活人多矣。此丹溪发明阴虚发热之外，尚遗未尽之旨也。

　　本方除当归、白术，加木香、苍术，名"调中益气汤"，<small>东垣</small>。治脾胃不调，胸满肢倦，食少短气，口不知味，<small>心和则舌知味</small>。及食入反出。本方加白芍、五味子，亦名"调中益气汤"，<small>东垣</small>。治气虚多汗，余治同前。补中汤纯用甘温，所谓"劳者温之"，"损者温之"。此加白芍、五味之酸，以收耗散之气，有发有收。此东垣别开一路，以广补中之妙者乎？**本方加苍术倍分，半夏、黄芩、益智各三分，名"参术益胃汤"**，东垣。**治内伤劳倦，燥热短气，口渴无味，大便溏黄。本方去白术，加草蔻、神曲、半夏、黄柏，名"升阳顺气汤"**，东垣。**治饮食劳倦所伤，满闷短气，不思食，不知味，时恶寒。**吴鹤皋曰：升、柴辛甘升其清，清升则阳气顺矣。柏辛苦寒降其浊，浊降则阴气顺矣。参、芪、甘草、当归补其虚，虚补则正气顺矣。半夏、陈皮利其膈，膈利则痰气顺矣。豆蔻、神曲消其食，食消则谷气顺矣。东垣曰：升麻、柴胡，味薄性阳，引脾胃清气行于阳道，以滋春气之和；又引参、芪、甘草上行，充实腠理，使卫外为固。凡补脾胃之药，多以"升阳""补气"名之者，此也。又曰：但言补之以辛甘温热之剂，及味之薄者，诸风药是也。此助春夏之升浮者也，此便是泻秋收冬藏之药也，在人之身乃肝心也。但言泻之以酸苦寒凉之剂，并淡味渗泄之药，此助秋冬之沉降者也，在人之身是肺肾也。**本方加炒芩、神曲，名"益胃升阳汤"**，东垣。**治妇人经水不调，或脱血后食少水泻。**东垣曰：脱血益气，古圣之法也。故先补胃气，以助生发之气。**本方如黄柏、生地，名"补中益气加黄柏生地汤"，治阴火乘阳，发热昼甚，自汗短气，口渴无味。本方加白芍、细辛、川芎、蔓荆，名"顺气和中汤"**，《宝鉴》。**治清阳不升，头痛恶风，脉弦微细。本方加羌活、防风、细辛、川芎，名"调荣养卫汤"**，节庵。**治劳力伤寒，头痛，身热，恶寒，微渴，汗出，身痛，脉浮无力。**

乌药顺气散 顺气祛风。严用和。

治中风遍身顽麻，骨节疼痛，步履艰难，语言謇涩，口眼㖞邪，喉中气急有痰。风胜则气壅，壅于皮肤则顽麻，壅于骨节则烦痛，壅于经络则语涩行难，壅于口面则㖞邪，壅于胸喉则痰喘。

乌药　橘红二钱　麻黄去节　川芎　白芷　桔梗　枳壳炒，一钱　僵蚕去丝嘴，炒　炮姜　甘草炙，五分　加姜、葱煎。虚汗者，去麻黄，加黄芪。手足不能举动，加防风、续断、威灵仙。拘挛加木瓜。脚气加牛膝、五加皮、独活。

此手太阴、足厥阴药也。风盛则火炽，故有痰火冲逆而上，此里气逆也。然中风必由外感风寒而发，内虚而外邪乘之，此表气逆也。麻黄、桔梗肺家之药，发汗而祛寒。川芎、白芷头面之药，散风而活血。血活则风散。枳、橘利气行痰，顺气正以行痰，橘红兼能发表。**僵蚕清化散**

结，蚕病风则僵，得清化之气，故因以治风，能散相火逆结之痰。黑姜温经通阳，甘草和中泻火，乌药能通行邪滞诸气。此乃先解表气而兼顺里气者，气顺则风散。风邪卒中，当先治标，若气虚病久者，非所宜也。厥逆痰壅，口噤，脉伏，身温为中风，身冷为中气。中风多痰涎，中气无痰涎，以此为辨。中气因怒而得者尤多，《局方》用此治之。许学士云：暴怒伤阴，暴喜伤阳，忧愁不已，气多厥逆，往往得"中气"之证，不可作"中风"治。喻嘉言曰：中风证多挟中气。严用和曰：人之元气强壮，外邪焉能为害？必真气先虚，荣卫空疏，邪乃乘虚而入。若内因七情得者，法当调气，不当治风。外因六淫得者，亦先当治气，后依所感六气治之。此良法也，宜八味顺气散。方用人参、白术、伏苓、甘草、陈皮、青皮、白芷、乌药，并不用前方枳、梗、麻黄、僵蚕风药，正"先治气，后治风"之妙旨。后人或谓不当杂入白芷，不知白芷香而不燥，正和荣卫之善药也。《局方》合两方，用人参、白术、陈皮、甘草、干姜、川芎、厚朴、桔梗、麻黄、白芷，更加葛根治感风头痛、鼻塞声重，尚为合宜。《玉机微义》曰：严氏此论，回出前人，其用药则未也，何也？四君子补脾胃药，更加白芷去手阳明经风，乌药通肾胃间气，陈皮理肺气，青皮泄肝气，若风果在于手阳明，肺、肝、胃、肾而气实者可用，但经有十二，五脏之气互有胜负，此方安能尽其变乎？况真气先虚之人亦难用也。

苏子降气汤 降气。《局方》。

治虚阳上攻，气不升降，上盛下虚，痰涎壅盛，喘嗽呕血，或大便不利。肺为气主，肺虚火盛，故气高痰涌，或喘或嗽，甚则呕血也。火炎津枯，有升无降，故大便不利。又有气痛便秘，用通剂而愈，不通或暂通复秘，因而下血者，亦当顺气，气顺则自通，当求温暖之剂。

苏子　半夏　前胡　厚朴姜炒　橘红　当归—钱　甘草炙　肉桂五分
加姜煎。一方无桂，有沉香。沉香能升降诸气，温而不燥。

此手太阴药也。苏子、前胡、厚朴、橘红、半夏皆能降逆上之气，兼能除痰，气行则痰行也。数药亦能发表，既以疏内壅，兼以散外寒也。风痰壅盛，多挟外感。当归润以和血，甘草甘以缓中。下虚上盛，故又用官桂引火归元也。《玉机微义》曰：此散郁和中之剂。《准绳》曰：口鼻出血，皆由上盛下虚，有升无降，血随气升。法当先顺其气，气降则血归经矣，宜苏子降气汤加人参、阿胶各一钱，下养正丹。昂按：方内多破气发表之药，又有半夏、肉桂，血证亦当审用。养正丹，金石烹炼而成，尤觉非宜。

木香顺气汤 调中顺气。东垣。

治阴阳壅滞，气不宣通，胸膈痞闷，腹胁胀满，大便不利。胸膈痞闷者，脾胃受伤，中气不运，不能升降，浊气在上，则生腹胀也。腹胁胀满者，肝火盛也。

大便秘者，清阳不升，故浊阴不降也。

木香　草蔻仁炒　益智　苍术三分　厚朴四分　青皮　陈皮　半夏　吴茱萸汤泡　干姜　茯苓　泽泻二分　升麻　柴胡一分　当归五分

此足太阴、阳明药也。木香、厚朴、青皮、陈皮辛能行气，兼能平肝。草蔻、益智香能舒脾，苍术、半夏燥能胜湿，干姜、吴茱温能散寒。升、柴之轻以升其阳，苓、泻之淡以泄其阴。盖脾为中枢，使中枢运转，则清升浊降，上下宣通，而阴阳得位矣。然皆气药，恐其过燥，故重用当归以濡其血，共成益脾消胀之功也。

四磨汤 七情气逆。严氏。

治七情气逆，上气喘急，妨闷不食。怒则气上，思则气结，忧愁不已，气多厥逆，重则眩仆，轻则上气喘急，满闷妨食。

槟榔　沉香　乌药　人参等分，浓磨，煎三四沸，温服。一方人参易枳壳。一方去人参，加枳实、木香、白酒磨服，名"五磨饮子"，治暴怒卒死，名曰"气厥"。

此手太阴药也。气上宜降之，故用槟榔、沉香。槟榔性如铁石，沉香入水独沉，故皆能下气。气逆宜顺之，故用乌药。加人参者，降中有升，泻中带补，恐伤其气也。大实者仍宜枳壳。

越鞠丸 丹溪。

统治六郁，胸膈痞闷，吞酸呕吐，饮食不消。六郁，气郁、血郁、痰郁、火郁、湿郁、食郁也。六者之中，以气为主，气行则散矣。吞酸呕吐，由于痰火。饮食不消，由气不运行。丹溪曰：气升则食自降。六郁不言风寒，风寒郁则为热也。滑伯仁曰：郁者，结聚而不得发越，当升者不得升，当降者不得降，当变化者不得变化，所以传化失常而病见矣。气郁者，胸膈痛。湿郁者，周身痛，或关节痛，遇阴寒即发。痰郁者，动则气喘，寸口沉滑。热郁者，昏瞀便赤，脉沉数。血郁者，四肢无力，能食。食郁者，嗳酸腹饱，不能食，寸口紧盛。《经》曰：木郁达之，火郁发之，土郁夺之，金郁泄之，水郁折之。

香附醋炒　苍术泔浸，炒　抚芎　神曲炒　栀子炒黑，等分　曲糊为丸。如湿郁，加茯苓、白芷；火郁，加青黛；痰郁，加南星、半夏、栝蒌、海石；血郁，加桃仁、红花；气郁，加木香、槟榔；食郁，加麦芽、山楂、砂仁。挟寒加吴茱萸。又或春加防风，夏加苦参，冬加吴茱萸，《经》所谓"升降浮沉则顺之，寒热温凉则逆之"也。

此手足太阴、手少阳药也。吴鹤皋曰：越鞠者，发越鞠郁之谓也。

香附开气郁，苍术燥湿郁，抚芎调血郁，栀子解火郁，神曲消食郁。陈来章曰：皆理气也，气畅而郁舒矣。朱丹溪曰：郁为燥湿，燥乃阳明秋金之位，肺属金，主气，主分布阴阳，伤则失职，不能升降。故《经》曰：诸气膹郁，皆属于肺。又郁病多在中焦。中焦，脾胃也，水谷之海，五脏六腑之主，四脏一有不平，则中气不得其和而先郁矣。此方药兼升降者，将欲升之，必先降之；将欲降之，必先升之。苍术辛烈雄壮，固胃强脾，能径入诸经，疏泄阳明之湿，通行敛涩。香附阴中快气之药，下气最速，一升一降，故郁散而平。抚芎足厥阴药，直达三焦，上行头目，下行血海，为通阴阳血气之使，不但开中焦而已。胃主行气于三阳，脾主行气于三阴，脾胃既布，水谷之气得行，则阴阳脏腑不受燥金之郁，皆由胃气而得通利矣。或问丹溪曰：《脉诀》云"热则生风，冷则生气"，吾子引仲景之言而斥其非，然则诸气、诸饮、呕吐、吞酸、反胃诸病，将无寒证耶？曰：五脏各有火，五志激之，其火随起。若诸寒为病，必须身犯寒气，口食寒物，非若诸火，病自内作，所以气病寒者，十无一二。

七气汤 行气消痰。《三因方》。亦名四七汤。

治七情气郁，痰涎结聚，咯不出，咽不下，胸满喘急，或咳或呕，或攻冲作痛。七气者，寒、热、喜、怒、忧、愁、恶也。七情之病，令人气结痰聚，阴阳不得升降，故有痞满、喘咳、冲痛等证。

半夏姜汁炒，五钱　厚朴姜汁炒，三钱　茯苓四钱　紫苏二钱　加姜、枣煎。

此手足太阴药也。气郁则痰聚，故散郁必以行气化痰为先。半夏辛温，除痰开郁。厚朴苦温，降气散满。紫苏辛温，宽中畅肺，定喘消痰。茯苓甘淡，渗湿益脾，通心交肾。痰去气行，则结散郁解，而诸证平矣。

本方加白芍、陈皮、人参、桂心，亦名"七气汤"，《三因》。治七情郁结，阴阳反戾，吐利交作，寒热眩晕，痞满噎塞。

四七汤 温中解郁。《局方》。亦名七气汤。

治七情气郁，痰涎结聚，虚冷上气，或心腹绞痛，或膨胀喘急。《针经》云：胃络不和，喘出于阳明之上逆。真元耗散，喘出于肾气之上奔。

人参　官桂　半夏—钱　甘草五分　加姜煎。心腹痛，加延胡索。能行血中气滞、气中血滞。

此手太阴药也。李士材曰：夫七情过极皆伤其气，丹溪以越鞠丸主之，而此独异者，盖郁久则浊气闭塞，而清气日薄矣。故虽痛虽膨，而不用木香、枳壳，用人参以壮主气之脏，_肺。官桂以制谋虑之郁。_肝_{者，将军之官，谋虑出焉。郁久肝火必盛，桂能平肝。}郁久生痰，半夏为之驱逐。郁故不和，国老为之调停。_{甘草}。况桂性辛温，疏气甚捷，郁结者还为和畅矣。汤名"四七"者，以四味治七情也。_{《玉机微义》曰：《经》云"寒}_{则气收"，宜辛散之，甘缓之。此治气虚寒郁药也。}

代赭旋覆汤 _{痞硬。仲景。}

治伤寒发汗，若吐、若下，解后心下痞硬，噫气不除。_{汗、吐、下后，}_{大邪虽解，胃气弱而不和，虚气上逆，故痞硬。噫气，即俗所谓嗳气也。}

旋覆花_{即金沸草，三两}　代赭石_{一两}　人参_{二两}　甘草_{三两}　半夏_{半升}
生姜_{五两}　大枣_{十二枚}

此足阳明药也。成氏曰：硬则气坚，旋覆之咸以软痞硬。怯则气浮，代赭之重以镇虚逆。_{代赭色赤体重，又能养阴血，止反胃。}辛者散也，生姜之辛以散虚痞。甘者缓也，人参、甘草、大枣之甘以补胃弱。_{《纲目》}_{云：病解后痞硬、噫气，不下利者，用此汤。下利者，生姜泻心汤。《活人》云：有旋覆代}_{赭证，或咳逆气虚者，先服四逆汤。胃寒者，先服理中汤，后服此汤为良。周扬俊曰：予每}_{借之以治反胃噎食气逆不降者，神效。}

丁香柿蒂汤 _{呃逆。严氏。}

治久病呃逆，因于寒者。_{按：方书无"呃"字，或作"咳逆"，或作"哕气"，}_{仲景书中亦作"哕"。《说文》曰：哕，气牾也。海藏、东垣皆以哕为干呕，人多非之。今从}_{俗作呃逆。此病有因痰阻气滞者，有因血瘀者，有因火郁者，有因胃热而下者，此皆属实。}_{有因中气大虚者，有因大下胃虚、阴火上冲者，此皆属虚。寒热虚实，治法不一，古方以此}_{汤治寒呃，虽病本于寒，然亦有火也。呃在中焦，谷气不运，其声短小，得食即发。呃在下}_{焦，真气不足，其声长大，不食亦然。}

丁香　柿蒂_{二钱}　人参_{一钱}　生姜_{五片}　一方加陈皮、半夏、茯苓、
甘草、良姜。

此足阳明、少阴药也。丁香泄肺温胃而暖肾，生姜去痰开郁而散寒，柿蒂苦涩而降气，人参所以辅真气使得展布也。火呃亦可用者，盖从治之法也。_{以热攻热，名曰从治。朱丹溪曰：人之阴气，因胃为养，土伤则木挟相}_{火，直冲清道而上作呃逆。古人以为胃寒，用丁香、柿蒂，不能清痰利气，唯助火而已。李}_{时珍曰：朱氏但执以寒治热，矫枉之过矣。按古人治阴呃，每用桂、附、干姜、吴茱、丁香、}_{茴香诸辛热药，多有取效者。治阳呃用橘红竹茹汤。《玉机微义》曰：呃逆本由阴气已虚，}

阴火暴甚，直冲而上，出于胃、入于肺而作声，东垣用凉药者，所以泻热降火也。若阴证呃逆，以阴气先消，阳火亦竭，浮于胸中，亦欲散也。故不用寒药，而反以温药养胃，留其阳火，胃气一和，阳生则阴长之说也。或问：治呃逆者，何以不用知、柏？吴鹤皋曰：此少阳虚邪，非实邪也，故用柿蒂、竹茹之味薄者主之。若知、柏味厚，则益戕其中气，否塞不益盛乎？古人盖深权之矣。

本方除人参、生姜，亦名"丁香柿蒂汤"，严氏。治同。本方除人参、生姜，加竹茹、橘红，名"丁香柿蒂竹茹汤"，又名"橘红竹茹汤"。《宝鉴》去人参，加青皮、陈皮；《三因》去人参，加良姜、甘草，名"丁香散"，治同。

橘皮竹茹汤 呕逆呃逆。

治久病虚羸，呕逆不已，胃寒则呕，胃热亦呕。有停痰，有积饮，皆作呕。此为久病虚火上逆而干呕者。亦治吐利后胃虚呃逆。

橘皮　竹茹　人参　甘草　半夏　麦冬　赤茯苓　枇杷叶　加姜、枣煎。胃寒者，去竹茹、麦冬，加丁香。实火，去人参。

此足阳明药也。胃火上冲，肝胆之火助之，肺金之气不得下降，故呕。竹茹、枇杷叶、麦门冬皆能清肺而和胃，肺金清则肝气亦平矣。肝木挟相火而上冲，故作呃。金能平木。二陈所以散逆气，陈皮、半夏。赤茯苓所以降心火，生姜呕家之圣药。久病虚羸，故以人参、甘草、大枣扶其胃气也。

《金匮》橘皮竹茹汤　橘皮二升　竹茹二升　人参一两　甘草五两　生姜半斤　大枣三十枚　治哕逆。即呃逆。吐利后胃虚膈热所致。按：前方即此方而加半夏、麦冬、赤茯苓、枇杷叶。

定喘汤 哮喘。

治肺虚感寒，气逆膈热而作哮喘。膈有胶固之痰，外有非时之感，则令人哮喘。由寒束于表，阳气并于膈中不得泄越，故膈热气逆。声粗为哮，外感之有余也。气促为喘，肺虚而不足也。

白果三十一枚，炒黄　麻黄　半夏姜制　款冬花三钱　桑白皮蜜炙　苏子二钱　杏仁去皮、尖　黄芩钱半　甘草一钱　加姜煎。

此手太阴药也。表寒宜散，麻黄、杏仁、桑皮、甘草辛甘发散，泻肺而解表。里虚宜敛，款冬温润，白果收涩，定喘而清金。苏子降肺气，黄芩清肺热，半夏燥湿痰，相加为理，以成散寒疏壅之功。

理血之剂

人身之中，气为卫，血为营。《经》曰：营者，水谷之精也，调和五脏，洒陈于六腑，乃能入于脉也。生化于脾，总统于心，藏受于肝，宣布于肺，施泄于肾，溉灌一身。目得之而能视，耳得之而能听，手得之而能摄，掌得之而能握，足得之而能步，脏得之而能液，腑得之而能气，出入升降，濡润宣通，靡不由此也。饮食日滋，故能阳生阴长，取汁变化而赤为血也。注之于脉，充则实，少则涩，生旺则诸经恃此长养，衰竭则百脉由此空虚。血盛则形盛，血弱则形衰。血者难成而易亏，可不谨养乎？阴气一伤，诸变立至。妄行于上则吐衄，妄行于下则肠风，衰涸于内则虚劳，枯槁于外则消瘦，移热膀胱则溺血，阴虚阳搏则崩中，湿蒸热瘀则血痢，火极似水则色黑。热胜于阴发为疮疡，湿滞于血则为瘾疹，凝涩于皮肤则为冷痹，蓄血在上则善忘，蓄血在下则如狂，跌仆损伤则瘀恶内聚，此皆失于摄养变为诸病也。

四物汤 养血。

治一切血虚，及妇人经病。月经先期为热，后期为寒、为虚、为郁、为痰。朱丹溪曰：经水者，阴血也。阴必从阳，故其色红。上应于月，其行有常，故名"月经"。为气之配，因气而行。成块者气之凝，将行而痛者气之滞，行后作痛者气血俱虚也，色淡亦虚也，错经妄行者气之乱，紫者气之热，黑则热之甚也。今人见紫黑作痛成块，率指为风冷乘之，而用温热之剂，祸不旋踵矣。《经》曰：亢则害，承乃制。热甚则兼水化，所以热则紫，甚则黑也。若曰风冷，必须外得，设或有之，十不一二也。《玉机微义》曰：寒则凝而不行，既行而紫黑，故知非寒也。

当归酒洗　生地黄三钱　芍药二钱　川芎钱半　凡血证通宜四物汤。如凉血，心加黄连，肝条芩，肺枯芩，大肠实芩，胆黄连，肾、膀胱黄柏，脾生地，胃大黄，三焦地骨皮，心包络丹皮，小肠山栀、木通。如清气，心与包络加麦冬，肺枳壳，肝柴胡、青皮，脾白芍，胃干葛、石膏，大肠、三焦连翘，小肠赤茯苓，膀胱滑石、琥珀。血虚加龟版，血燥加人乳，瘀血加桃仁、红花、韭汁童便行之，暴血加薄荷、玄参散之，血不止加炒蒲黄、京墨，久不止加升麻引血归经。妇人经血紫黑，脉数为热，加芩、连；血淡脉迟为寒，加桂、附。人肥有痰，加半夏、南星、橘红；人瘦有火，加黑栀、知母、黄柏。郁者，加木香、砂仁、苍术、神曲；瘀滞，加桃仁、红花、延胡、肉桂。气虚加参、芪，气实加枳、朴。

此手少阴、足太阴、厥阴药也。心生血，脾统血，肝藏血。当归辛苦甘温，入心、脾生血为君；生地甘寒，入心、肾滋血为臣；芍药酸寒，入肝、脾敛阴为佐。川芎辛温，通上下而行血中之气为使也。川芎入厥阴心包、肝经，上行头目，下行血海。血海，冲任也。《玉机微义》曰：川芎，血中之气药也，通肝经，性味辛散，能行血滞于气也。地黄，血中血药也，通肾经，性味甘寒，能生真阴之虚也。当归，血中主药也，通肝经，性味辛温，分三治，全用活血，各归其经也。芍药，阴分药也，通脾经，性味酸寒，能和血，治血虚腹痛也。此特血病而求血药之属者也。若气虚血弱，又当从长沙“血虚以人参补之”，阳旺即能生阴血也。辅佐之属，若桃仁、红花、苏木、丹皮、血竭者，血滞所宜；蒲黄、阿胶、地榆、百草霜、棕榈灰者，血崩所宜；苁蓉、锁阳、牛膝、枸杞、龟版、夏枯草、益母草者，血虚所宜；乳香、没药、五灵脂、凌霄花者，血痛所宜；乳酪，血液之物，血燥所宜；姜、桂，血寒所宜；苦参、生地汁，血热所宜。苟能触类而长，可应无穷之变矣。丹溪治阴虚发热，于血药四物汤亦分阴阳，血之动者为阳，芎、归主之；血之静者为阴，地、芍主之，血之阴不足，虽芎、归辛温亦不用；血之阳不足，虽姜、桂辛热亦用之。与泻火之法正治、从治相同。吴鹤皋曰：天地之道，阳常有余，阴常不足。人身亦然，故血者难成而易亏。夫草木无情，安能生血？以地、芍能养五脏之阴，芎、归能调营中之气，阴阳调和而血自生耳。若夫失血太多，气息几微之际，慎勿与之。盖四物阴类，非所以生物者也，当重用参、芪，以固欲绝之气。故曰：脱血者先益其气，否则川芎香窜，反能耗气，气血双亡而死矣。故凡血损胃虚气弱之人，皆不宜多服。或问：四物汤是女门专药，于内亦有补脾胃药乎？一阳子曰：四物汤隐潜脾胃治法，人昧久矣。脾经少血多气，当归、地黄生血灌溉脾经；土畏贼邪，木来克土，芍药能泻木补脾；肝欲散，用川芎之辛以散之。非制木补脾胃之药乎！或曰：产后禁用芍药否？曰：新产血气未平，恐芍药酸收作痛耳。芍药专治血气痛，新产正血气痛之时，醇酒微炒，用之何害？又血块凝滞作祸，不可泥于产后大补气血，放胆下之，用玉烛散无妨，推陈致新，亦是补法。只因“产后大补气血”一语，致积血而殒者多矣。附：子和玉烛散：归尾、生地、川芎、赤芍、大黄、芒硝、甘草。治经闭腹痛，体瘦善饥。取《尔雅》“四气和谓之玉烛”之义也。

本方加黄柏、知母，名“知柏四物汤”，再加玄参，名“滋阴降火汤”，治阴虚有火。知柏四物蜜丸，名“坎离丸”，治阴虚嗽血。丹溪论劳瘵，主乎阴虚。盖自子至巳属阳，自午至亥属阴，阴虚则热在午后子前。瘵属阳，痎属阴，阴虚则盗汗从痎时出。升属阳，降属阴，阴虚则气不降，痰涎上逆，吐出不绝。脉浮属阳，沉属阴，阴虚则浮之洪大，沉之空虚。宜用四物竹沥加炒柏、龟版补阴降火之剂，又须远嗜欲，薄滋味，静心调养以助之。《准绳》云：丹溪论劳瘵，主乎阴虚，用四物加知、柏主之。世医遵用，百无一效，何哉？盖阴虚火必上炎，芎、归辛温，非滋虚降火之药；川芎上窜，非虚炎短乏者所宜；地黄泥膈，非胃弱痰多食少者所宜。知、柏辛苦大寒，虽曰滋阴，其实燥血；虽曰降火，久而增气，反能助火；至其败胃，所不待言。不若用苡仁、百合、天冬、麦冬、桑皮、地骨、丹皮、酸枣、五味子、枇杷叶之类，佐以生地汁、藕汁、人乳、童便等。如咳嗽则多用桑皮、枇杷叶，有痰增贝母，有血增苡仁、百合、阿胶，热甚增地骨，食少增苡仁至七八钱。而麦冬当为之主，以保肺金而滋化源，无不辄效。又曰：虚劳之疾，百脉空虚，非黏滞之物填之不能实也；精血枯涸，非濡湿之物滋之不能润也。当用参、芪、地黄、二冬、枸杞、五味之属各煎膏，另用青蒿以童便熬膏，合前诸汁，并鹿角胶、霞天膏化服。大抵苡仁、百合之属治肺虚，参、芪、地黄膏之属治肾虚。盖心肝属阳，肺肾属阴，故补肺肾即是补阴，非知柏四物之类也。**本方加黄连、胡黄连，名"二连四物汤"。《元戎》。治虚劳血虚，五心烦热，热入血室，夜分发热。**血室，冲脉也，冲为血海。昼静夜热，阳陷阴中，名"热入血海"。**本方加黄柏、黄芩、甘草，名"三黄四物汤"，治阴虚潮热。本方用生熟二地，加黄芪、丹皮、升麻、柴胡，名"三黄补血汤"，治亡血血虚，六脉俱大，按之空虚。**二地补血，丹皮凉血，黄芪补气，升、柴升阳，气旺则能生血，阳生则阴自长矣。**本方加桃仁、红花，名"元戎四物汤"，治脏结便秘，扑损瘀血。本方加羌活、防风，**一用秦艽。**名"治风六合汤"，治风虚眩晕，风秘便难，蜜丸，名"补肝丸"。**肝以散为补也。**本方加木香、槟榔，名"治气六合汤"，治血虚气滞，或血气上冲。本方加羌活、天麻，蜜丸，名"神应养真丹"，治足厥阴经受风寒暑湿，瘫痪不遂，语言謇涩，及血虚脚气。本方加桃仁、红花、竹沥、姜汁，治半身不遂，在左者属瘀血。**瘀血不去，则新血不生，故用桃仁、红花活血去瘀。加竹沥、姜汁者，以痰无分左右也。**本方去白芍，加防风，名"防风当归散"，治发汗过多而成痉证，宜去风养血。本方去地黄，加干姜，名"四神汤"，治妇人血虚，心腹㽲痛。**㽲，急痛也。本方加阿胶、艾叶、甘草，名"胶艾汤"，治冲任虚损，经水淋沥，及血虚下痢。**别见《经产门》。**本方加艾叶、四制香附，**童便、盐水、酒、醋各浸三日。**醋丸，名"艾附暖宫丸"，治子宫虚冷。再加阿胶，名"妇宝丹"，治虚寒月水不调。本方加丹皮、地骨，治妇人骨蒸。本方除芍药、地黄，名"芎归汤"。为末，名"佛手散"，又名"一奇散"，又名"君臣散"，治产后血虚头痛，胎动下血，服此自安；子死腹中，服此即下；催生神效。本方合四君子，名"八珍汤"，治心肺虚损，气血两虚。**四君补气，四物补血。**再加黄芪、肉桂，名"十全大补汤"，兼助阳固卫。王海藏曰：桂、芍、甘草，小建中也。加黄芪，即黄芪建中也。参、术、苓、草，四君也。芎、归、芍、地，四物也。以气血俱衰，阴阳并弱，法天地之成数，故曰十全散。十全汤去白芍，加山茱、五味、防风、苁蓉，入姜枣煎，名"大补黄芪汤"，《宝鉴》。治气血两虚，自汗不止，黄芪畏防风，合用最能止汗。及阳虚发厥。四物、四君合小柴胡，名"三合散"，河间。治产后日久虚劳。本方四物各七钱，加防风一两，栀子、黄芩、黄连各三钱，每服五钱，如脉实加大黄，名"生地黄连汤"。海藏。治妇人血风证，去血过多，因而燥涸，循衣摸床，撮空闭目，扬手掷足，错语失神，脉弦浮而虚。

男子去血过多，亦有此证。节庵曰：大承气汤，气药也，自外而之内者用之。生地黄连汤，血药也，自内而之外者用之。气血合病，循衣摸床，证同。自气之血、血而复之气者，大承气汤下之；自血之气，气而复之血者，生地黄连汤主之。二者俱不大便。此是承气汤对之，又与三黄石膏汤相表里，是皆三焦、包络虚火之病也。病既危急，只得以此降血中之伏火耳。《纲目》曰：四物与桂枝、麻黄、白虎、柴胡、理中、四逆、茱萸、承气、凉膈等，皆可作各半汤，此易老制药大略也。

当归补血汤 补血。东垣。

治伤于劳役，肌热面赤，烦渴引饮，脉大而虚。血实则身凉，血虚则身热。此以饥饱、劳役伤其阴血，虚阳独胜，故肌热烦渴，与阳明白虎证无异。但白虎证得之外感，实热内盛，故脉大而长，按之有力。此证得之内伤，血虚发热，脉洪大而无力，《内经》所谓"脉虚血虚"是也，误服白虎汤必毙。

黄芪炙，一两　当归酒洗，二钱　空心服。

此足太阴、厥阴药也。当归气味俱厚，为阴中之阴，故能滋阴养血。黄芪乃补气之药，何以五倍于当归，而又云"补血汤"乎？盖有形之血，生于无形之气，又有当归为引，则从之而生血矣。《经》曰：阳生则阴长。此其义耳。切庵曰：病本于劳役，不独伤血，而亦伤气，故以二药兼补之也。

归脾汤 引血归脾。《济生》。

治思虑过度，劳伤心脾，怔忡健忘，惊悸盗汗，发热体倦，食少不眠，或脾虚不能摄血，致血妄行，及妇人经带。心藏神而生血，心伤则不能生血而血少，故怔忡健忘，惊悸盗汗。汗者，心之液也。脾主思而藏血，脾伤则血不归脾，故不眠。脾主肌肉，故肌热。脾主四肢，故体倦。脾不健运，故食少。脾不能统血则妄行，而有吐衄、肠风、崩漏等证。有触而心动曰惊，无惊而自动曰悸，即怔忡也。上气不足，下气有余，肠胃实而心气虚，故善忘。

人参　白术土炒　茯神　枣仁炒　龙眼肉二钱　黄芪炙，钱半　当归酒洗　远志一钱　木香　甘草炙，五分　姜枣煎。

此手少阴、足太阴药也。血不归脾则妄行，参、术、黄芪、甘草之甘温，所以补脾。茯神、远志、枣仁、龙眼之甘温酸苦，所以补心；远志苦泄心热，枣仁酸敛心气。心者脾之母也。当归滋阴而养血，木香行气而舒脾，既以行血中之滞，又以助参、芪而补气。汪机曰：木香与补药为佐则补，与泄药为君则泄。气壮则能摄血，血自归经，而诸证悉除矣。治实火之血，顺气为先，气行则血自归经。治虚火之血，养正为先，气壮则自能摄血。《医贯》曰：心生血，脾统血，肝藏血。凡治血证，须按三经用药。远志、枣仁，补肝以生心火；茯神补心以生脾土；参、芪、甘草，补脾以固肺气；木香香先入脾，总欲使血归脾耳。

本方去白术、木香、龙眼，加茯苓、陈皮，入莲肉、姜、枣煎，名"酸枣仁汤"，治虚烦不眠。《金匮》酸枣仁汤亦治不眠，与此不同。见"和解门"。

养心汤 补心血。

治心虚血少，神气不宁，怔忡惊悸。心主血而藏神。《经》曰：静则神藏，躁则消亡。心血虚则易动，故怔忡惊悸，不得安宁也。

黄芪蜜炙　茯苓　茯神　当归酒洗　川芎　半夏曲一两　甘草炙，一钱　柏子仁去油　酸枣仁炒　远志去心、炒　五味子　人参　肉桂二钱半　每服五钱。

此手少阴药也。人参、黄芪以补心气，川芎、当归以养心血，二茯、远志、柏仁、酸枣以泄心热而宁心神，五味收神气之散越，半夏去扰心之痰涎，甘草补土以培心子，赤桂引药以入心经。润以滋之，温以补之，酸以敛之，香以舒之，则心得其养矣。

人参养荣汤 养荣。

治脾肺气虚，荣血不足，惊悸健忘，寝汗发热，食少无味，身倦肌瘦，色枯气短，毛发脱落，小便赤涩。《经》曰：脾气散精，上输于肺。此地气上升也。肺主治节，通调水道，下输膀胱。此天气下降也。脾肺虚则上下不交而否，荣血无所借以生。肺虚故气短，脾虚故食少。心主脉，脉属荣，荣虚血少，则心失其养，故惊悸健忘，寝汗发热。肺主皮毛，脾主肌肉，血虚火盛，故肌瘦色枯，毛发脱落也。亦治发汗过多，身振脉摇，筋惕肉瞤。汗为心液，汗即血也。发汗过多，则血液枯涸，筋肉无以荣养，故有振摇、瞤惕之证。

人参　白术　黄芪蜜炙　甘草炙　陈皮　桂心　当归酒拌，一钱　熟地黄　五味子炒、杵　茯苓七分　远志五分　白芍钱半　加姜枣煎。

此手少阴、手足太阴气血药也。熟地、归、芍养血之品，参、芪、苓、术、甘草、陈皮补气之品。血不足而补其气，此阳生则阴长之义。且参、芪、五味，所以补肺，肺主气，气能生血。甘、陈、苓、术，所以健脾，脾统血。归、芍所以养肝，肝藏血。熟地所以滋肾，肾藏精，精血相生。远志能通肾气上达于心，桂心能导诸药入营生血。五脏交养互益，故能统治诸病，而其要则归于养荣也。薛立斋曰：气血两虚，而变现诸证，莫能名状。勿论其病，勿论其脉，但用此汤，诸证悉退。喻嘉言曰：方内皆心脾之药，而注"肺虚"，误也，养荣原不及肺。昂按：肺主气，凡补气药皆是补肺，气旺自能生血，即此便是养荣，便是补心补脾，理实一贯。古方补血汤，黄芪五倍于当归，而云"补血"，岂非明证乎！况五脏互相灌溉，传精布化，专赖传相之功，焉得谓养荣不及于肺哉！又按生脉散，保肺药也，而云"生脉"者，脉即血也。肺者，传相之官，治节出焉。

龙脑鸡苏丸 清热理血。《局方》。

治肺有郁热，咳嗽，吐血，衄血，下血，热淋，消渴，口臭，口苦。清心明目。肺有郁热，故咳嗽，甚则逼血上行，故吐衄。肺移热于大肠则下血。肺热则膀胱绝其化源，故淋闭。肺热则渴而多饮，为上消。脾胃有热则口臭，肝胆有热则口苦。

鸡苏叶一名龙脑薄荷，一两六钱　生地黄六钱　麦冬四钱　蒲黄炒　阿胶炒　木通　银柴胡二钱　甘草钱半　黄芪　人参一钱　先将木通、柴胡浸二日，熬汁，地黄浸汁，熬膏，再加蜜三两炼过，和丸梧子大。每服二十丸，细嚼，汤下。一方有黄连。

此手足太阴、少阳药也。肺本清肃，或受心之邪焰，或受肝之亢害，故见诸证。薄荷辛凉，轻扬升发，泻肺搜肝，散热理血，故以为君。生地黄凉血，炒蒲黄止血，以疗诸血。柴胡平肝解肝热，木通利水降心火，麦冬、阿胶润燥清肺，参、芪、甘草泻火和脾。此亦为热而涉虚者设，故少佐参、芪也。喻嘉言曰：此丸两解气分、血分之热，宜常服之。

咳血方 咳血。丹溪。

治咳嗽痰血。咳者，有声无物；嗽者，有物无声；咳嗽者，有声有物也。肺为华盖，至清之脏，有火则咳，有痰则嗽。肺主气，气逆为咳；肾主水，水泛为痰。肾脉上入肺，循喉咙，其支者从肺络心，属胸中，故病则俱病矣。涎唾中有少血散漫者，此肾从相火炎上之血也。若血如红缕，从痰中咳出者，此脉络受热伤之血也。若咳出白血浅红，色似肉似肺者，必死。凡唾中带血，咯出有血，或血丝，属肾经。鼻衄出血，咳嗽有血，属肺经。呕吐成盆成碗者，属胃经，阳明多血多气故也。自两胁逆上吐出者，属肝经。溺血，属小肠、膀胱经。下血，属大肠经。牙宣出血，属胃经虚火。舌血谓之舌衄，汗孔出血谓之肌衄，心与肝也。又惊而动血者属心，怒而动血者属肝，忧而动血者属肺，思而动血者属脾，劳而动血者属肾。

青黛水飞　栝蒌仁去油　海石去砂　山栀炒黑　诃子肉　等分为末，蜜丸，嚼化。嗽甚加杏仁。

此手太阴药也。肝者将军之官，肝火上逆，能烁心肺，故咳嗽痰血也。青黛泻肝而理血，散五脏郁火；栀子凉心而清肺，使邪热下行，二者所以治火。栝蒌润燥滑痰，为治嗽要药；能清上焦痰火，泻除郁热垢腻。海石软坚止嗽，清水之上源，能软坚痰，痰除则嗽止。肺为水之上源。二者降火而兼行痰。加诃子者，以能敛肺而定痰喘也。不用治血之药者，火退则血自止也。

独圣散 肺痿咯血。

治多年咳嗽肺痿，咯血红痰。

白及为末，每服二钱，临卧糯米汤下。

此手太阴药也。人之五脏，惟肺叶坏烂者，可以复生。白及苦辛收涩，得秋金之令，能补肺止血，故治肺损红痰。又能蚀败疽死肌，为去腐生新之圣药。台州狱吏，悯一重囚，囚感之云：吾七犯死罪，遭刑拷，肺皆伤损，得一方，用白及末，米饮日服，其效如神。后日凌迟，剖其胸，见肺间窍穴数十，皆白及填补，色犹不变也。

清咽太平丸 咯血。

治膈上有火，早间咯血，两颊常赤，咽喉不清。肺属金，肃清之脏也。木火焚灼，肺金受刑，故咯血。早间寅卯，木旺生火之时，两颊肺肝之部也。十二经脉，惟足太阳在表，不历膈咽，余皆上循喉咙，尽能作病，而君相二火为尤甚。诸火上逆，故咽喉不清。

薄荷一两　川芎　防风　犀角　柿霜　甘草二两　桔梗三两　蜜丸。

此手太阴药也。薄荷辛香升浮，消风散热；消风故疏肝，散热故清肺，是以能治血病。防风血药之使，泻肺搜肝；防风泻肺火，散肝火，为上部血药之使。

川芎血中气药，升清散瘀；清升则浊降，为通阴阳血气之使。柿霜生津润肺，犀角凉心清肝；甘草缓炎上之火势，桔梗载诸药而上浮；又甘、桔相合，为清咽利膈之上剂也。

还元水 火嗽失血。饮自己溺，名轮回酒。

治咳血吐血，及产后血晕，阴虚久嗽，火蒸如燎。血生于心，统于脾，藏于肝，宣布于肺，静则归经，热则妄行。火伤肺络，血随咳出，或带痰中为咳血，吐出多者为吐血。产后去血过多则发晕。肺主皮毛，故热如火燎。

童便 取十一二岁无病童子，不茹荤辛，清彻如水者，去头尾，热饮。冬则用汤温之。或加藕汁、阿胶和服。有痰加姜汁。

此手太阴、足少阴药也。童便咸寒，降火滋阴，润肺散瘀，故治血证、火嗽、血晕如神。北齐褚澄曰：喉不容物，毫发必咳。血既渗入，愈渗愈咳，愈咳愈渗。饮溲溺百不一死，服凉药百不一生。李时珍曰：小便性温不寒，饮之入胃，随脾之气上归于肺，下通水道而入膀胱，乃其旧路，故能治肺病引火下行。其味咸而走血，故治血病。当热饮，热则真气尚存，其行自速，冷则惟有咸寒之性而已。李士材曰：炼成秋石，真元之气渐失，不及童便远矣。

麻黄人参芍药汤 内虚外感吐血。东垣。

治吐血，外感寒邪，内虚蕴热。东垣尝治一贫士，病脾胃虚，与补药愈后，继居旷室，卧热炕，咳而吐血。东垣谓：此人虚弱，冬居旷室，衣服单薄，是重虚其阳，表有大寒，壅遏里热，火邪不得舒伸，故血出于口。当补表之阳，泻里之虚热。因思仲景治伤寒脉浮紧，当以麻黄汤发汗，而不与之，遂成衄血，却与麻黄汤立愈。与此甚同，因作此汤，一服而愈。

桂枝五分，补表虚 麻黄去外寒 黄芪实表益卫 甘草炙，补脾 白芍安太阴，各一钱 人参益元气而实表 麦冬保肺气，各三分 五味子五粒，安肺气 当归五分，和血养血 热服。

此足太阳、手足太阴药也。《纲目》曰：观此一方，足以为万世模范矣。盖取仲景麻黄汤与补剂各半服之，但凡虚人当服仲景方者，当以此为则也。

犀角地黄汤 凉血。《济生》。

治伤寒胃火热盛，吐血，衄血，嗽血，便血，蓄血如狂，漱水不欲咽，及阳毒发斑。发斑。口血曰吐，鼻血曰衄。吐行浊道，衄行清道。喉与咽二管不同也。经者循经之血，走而不守，随气而行，火气急迫，故随经直犯清道，上脑而出于鼻为衄。其从肺窍而出于咽者，则为咳血、咯血。其存胃中者，为守营之血，守而不走，胃虚不能摄血，或为火逼，故呕吐从喉而出也。吐血之热在腑，衄血之热在经。杂病衄血为里热，伤寒衄血为表热。在腑，胃也；在经，肺也。里热，脏腑也；表热，太阳也。《经》曰：心移热于肺，则咳嗽出血。便血有寒热二证，伤寒便血，为传经热邪，瘀血在上焦则善忘，在下焦则如狂。漱水不欲咽，热在经未入里也，蓄血发躁而内不渴，故虽漱水而不欲咽。海藏曰：大凡血证皆不饮水，惟气证则饮水。《经》曰：阳明病，口燥漱水不欲咽者，必衄。伤寒当发汗而不发汗，邪热入里，逼血妄行，故见诸证。斑疹者，热甚伤血，里实表虚，发于皮肤而为斑疹。伤寒下早，热毒乘虚入胃，则发斑；下迟，热留胃中，亦发斑；或多服热药，亦发斑。见红点者为疹，如锦纹者为斑，疹轻而斑重。色紫黑者，热极而胃烂也，多死。凡斑疹慎不可汗，汗之重令开泄，更增斑烂，亦不可遽下，恐斑毒内陷也。

生地黄两半　**白芍**一两　**丹皮**　**犀角**二钱半，角尖尤良鹿取茸，犀取尖，其精气尽在是也。作器物者，多被蒸煮，不堪入药。**每服五钱。热甚如狂者，加黄芩一两。因怒致血者，加栀子、柴胡。**黄芩泻上中二焦之火，栀子泻三焦之火，柴胡平少阳、厥阴之火。**节庵加当归、红花、桔梗、陈皮、甘草、藕汁，名"加味犀角地黄汤"，治同。**当归引血归经，藕汁凉血散瘀，桔梗以利上焦，陈皮以导中焦，红花以行下焦。

此足阳明、太阴药也。血属阴，本静，因诸经火逼，遂不安其位而妄行。犀角大寒，解胃热而清心火；芍药酸寒，和阴血而泻肝火；肝者心之母。**丹皮苦寒，泻血中之伏火；生地大寒，凉血而滋水。以共平诸经之僭逆也。**海藏曰：血分三部，药有重轻。犀角地黄汤治上血，如吐衄之类；桃仁承气汤治中血，如血蓄中焦，下痢脓血之类；抵当汤、丸治下血，如蓄血如狂之类。又曰：此证足太阴所主，脾不裹血，越而上行，实者犀角地黄汤，虚者黄芩芍药汤。凡病呕吐血者，咸用芍药主之，故知太阴药也。《医贯》曰：犀角地黄汤，乃衄血之正方。盖犀，水兽也，可以分水，可以通天。鼻衄之血，从任、督而至巅顶入鼻中，惟犀角能下入肾水，引地黄滋阴之品由肾脉而上，故为对证。若阴虚火动，吐血与咳咯者，可借用成功。若阳虚劳嗽及脾胃虚者，皆不宜。伤寒汗出不彻，能逼动经血；误发其汗，亦动经血，二者不同。陶尚文治一人，伤寒四五日，吐血不止，医以犀角地黄汤、茅花汤治之，反剧。陶切其脉，浮数而紧，遂用麻黄汤汗出而愈。此取脉不取证也，可谓得仲景心法矣。设脉不浮紧而数，其可用乎？《经》曰：伤寒脉浮紧，不发汗，因致衄者，麻黄汤主之。又曰：太阳病脉浮紧，发热，身无汗，自衄者，愈。风寒在经，郁而为热，不得汗解，衄则热随血散，俗名"红汗"，故愈。若全未发汗致衄者，仍须用麻黄发之。成无己曰：伤寒衄者，为邪气不得发散，壅盛于经，逼迫于血也。桂枝、麻黄汤治衄者，非治衄也，即是发散经中邪气耳。血郁于上而吐血者，谓之薄厥；留于下而瘀者，谓之蓄血。此由太阳随经瘀热在里，血为热所搏，结于下焦，少腹当硬，小便自利。太阳，膀胱腑也。朱肱《活人书》言：瘀血入里，吐衄血者，犀角地黄汤乃阳明圣药。如无犀角，代以升麻。二药性味相远，何以为代？盖以升麻能引诸药同入阳明也。朱二允曰：升麻性升，犀角性降。用犀角止血，乃借其下降之气，清心肝之火，使血下行归经耳。倘误用升麻，血随气升，不愈涌出不止乎？故古方亦未可尽泥也。犀能通血而又能下降蓄血。

桃仁承气汤 仲景。

治伤寒外证不解，热结膀胱，小腹胀满，大便黑，小便利，躁渴谵语，蓄血发热如狂，及血瘀胃痛、腹痛、胁痛，疟疾实热夜发，痢疾蓄血急痛。热邪自太阳不解，传入膀胱之经，与血相搏，若血自下，则热随血出而愈。不下者，血蓄下焦，故小腹急胀，皮见青紫筋。大便黑者，血瘀也。小便利者，血病而气不病也。小便利而小腹仍急，故知为蓄血。心主血，邪热上干，心君不宁，故躁烦、谵语而如狂。瘀血聚于阳明则胃痛，在太阴则腹痛，在厥阴则胁痛。疟夜发者，热入血分也。《活人》云：不当汗而汗之，亡其津液，阳扰之极则侵阴也，故瘀血蓄于胸中也。李梴曰：太阳证则如狂，阳明证则善忘，少阳证则寒热如疟。伤寒有用大承气不解，反便坚善食者，瘀血也。凡胸中满、心下满者，皆气也。腹中满者，或燥矢，或宿食。小腹满者，或溺或血停蓄而胀满也。清阳出上窍，故上满者为气而非物；浊阴出下窍，故下满者为物而非气，俱是热病。惟冷结膀胱小腹满一证为寒，有手足厥冷为可辨。昂按：痰满亦有在上焦者。

桃仁五十枚，去皮、尖，研　大黄四两　芒硝　甘草　桂枝二两

此足太阳药也。大黄、芒硝荡热去实，甘草和胃缓中，此调胃承气汤也。热甚搏血，血聚则肝燥，故加桃仁之苦甘，以润燥而缓肝；加桂枝之辛热，以调营而解外，直达瘀所而行之也。《准绳》曰：桂枝轻扬上行，此当是桂，非枝也。喻嘉言曰：用桃仁以达血所，加桂枝以解外邪，亦犹大柴胡汤用柴胡解外相似，益见太阳随经之邪非桂枝不解耳。昂按：伤寒与杂病不同，仲景之书专为伤寒而设，故当用枝。程郊倩曰：五苓散与桃仁承气，均为太阳犯腑之药，一利前而主气分，一利后而主血分，治各不同。撄宁生曰：血溢、血泄、诸蓄妄者，其始也，率以桃仁、大黄行血破瘀之剂折其锐气，然后区别治之。滑伯仁，号撄宁生。或问：失血复下，虚何以当？苏伊举曰：血既妄行，迷失故道，不去蓄利瘀，则以妄为常，何以御之？且去者自去，生者自生，何虚之有？

本方加青皮、枳实、当归、芍药、苏木汁、柴胡，名"桃仁承气饮子"。节庵。加青皮、枳实者，破血必行气也。加当归、芍药，去瘀而生新也。柴胡平肝升清而散表热，苏木助桃仁、桂心以逐瘀血。

抵当汤 血蓄下焦。仲景。

治太阳病六七日，表证仍在，脉微而沉，反不结胸，其人发狂者。

以热在下焦，少腹当硬满，小便自利者，必有蓄血，令人善忘。所以然者，以太阳随经瘀热在里故也。表证仍在，谓发热恶寒、头痛项强未罢也。太阳为经，膀胱为腑，此太阳热邪随经入腑，热与血搏，故为蓄血。脉沉，为在里。表证仍在，则邪气犹浅，不结于胸中，而发狂。《经》曰：热结膀胱，其人如狂。又曰：血并于下，乱而善忘。少腹硬满而小便不利者为溺涩，硬满而小便利者为蓄血。《准绳》曰：玩"仍在"二字，则邪气为不传里，非"犹浅"也。膀胱为太阳本经，曰"热结下焦"，曰"少腹硬满"，曰"小便自利"，皆膀胱之证，故总结曰"随经瘀热"也。"在里"二字，乃随经膀胱之里，非三阴之里也。按太阳为阳在表，即有沉紧、沉滑之脉，皆不得以"里阴"名之。

水蛭三十个，猪脂熬黑　虻虫三十个，去头、足、翅　桃仁三十枚，去皮、尖，研　大黄四两，酒浸

此足太阳药也。成氏曰：苦走血，咸渗血，虻虫、水蛭之苦咸以除蓄血。甘缓结，苦泄热，桃仁、大黄之甘苦以下结热。程郊倩曰：表证仍在，脉微而沉，是有表证而无表脉，热在下焦可知，非桂枝所能散，桃仁承气所能攻。缘热结膀胱与瘀热在里，邪有浅深，故桃仁承气与抵当汤攻有缓急。**本方减水蛭十个，虻虫、桃仁各减五个，分为四丸，每水煮一丸，名"抵当丸"，治本病无喜忘、如狂之证者。**水蛭即为马蝗蛟，咸寒有毒，乃食血之虫，能通肝经聚血。最难死，虽炙为末，得水便活。若入腹中，生子为患，田泥和水饮下之。虻虫即蚊虫，因其食血，故用以治血。二药险峻，世人罕用，故更制"代抵当汤"。吴鹤皋曰：古人用蚊虫、水蛭治血积，以其善吮血耳。若天鼠矢乃食蚊而化者也，当亦可以治血积，《本草》称其下死胎，则其能攻血块也何疑？

附：

代抵当丸　大黄四两　生地　归尾　桃仁　穿山甲　玄明粉各一两　桂三钱　蜜丸。桃仁、归尾、生地润以通之，桂心热以动之，大黄、玄明粉苦寒咸寒以推荡之，加穿山甲引之以达于瘀所也。

槐花散 便血。《本事》。

治肠风、脏毒下血。血之在身，有阴有阳。阳者顺气而行，循流脉中，调和五脏，洒陈六腑，谓之营血。阴者居于络脉，专守脏腑，滋养神气，濡润筋骨。若感内外之邪而受伤，则或循经之阳血至其伤处，为邪气所沮，漏泄经外。或居络之阴血，因留着之邪溃裂而出，则皆渗入肠胃而泄矣。世俗率以肠风名之，不知风乃六淫之一耳。若肠胃受火热二淫，与寒燥湿怫郁其气，及饮食劳力伤其阴络之血者，亦可谓之肠风乎？《针经》曰：阳络伤则血外溢而吐衄，阴络伤则血内溢而便溺。戴氏以随感而见色鲜者为肠风，积久而发色瘀者为脏毒。又云色鲜为热，自大肠气分来；色瘀为寒，自小肠血分来。或曰：肠风者风邪淫

胃，脏毒者湿邪淫胃。脏毒、肠风之血出于肠脏之间，五痔之血出于肛门蚀孔，处治各不同。故当分证论治。

槐花炒　**侧柏叶**杵　**荆芥**炒黑　**枳壳**炒　等分为末，每三钱，米饮下。

此手足阳明药也。侧柏养阴燥湿，最清血分；槐花疏肝泻热，能凉大肠。荆芥散瘀搜风，为风病、血病要药。枳壳宽肠利气。此病多由湿热、风燥之邪，久久不愈者，不宜纯用寒凉，须兼温补及升举药。大法凉血用槐角、地榆、扁柏、条芩、炒连、栀子、生地，和血用阿胶、当归、川芎、白芍，风湿用秦艽、防风、荆芥、苍术、茯苓，血瘀少加桃仁、红花、苏木，宽肠用枳壳，升举用升麻，生血补气加人参、黄芪、白术、甘草。柏叶生而向西，禀兑之正气，能制肝木。木主升，金主降，升降相配，夫妇之道和，则血得以归肝。故仲景治吐血不止，气血虚寒，用柏叶汤。柏叶、干姜各三两，艾三把，马粪汁一升。合煮服。马属午为离，假之以降心火。

本方除柏叶、荆芥，加当归、黄芩、防风、地榆、酒糊丸，名槐角丸，《局方》。治同。凉血疏风。本方加当归、生地、川芎，入乌梅、生姜煎，名加减四物汤，《济生》。治同。补血凉血。若以风为虚象者，盖非风客于肠胃故也。本方除柏叶、枳壳，加当归、川芎、熟地、白术、青皮、升麻，亦名"槐花散"，又名"当归和血散"，东垣。治肠澼下血，湿毒下血。本方除柏叶、枳壳，加青皮，等分，亦名"槐花散"，洁古。治血痢腹不痛，不里急后重。单用槐花、荆芥炒黑为末，酒服，亦治下血。经验方。

秦艽白术丸 血痔。东垣。

治痔疮、痔漏有脓血，大便燥结，痛不可忍。手阳明大肠庚金也，清燥主收，司行津液，以从足阳明胃土之化，旺则生化万物。人或醉饱入房，酒热留者，忍精不泄，流注篡间。【二阴之交名篡，燥金大肠也。】前阴之气归于大肠，木乘火势而侮燥金，火就燥，则大便闭而痔作矣。受病者燥气也，为病者胃湿也。湿、热、风、燥四气合邪，法当泻火，润燥，疏风，和血，止痛。

秦艽　**白术**　**归尾**酒洗　**桃仁**研，一两　**枳实**麸炒　**皂角子**烧存性　**泽泻**五钱　**地榆**三钱　面糊丸。

此手足阳明药也。李东垣曰：秦艽、桃仁、归尾润燥和血，秦艽为风药中润剂。皂角仁以除风燥，地榆以破血止血，枳实苦寒以补肾而泄胃实，泽泻淡渗使气归于前阴，以补清燥受胃之湿邪也。清燥，谓大肠也。

白术之苦以补燥气之不足，其味甘以泻火而益元气，故曰甘寒泻火，乃假枳实之寒也。大便秘涩，以大黄推之，其津液益不足，用当归和血，加油润之剂，自然软利矣。

本方除白术、枳实、地榆，加苍术、黄柏、大黄、槟榔、防风，名"秦艽苍术汤"，治同。李东垣曰：肠头成块者，湿也；作大痛者，风也；大便燥结者，兼受火热也。是湿、热、风、燥四气合邪，当去四者，以破气药兼之，治法全矣。本方除皂角、枳实、地榆，加防风、升麻、柴胡、陈皮、大黄、黄柏、红花、炙草，名"秦艽防风汤"，治痔漏大便时疼痛。东垣曰：如无痛者，非痔漏也。本方用秦艽一味，加羌活、防风、麻黄、升麻、柴胡、藁本、细辛、黄芪、炙草、红花，名"秦艽羌活汤"，治痔漏成块下垂，不任其痒。本方除地榆，加大黄、红花，名"秦艽当归汤"，治痔漏大便燥结疼痛。以上皆东垣方。

芍药汤 洁古。

治下痢脓血稠黏，腹痛后重。下痢皆属湿热，赤为伤血，白为伤气。脓血稠黏，气血两伤也。腹痛后重，气血皆滞也。刘河间曰：行血则脓血自愈，调气则后重自除。

芍药一两 归尾 黄芩 黄连五钱 大黄三钱 木香 槟榔 甘草炙，二钱 桂钱半 每服五钱。痢不减，加大黄。

此足太阴、手足阳明药也。芍药酸寒，泻肝火，敛阴气，和营卫，故以为君。大黄、归尾破积而行血，木香、槟榔通滞而行气，黄芩、黄连燥湿而清热。盖下痢由湿热郁积于肠胃，不得宣通，故大便重急，小便赤涩也。辛以散之，苦以燥之，寒以清之，甘以调之。加肉桂者，假其辛热以为反佐也。昂按：此方盖本仲景黄芩汤，而加行血调气之药。

本方除桂、甘草，加枳壳，名"导滞汤"，一作导气汤。治前证兼渴者。此方今人多用。大法治痢，以甘、芍和中，止腹痛。热痛加芩、连，寒痛加姜、桂。以木香、槟榔行气，除后重。气分加枳壳、滑石宽肠，血分加当归、桃仁和血。以秦艽、皂子祛肠风，黄芩、黄连清热毒。以白术、陈皮调胃，茯苓、泽泻渗湿，枳实、大黄破积。呕吐加石膏、姜汁，气虚加黄芪、参、术，血虚加芎、归、阿胶、黑姜、柏叶。痢已后重不解，去槟榔，换条芩，加升麻提之。

苍术地榆汤 血利。洁古。

治脾经受湿，痢疾下血。

苍术_{泔浸，炒，三两} 地榆_{炒黑，一两} 每一两煎。

此足太阴、阳明药也。苍术燥湿强脾，升阳而开郁。地榆清热凉血，酸收能断下。为治血痢、肠风之平剂，初起者勿用。

本方加芍药、阿胶、卷柏，名"芍药地榆汤"，_{河间}。治泄痢脓血，乃至脱肛。_{阿胶补血与液，为肺、大肠要药，能治热痢。}

小蓟饮子 _{血淋。}

治下焦结热而成血淋。_{心主血，小肠其腑也。热甚搏血流入胞中，与便俱出，为血淋。盖小便必自小肠渗入膀胱，心热者小肠必热，《经》所谓"胞移热于膀胱，则癃溺血"是也。小便不利曰癃。然热必兼湿。戴氏曰：血鲜者，心、小肠实热；血瘀者，肾、膀胱虚冷。《准绳》曰：多有热极而血凝黑者，未可便以为冷也。痛者为血淋，不痛者为溺血。}

小蓟　蒲黄_{炒黑}　藕节　滑石　木通　生地黄　栀子_炒　淡竹叶　当归　甘草_{各五分}

此手足太阳药也。小蓟、藕节退热散瘀，生地凉血，蒲黄止血，_{生行血，炒涩血}。木通降心肺之火下达小肠，栀子散三焦郁火由小便出，竹叶凉心而清肺，_{肺为生水之源，凡通淋者必先清肺}。滑石泻热而滑窍。当归养阴，能引血归经；甘草益阳，能调中和气也。

复元羌活汤 _{损伤积血。}

治从高坠下，恶血留于胁下，疼痛不可忍者。不问伤在何经，恶血必留于胁下，以肝主血故也。

柴胡_{五钱}　当归　栝蒌根　穿山甲_{炮，二钱}　甘草　红花_{二钱}　桃仁_{五十个，去皮、尖、研}　大黄_{一两，酒浸} 每服一两，加酒煎。以利为度。药内无羌活，而以名方，何也？

此足厥阴药也。原文曰：肝胆之经行于胁下，属厥阴、少阳，故以柴胡为引，用为君。以当归活血脉，以甘草缓其急，为臣。亦能生新血，阳生则阴长也。以穿山甲、花粉、桃仁、红花破血润血为佐。以大黄荡涤败血为使。气味相合，各有攸归，痛自去矣。

祛风之剂

六淫，风、寒、暑、湿、燥、火也。六者之中，风淫为首。故《经》曰：风者，百病之长也。至其变化，乃为他病，无常方，然致自风气也。

又曰：风者善行而数变，腠理开则洒然寒，闭则热而闷。其寒也则衰饮食，其热也则消肌肉。盖天地间唯风无所不入，人受之者，轻为感冒，重则为"伤"，又重则为"中"。然必其人真气先虚，营卫空疏，然后外邪乘虚而入，《经》所谓"邪之所凑，其气必虚"是也。故"中风"之证，河间以为将息失宜，心火暴甚；丹溪以为湿生痰，痰生热，热生风；东垣以为本气自病。若以风为虚象者，所以治之有清热、化痰、养血、顺气之不同，而不专用祛风之药也。按《内经》风论、痿论、痹论分为三篇，病原不同，治法亦异，丹溪常著论辨之。然岐伯曰：中风大法有四，风痹其一也。故治痹诸方，亦次本门。

小续命汤 六经中风通剂。《千金》。

治中风不省人事，神气溃乱，半身不遂，筋急拘挛，口眼㖞邪，语言謇涩，风湿腰痛，痰火并多，六经中风，及刚柔二痉。阴虚火旺，痰随火涌，故不省人事。血虚风中左体，为左不遂；气虚风中右体，为右不遂。风中筋脉则拘急，风中口而则㖞邪，风中舌本则语涩，风湿中腰则腰痛。痉者，项背强直，手足反张也。伤风有汗为柔痉，以风能散气也；伤寒无汗为刚痉，以寒能涩血也。亦有血虚筋脉无所荣养而成痉者。凡中风，口开为心绝，手撒为脾绝，眼合为肝绝，遗尿为肾绝，鼻鼾为肺绝。吐沫直视，发直头摇，面赤如妆，汗缀如珠者，皆不治。或只见一二证，尚有得生者。《金匮·中风篇》曰：寸口脉浮而紧，紧则为寒，浮则为虚，虚寒相搏，邪在皮肤。浮者血虚，脉络空虚，贼邪不泻，或左或右，邪气反缓，正气则急，正气引邪，㖞僻不遂。邪在于络，肌肤不仁；邪在于经，即重不伸；邪入于腑，则不识人；邪入于脏，舌即难言，口吐涎沫。释曰：中络者邪方入卫，尚在经络之外，故但肌肤不仁。中经则入荣脉之中，骨肉皆失所养，故身体重着。至中腑、中脏，则离外而内邪入深矣。中腑必归于胃者，胃为六腑之总司也；中脏必归于心者，心为神明之主也。风入胃中，胃热必盛，蒸其津液，结为痰涎，胃之大络入心，痰涎壅盛，堵其出入之窍，故中腑则不识人也。诸脏受邪，进入于心，则神明无主，故中脏者舌纵难言，廉泉开而流涎沫也。廉泉穴在舌下，窍通于肾，津液之所出也。

防风—钱二分　桂枝　麻黄　杏仁去皮尖，炒，研　川芎酒炒　白芍酒炒　人参　甘草炙　黄芩酒炒　防己八分　附子四分　每服三钱，加姜枣煎。筋急、语迟、脉弦者，倍人参，加薏仁、当归，去芍药以避中寒。烦躁，不大便，去桂、附，倍芍药，加竹沥。日久不大便，胸中不快，加大黄、枳壳。脏寒下痢，去防己、黄芩，倍附子，加白术。呕逆，加半夏。语言謇涩，手足战掉，加石菖蒲、竹沥。身痛发搐，加羌活。口渴，加麦冬、花粉。烦渴多惊，加犀角、羚羊角。汗多，去麻黄、杏仁，加白术。舌燥，去桂、附，加石膏。

此六经中风之通剂也。吴鹤皋曰：麻黄、杏仁，麻黄汤也，治太阳伤寒；桂枝、芍药，桂枝汤也，治太阳中风。此中风寒有表证者所必用也。人参、甘草补气，川芎、芍药补血，此中风寒气血虚者所必用也。风淫故主以防风，湿淫佐以防己，寒淫佐以附子，热淫佐以黄芩。病来杂扰，故药亦兼该也。按中风有解表、攻里、行中道三法。内外证俱有者，先解表而后攻里。《医贯》曰：此治冬月直中风寒之的方，亦麻黄、桂枝之变法。六经有余之表证，须从汗解。如有便溺阻隔，宜三化汤、麻仁丸通利之。然邪之所凑，其气必虚，世间内伤者多，此方终不可轻用也。昂按：此方不可轻用，三化、麻仁又可轻用乎。此方为治风套剂，今人罕用，然古今风方多从此方损益为治。喻嘉言曰：中风之脉必有所兼，兼寒则浮紧，兼风则浮缓，兼热则浮数，兼痰则浮滑，兼气则沉涩，兼火则盛大，兼阳虚则脉微，兼阴虚则脉数或细如丝。虚滑为头痛，缓迟为营卫衰。然虚浮迟缓，正气不足，尚可补救。急大数疾，邪不受制，必死无疑。若数大未至急疾，尚有不死者。《保命集》曰：厥阴泻痢不止，脉沉迟，手足厥逆，脓血稠黏，此为难治，宜麻黄汤、小续命汗之。谓有表邪宿于内，当散表邪，则脏腑自安矣。又曰：厥阴风泻，以风治风，小续命、消风散主之。

易老六经加减法：本方倍麻黄、杏仁、防风，名"麻黄续命汤"，治太阳中风，无汗恶寒。本方倍桂枝、芍药、杏仁，名"桂枝续命汤"，治太阳中风，有汗恶风。本方去附子，加石膏、知母，名"白虎续命汤"，治阳明中风，无汗，身热不恶寒。本方加葛根，倍桂枝、黄芩，名"葛根续命汤"，治阳明中风，身热有汗，不恶风。本方倍附子，加干姜、甘草，名"附子续命汤"，治太阴中风，无汗身凉。本方倍桂、附、甘草，名"桂附续命汤"，治少阴中风，有汗无热。本方加羌活、连翘，名"羌活连翘续命汤"，治中风六经混淆，系之于少阳、厥阴，或肢节挛急，或麻木不仁。《玉机微义》曰：此方无分经络，不辨寒热虚实，虽多亦奚以为？易老治分六经，庶乎活法。本方去防风、防己、附子、白芍，加当归、石膏，即"《古今录验》续命汤"，治中风痱，身不自收，口不能言，冒昧不知痛处，或拘急不能转侧。《录验方》去人参，加干姜、黄芩、荆沥，即"《千金》大续命汤"，通治五脏偏枯贼风。

侯氏黑散 中风。《金匮》。

治中风四肢烦重，心中恶寒不足者。四肢烦重，风中经络，热而挟湿也。心中恶寒，阳虚也。《外台》用治风癫。

菊花<small>四十分</small> 防风 白术<small>十分</small> 桔梗<small>八分</small> 人参 茯苓 当归 川芎 干姜 桂枝 细辛 牡蛎 矾石<small>三分</small> 上末。用温酒调方寸匕，服二十日，日三，再冷食服四十日，共六十日止，则药积腹中不下，热食即下矣。

此手太阴、少阴、足厥阴药也。菊花秋生，得金水之精，能制火而平木，木平则风息，火降则热除，故以为君。防风、细辛以祛风，当归、川芎以养血，人参、白术以补气，黄芩以清肺热，桔梗以和膈气，茯苓通心气而行脾湿，姜、桂助阳分而达四肢，牡蛎、白矾酸敛涩收，又能化顽痰。加酒服者，以行药势也。<small>喻嘉言曰：治风而驱风补虚，谁不能之？至驱补之中而行堵截之法，则非思议可到。方用矾石以固涩诸药，使积而不散，以渐填其空窍，则旧风尽去，新风不受矣。盖矾性得冷则止，得热则行，故又嘱以宜冷食也。中风入脏，最防风邪乘虚进入心中，故以菊花为君。仲景制方，匠心独创，乃中风证首引此散，岂非深服其长乎！后世悉用脑、麝引风入心，莫有知其非者，故举《金匮》黑散、风引二汤以明其治。脑，冰片也。</small>

附：

金匮风引汤 大黄 干姜 龙骨<small>各四两</small> 桂枝<small>三两</small> 甘草 牡蛎<small>各二两</small> 滑石 石膏 寒水石 赤石脂 白石脂 紫石英<small>各六两</small> 杵筛取三指撮，煮三沸，温服。治大人风引瘫痪，小儿惊痫瘛疭，日数十发。巢氏用治脚气。<small>按：黑散、风引二汤，喻氏以为仲景圣方，而程云来《金匮直解》又云：侯氏黑散、风引汤、防己地黄汤、头风摩膏、矾石汤，所主皆非中风历节之证，是宋人校正附入唐人之方，遂尽删之。又云：仲景方书之祖，复取侯氏方为法耶？愚谓：仲景多方，岂无祖述，而必创自一人之手乎？方若果佳，虽出自唐宋，其可删耶？但瘫痪必气血不足之人，风引汤用大黄为君，又石药居其大半，独不曰石药之气悍乎？喻氏虽深赞之，亦未知其果尝以此治风而获实验乎？抑亦门外之揣摩云尔也？若黑散之君菊花，又加气血解表除痰之药，视此不同矣。昂按：中风为危笃之证，古方佳者颇少，兹录续命、黑散、风引诸剂，要存其源流焉耳。</small>

大秦艽汤<small>《机要》</small>。

治中风手足不能运掉，舌强不能言语，风邪散见不拘一经者。<small>《经》曰：掌受血而能握，足受血而能步。又脾主四肢，脾虚血弱，不能荣筋，故手足不掉也。舌为心苗，肾脉连舌本，心火盛而肾水衰，故舌本木强也。六经形证，谓口开、手撒、眼合、鼻鼾、吐沫、遗尿、直视、头摇诸证也。此则外无六经形证，内无便溺阻隔，为中经络中之稍轻者也。</small>

秦艽　石膏二两　当归酒洗　白芍酒炒　川芎　生地酒洗　熟地　白术土炒　茯苓　甘草炙　黄芩酒炒　防风　羌活　独活　白芷一两　细辛五钱　每服一两。雨湿加生姜，春夏加知母，心下痞加枳壳。

此六经中风轻者之通剂也。以秦艽为君者，祛一身之风也。以石膏为臣者，散胸中之火也。羌活散太阳之风膀胱，白芷散阳明之风胃，川芎散厥阴之风肝，细辛、独活散少阴之风肾，防风为风药卒徒，随所引而无所不至者也。大抵内伤必因外感而发，诸药虽云搜风，亦兼发表。风药多燥，表药多散，故疏风必先养血，而解表亦必固里。当归养血，生地滋血，川芎活血，芍药敛阴和血，血活则风散而舌本柔矣。又气能生血，故用白术、茯苓、甘草补气以壮中枢，脾运湿除，则手足健矣。脾主四肢，湿则筋痿。又风能生热，故用黄芩清上，石膏泻中，生地凉下，以共平逆上之火也。刘宗厚曰：秦艽汤、愈风汤，虽皆有补血之药，而行经散风之剂居其大半，将何以养血而益筋骨乎？天麻丸养血壮筋骨，庶几近理。喻嘉言曰：此方既云养血而筋自柔，何得多用风燥药？既云静以养血，何复用风药以动之？是言与方悖矣？偶论三化汤、愈风汤，及大秦艽汤，皆似是而非者。昂按：此方用之颇众，获效亦多，未可与愈风、三化同日语也。此盖初中之时，外挟表邪，故用风药以解表，而用血药、气药以调里，非专于燥散者也。治风有解表、攻里、行中道三法，内外证俱有者，先解表而后攻里是也。若愈风解表而风药太多，三化攻里而全用承气，则非中证所宜矣。

附：

易老天麻丸　天麻祛风　牛膝强筋　萆薢祛风湿，强筋骨　玄参壮水制火各六两　杜仲七两使筋骨相着　当归十两和血　生地一斤益真阴　羌活十两去骨节风　附子炮，一两行经，蜜丸。一方有独活五两。

三生饮 卒中。

治中风卒然昏愦，不省人事，痰涎壅盛，语言謇涩等证。李东垣曰：中风非外来风邪，乃本气自病也。凡人年逾四旬，气衰之际，或忧喜忿怒伤其气者，多有此证，壮岁之时无有也。若肥盛者则间有之，亦是形盛气衰而如此耳。昂按：此即东垣主乎气之说。

生南星一两　生川乌去皮　生附子去皮，五钱　木香二钱　每服一两，加人参一两，煎。

此足太阴、阳明、厥阴、手少阳药也。南星辛烈，散风除痰。附子猛峻，温脾逐寒；乌头轻疏，温脾逐风，二药通行经络，无所不至。

皆用生者，取其力峻而行速也。重加人参，所以扶其正气；少佐木香，所以行其逆气也。《医贯》曰：观东垣之论，当以气虚为主，纵有风邪，亦是乘虚而袭。《经》曰："邪之所凑，其气必虚"是也。当此之时，岂寻常药饵能通达于上下哉！急以三生饮一两，加人参一两，煎服即苏。此乃行经治痰之剂，斩关擒王之将，必用人参两许，驱驾其邪而补助真气，否则不惟无益，适以取败。观先哲用芪附、参附，其义可见。若遗尿、手撒、口开、鼻鼾为不治，然服前药亦多有生者。喻嘉言曰：脏为阴，可胜纯阳之药；腑为阳，必加阴药一二味制其僭热。经络之浅，又当加和荣卫并宣导之药。

地黄饮子 河间。

治中风，舌暗不能言，足废不能行，此少阴气厥不至，名曰风痱，音肥。急发温之。风痱，如瘫痪是也。刘河间曰：中风瘫痪，非为肝木之风实甚，亦非外中于风，良由将息失宜，心火暴甚，肾水虚衰，不能制之，则阴虚阳实，而热气怫郁，心神昏冒，筋骨不用，而卒倒无知也。亦有因喜怒思悲恐五志过极而卒中者，皆为热甚。俗云风者，言末而忘其本也。治宜和脏腑，通经络，便是治风。昂按：此即河间主乎火之说。盖西北风气刚劲，虚人感之，名真中风，可用风药下药；南方卑湿，质弱气虚，虽有中证，而实不同，名类中风，宜兼补养为治。

熟地黄　巴戟去心　山茱萸　肉苁蓉酒浸　附子炮　官桂　石斛　茯苓　石菖蒲　远志　麦冬　五味子　等分，每服五钱，入薄荷少许，姜、枣煎服。

此手足少阴、太阴、足厥阴药也。熟地以滋根本之阴，巴戟、苁蓉、官桂、附子以返真元之火，石斛安脾而秘气，山茱温肝而固精，菖蒲、远志、茯苓补心而通肾脏，麦冬、五味保肺以滋水源，使水火相交，精气渐旺，而风火自熄矣。《医贯》曰：观刘氏之论，则以风为末，而以火为本，殊不知火之有余，水之不足也。刘氏原以补肾为本，观其地黄饮子可见矣。故治中风，又当以真阴虚为本。但阴虚有二，有阴中之水虚，有阴中之火虚。火虚者，专以河间地黄饮子为主；水虚者，当以六味地黄丸为主。果是水虚，辛热之药与参、芪之品俱不可加。或曰：风淫所胜，治以辛凉，何故反用、桂附？使火盛制金，不能平木，而风不益甚耶？曰：此是肾虚真阴失守，孤阳飞越，若非桂、附，何以追复其散失之元阳？其痰涎上涌者，水不归元也；面赤烦渴者，火不归元也。惟桂、附能引火归元。水火既归其元，则水能生木，木不生风，而风自息矣。

顺风匀气散 㖞邪不遂。

治中风半身不遂，口眼㖞邪。半身不遂，偏枯也。《经》曰：胃脉沉鼓涩，胃外鼓大，心脉小坚急，皆膈偏枯。男子发左，女子发右，不喑舌转，可治。盖心是神机开发之本，胃是水谷充大之标，标本相得，则膻中气海之宗气盈溢，分布四脏三焦，上下中外无不周遍。膻中，两乳之间。若标本相失，宗气虚耗，分布不周，于经脉则偏枯不周，于五脏则喑。口眼㖞邪者，足阳明之脉侠口环唇，寒则筋急，热则筋弛。左寒右热，则左急而右缓；右寒左热，则右急而左缓。阳明燥金主紧缩，风病而成筋缩，木极似金，反兼胜己之化，燥之甚也。治宜辛凉，不可用桂、附。《元戎》曰：酒湿之病，亦能作痹证，口眼㖞邪，半身不遂，舌强不正，浑似中风，当泻湿毒，不可作风病治之而汗也。《衍义》《易简》言与此同。

白术二钱　乌药钱半　人参　天麻五分　白芷　苏叶　木瓜　青皮　甘草炙　沉香磨，三分　加姜煎。

此足厥阴、阳明药也。邪之所凑，其气必虚。偏枯㖞僻，或左或右，盖血脉不周，而气不匀也。天麻、苏、芷以疏风气，乌药、青、沉以行滞气，参、术、炙草以补正气。疏之、行之、补之，而气匀矣，气匀则风顺矣。用木瓜者，能于土中泻木，调荣卫而伸筋也。戴复庵曰：治风之法，初得之即当顺气，及其久也即当活血。若不顺气，遽用乌、附；若不活血，遽用羌、防、天麻辈，未见其能治也。然顺气则可，破气、泻气则不可。

豨莶丸 风痹。张咏。

治中风㖞僻，语言謇涩，肢缓骨痛，及风痹走痛，或十指麻木，肝肾风气，风湿诸疮。㖞邪语涩，风中于经也。肢缓骨痛，风而兼湿也。风痹肿痛，湿热流注也，世俗谓之流火，即《内经》所谓行痹、痛痹也。十指麻木，气血不足，或有湿痰、死血在胃中也。

豨莶草以五月五日，七月七日，九月九日，采者佳不拘多少，拣去粗茎，留枝、叶、花、实，酒拌蒸晒九次，蜜丸。豨莶辛苦气寒，其味莶臭，必蒸晒九次，加以酒蜜，则苦寒之阴浊尽去，而清香之美味见矣。数不至九，阴浊尚在，则不能透骨驱风而却病也。

此足少阴、厥阴药也。豨莶能祛风散湿，行大肠之气，加以酒蒸蜜丸，气味清和，故能补肝润肾，益气强筋。湿去则筋强。然风药终燥，若风痹由于脾肾两虚，阴血不足，不由风湿而得者，亦忌服之。唐·成讷有《进豨莶表》，宋·张咏《进豨莶表》云：其草金棱银线，素茎紫荄，节叶相对，颇类苍耳。臣吃百服，眼目清明，即至千服，须发乌黑，筋力轻健，效验多端。昂按：此药不但搜风，尤能胜湿，湿去则脾胃健而筋骨强。凡中风挟湿者，服之尤宜。

牵正散 牵风。《直指方》。

治中风口眼㖞邪，无他证者。足阳明之脉侠口环唇，足太阳之脉起于目内眦。

阳明内蓄痰热，太阳外中于风，故牵急而喎邪也。又曰：木不及则金化，缩短乘之，木为金乘，则土寡于畏，故口眼喎邪。口目常动，故风生焉。耳鼻常静，故风息焉。

白附子 僵蚕 全蝎 等分为末，每二钱，酒调服。

此足阳明、厥阴药也。吴鹤皋曰：芁、防之属可以驱外风，而内生之风非其治也。肝有热则自生风，与外感之风不同。星、夏之属足以除湿痰，而风虚之痰非其治也。三药疗内生之风，治虚热之痰，得酒引之，能入经而正口眼。又曰：白附辛可祛风，白附去头面之游风。蚕、蝎咸能软痰。僵蚕清化轻浮，能上走头面，驱风散痰。全蝎直走厥阴，为治风要药。辛中有热，凡药辛者必热。可使从风；蚕、蝎有毒，可使破结。药有用热以攻热，用毒以攻毒者，《大易》所谓"同气相求"，《内经》所谓"衰之以其属"也。

附：

改容膏 蓖麻子一两 冰片三分 共捣为膏。寒月加干姜、附子各一钱。左喎贴右，右喎贴左，即正。或用鳝鱼血，或用羌螂捣敷，亦良。盖三物皆追风拔毒之品也。

如圣饮 刚柔二痉。节庵。

治刚柔二痉，面赤项强，头摇口噤，角弓反张，与瘛疭同法。痉者，太阳中风重感寒湿而为病也。风则燥而动，寒则引而紧，湿则着而拘，故头摇口噤、项强而反张也。风挟寒则血涩无汗，为刚痉；风挟湿则液出有汗，为柔痉。筋急而缩为瘛，筋弛而缓为疭，伸缩不已为瘛疭，俗谓之搐是也。

羌活 防风 白芷 柴胡 甘草 黄芩 半夏 川芎 芍药 当归 乌药 加姜煎，入姜汁、竹沥服。柔痉加白术、桂枝。刚痉加苍术、麻黄。口噤咬牙，大便实，加大黄。

此足太阳、厥阴药也。羌、防、芎、芷、柴胡、甘草辛甘，以发散风邪。用乌药者，治风须顺气也。用归、芍者，治风先活血也。用半夏、竹沥、姜汁者，风必挟痰也。用黄芩者，风必生热也。柔痉加白术、桂枝，有汗欲其无汗。刚痉加苍术、麻黄，无汗欲其有汗。口齿属阳明，阳明实则口噤咬牙而便秘，故加大黄以泄胃热也。

独活汤 丹溪。

治风虚瘛疭，昏愦不觉，或为寒热。筋急而缩为瘛，缓而纵为疭，伸缩不已为瘕疭，木曰曲直之象也。肝虚而风乘之，入于血脉则瘕疭，若在皮肤则为寒热，若移邪于"所生"则昏愦不觉也。"所生"，心也，木能生火。

独活　羌活　防风　细辛　桂心　白薇　当归　川芎　半夏　人参　茯神　远志　菖蒲五钱　甘草炙，二钱半　每服一两，加姜、枣煎。

此手少阴、足厥阴药也。肝属风木而主筋，故瘕疭为肝邪。肝欲散，急食辛以散之。二活、防风祛风，细辛、桂心温经，半夏除痰，芎、归辛散风而温和血，血活则风散。辛以散之，即辛以补之也。木喜条达，故以散为补。心为肝子，肝移热于心则昏愦，故以人参补心气，菖蒲开心窍，茯神、远志安心神，白薇咸寒退热而治厥，使风静火息，血活神宁，而瘕疭自已矣。

活络丹 湿痰死血。

治中风手足不仁，日久不愈，经络中有湿痰死血，腿臂间忽有一二点痛。

川乌炮，去脐皮　草乌炮，去皮　胆星六两　地龙即蚯蚓，洗，焙干　乳香去油　没药另研，三两三钱　酒丸，酒下。

此足太阴、厥阴药也。吴鹤皋曰：胆星辛烈，所以燥湿痰。二乌辛热，所以散寒湿。蚯蚓湿土所生，欲其引乌、星直达湿痰所结之处，《大易》所谓"同气相求"也。蚯蚓咸寒，清热利水。风邪注于肢节，久则血脉凝聚不行，故用乳香、没药以消瘀血。乳香活血能去风伸筋，没药能散瘀血生新血，二药并能消肿止痛，故每相须而行。

消风散

治风热上攻，头目昏痛，项背拘急，鼻嚏声重，及皮肤顽麻，瘾疹瘙痒，妇人血风。血风者，妇人冲、任二经为风袭伤，致生血病也。

荆芥　陈皮去白　厚朴姜汁炒　甘草炙，五钱　防风　羌活　藿香　僵蚕酒炒　蝉蜕　川芎　茯苓　人参二两　为末，每服三钱，茶汤下，疮癣酒下。

此足太阳、手太阴药也。羌、防、荆、芎之辛浮，以治头目项背之风；僵蚕、蝉蜕之清扬，以去皮肤之风；藿香、厚朴以去恶散满；参、苓、甘、橘以辅正调中，使风邪无留壅也。

清空膏 东垣。

治正偏头痛，年深不愈，及风湿热上壅头目及脑，苦痛不止。偏头痛者，少阳相火也。丹溪曰：有痰者多。左属风属火，多血虚；右属痰属热，多气虚。《准绳》曰：医书多分头痛、头风为二门，然一病也。浅而近者名头痛，深而远者为头风。当验其邪所从来而治之。

黄芩酒炒　黄连酒炒　羌活　防风一两　柴胡七钱　川芎五钱　甘草炙，两半　为末，每服三钱，茶调如膏，白汤送下。如少阴头痛，加细辛。太阴头痛，脉缓有痰，去羌活、防风、川芎、甘草，加半夏。如偏头痛服之不愈，减羌活、防风、川芎一半，加柴胡一倍。散少阳相火。如自汗发热，恶热而渴，此阳明头痛，只与白虎汤加白芷。李东垣曰：太阴头痛，必有痰也。少阴头痛，足寒而气逆也。太阴、少阴二经虽不上头，然痰与气壅于膈中，头上气不得畅而为痛也。

此足太阳、少阳药也。头为六阳之会，其象为天，清空之位也。风寒湿热干之，则浊阴上壅而作实矣。羌、防入太阳，柴胡入少阳，皆辛轻上升祛风胜湿之药。川芎入厥阴，为通阴阳血气之使。甘草入太阴，散寒而缓痛，辛甘发散为阳。芩、连苦寒，以羌、防之属升之，则能去湿热于高巅之上矣。芩、连用酒炒，非独制其寒，欲其上升也。丹溪曰：东垣清空膏，诸般头痛皆治，惟血虚头痛从鱼尾相连痛者不治。鱼尾，眼角也。又云：治少阳头痛，如痛在太阳、厥阴者勿用。盖谓巅顶痛也。头痛用羌活、防风、柴胡、川芎、升麻、细辛、薹本之异者，分各经也；用黄芩、黄连、黄柏、知母、石膏、生地之异者，分各脏泻火也。用茯苓、泽泻者，导湿也；用参、芪者，补气也；用芎、归者，养血也。王海藏曰：热在至高之分，当以轻剂抑之，从缓治也。若急服之，上热未除，中寒生矣。

胃风汤 易老。

治风冷乘虚客于肠胃，飧泄注下，完谷不化，及肠风下血。又治风虚能食，牙关紧闭，手足瘛疭，肉瞤面肿，名曰胃风。胃受风气，木邪克土，故完谷不化，谓之飧泄。胃有风湿，流入大肠，故下血。阳明胃脉入牙缝，故牙紧。脾主四肢，故瘛疭。胃主肌肉，故肉瞤。阳明之脉营于面，故面肿。瘛疭，手足抽掣也。瞤，动也。

人参　白术土炒　茯苓　当归酒炒　川芎　芍药酒炒　桂炒　等分。加粟米百余粒，煎。此即十全汤去黄芪、地黄、甘草。

此足阳明、厥阴药也。胃风者，胃虚而风邪乘之也。风属肝木，能克脾土，故用参、术、茯苓以补脾气而益卫，当归、川芎以养肝血而调荣，芍药泄肝而能和脾，肉桂散风而能平木，木得桂而枯。削桂钉木根，其木即死。又辛能散风。故能住泄泻而疗风湿也。又曰：白术、茯苓能壮脾而除湿，川芎、肉桂能入血而祛风。《玉机微义》曰：此方名治风，而实非治风，乃补血和血益胃之药。血痢而挟湿者，实可倚仗。

东垣胃风汤 升麻 白芷一钱二分 麻黄不去节 葛根各一钱 柴胡 羌活 藁本 苍术 蔓荆 草蔻 黄柏 当归 炙草各五分 加姜、枣煎，亦治胃风证。喻嘉言曰：风入胃中，何以反能食？盖风能生热，即《内经》"瘅成为消中"之理也。是方但去其风不去其热，以热必随风而解耳。又曰：必加竹沥、花粉、石膏、萎蕤、生地、梨汁甘寒之药，入升麻、葛根、甘草为剂，始为克当。或问：二药补散不同，而所治共一证，何欤？喻嘉言曰：按"风成为寒热"，乃风入胃中，而酿营卫之偏胜，此方乃驱胃风使从外解之药。若夫久风为飧泄，则风已入里，又当用人参为君，桂枝、白术为臣，茯苓、甘草为佐使，而祛风于内。此表里之权衡，《内经》之要旨也。

上中下通用痛风丸 丹溪。

痛风有寒、有湿、有热、有痰、有血之不同，此为通治。按：此即《内经》所谓行痹、痛痹也。《经》曰：风寒湿三者杂合而为痹也。盖风痹、萎厥，病多杂合，故世俗每言风痹有病风而不痛者，则为不仁，此气血两虚，其证为加重矣。

黄柏酒炒 苍术泔洗 南星姜制，二两 神曲炒 川芎 桃仁去皮尖，捣 龙胆草下行 防己下行 白芷一两 羌活 威灵仙酒拌，上下行 桂枝三钱，横行 红花一钱半 面糊丸。

此治痛风之通剂也。黄柏清热，苍术燥湿，此二妙散也，治萎正药。龙胆泻火，防己行水，四者所以治湿与热也。南星燥痰散风，桃仁、红花活血去瘀，川芎为血中气药，四者所以治痰与血也。羌活祛百节之风，白芷祛头面之风，桂枝、威灵仙祛臂胫之风，四者所以治风也。加神曲者，所以消中州陈积之气也。疏风以宣于上，泻热利湿以泄于下，活血、燥痰、消滞以调其中，所以能兼治而通用也。证不兼者，以意消息可矣。丹溪曰：大法痛风用苍术、南星、川芎、当归、白芷、酒芩。在上者加羌活、桂枝、威灵仙，在下者加牛膝、防己、木通、黄柏。薄桂能横行手臂，领南星、苍术诸药至痛处。

史国公药酒方 风痹。

治中风语言謇涩，手足拘挛，半身不遂，萎痹不仁。语言謇涩，风中舌本也。半身不遂，邪并于虚也。手足拘挛，风燥其筋而血不濡也。痿痹不仁，风而兼湿，顽麻痿躄也。

羌活　防风　白术土炒　当归酒洗　川牛膝酒浸　川萆薢　杜仲姜汁炒断丝　松节杵　虎胫骨酥炙　鳖甲醋炙　晚蚕砂炒，二两　秦艽　苍耳子炒，捶碎，四两　枸杞五两　茄根八两，蒸熟　为粗末。绢袋盛，浸无灰酒三十斤，煮熟，退火毒服，每日数次，常令醺醺不断。

此足厥阴药也。防风、羌活、苍耳、秦艽、松节、茄根、蚕砂、萆薢既以祛风，兼以燥湿。松节能除骨节间之风。茄根散血消疮，能疗冻疮，亦散寒之品。当归、枸杞、杜仲、牛膝补阴润燥，养血营筋。白术补气而健脾，脾主四肢。虎胫驱风而壮骨。风从虎，故虎骨治风。虎虽死犹立不仆，其气力皆在前胫，且胫骨能入手足。若腰脊痛，又当用脊骨。鳖甲亦厥阴血分之药，能益阴血而去肝风。风湿去，气血旺，则病除矣。

蠲痹汤 风痹。严氏。

治中风，身体烦痛，项背拘急，手足冷痹，腰膝沉重，举动艰难。项背拘急，风也。腰膝沉重，湿也。营卫虚而风湿干之，故或拘急，或顽麻，或重痛而举动艰难也。《经》曰：营虚则不仁，卫虚则不用。不仁，皮肤不知痛痒也。不用，手足不为人用也。岐伯曰：中风大法有四：一曰偏枯，半身不遂也；二曰风痱，身无疼痛，四肢不收也；三曰风懿，奄忽不知人也；四曰风痹，诸痹类风状也。

黄芪蜜炙　当归酒洗　赤芍酒炒　羌活　防风　片子姜黄酒炒　甘草炙加姜、枣煎。

此足太阳、厥阴药也。辛能散寒，风能胜湿，防风、羌活除湿而疏风。气通则血活，血活则风散，黄芪、炙草补气而实卫，黄芪畏防风，合用而其功益大。当归、赤芍活血而和营。姜黄理血中之气，能入手足而祛寒湿也。《准绳》曰：凡风痹、偏枯，未有不因真气不周而病者也。治之不用黄芪为君，人参、归、芍为臣，防风、桂枝、钩藤、荆沥、竹沥、姜汁、韭汁、葛汁、梨汁、乳汁之属为佐，而徒杂沓乎乌、附、羌、独，以涸营而耗卫，如此死者，实医杀之也。

三痹汤 风寒湿痹。

治气血凝滞，手足拘挛，风寒湿三痹。《经》曰：风寒湿三者杂合而为痹也。其风气胜者为行痹，寒气胜者为痛痹，湿气胜者为着痹。以冬遇此者为骨痹，以春遇此者为筋痹，以夏遇此者为脉痹，以至阴遇此者为肌痹，以秋遇此者为皮痹。痹在于骨则重，在于脉则血凝而不流，在于筋则屈不伸，在于肉则不仁，在皮则寒。痛者，寒气多也。其寒者，阳气少阴气多也。其热者，阳气多阴气少也，故为痹热。其多汗而濡者，湿也。阳气少阴气盛，故汗出而濡也。

人参　黄芪　茯苓　甘草　当归　川芎　白芍　生地黄　杜仲姜汁炒断丝　川牛膝　川续断　桂心　细辛　秦艽　川独活　防风　等分，加姜、枣煎。

此足三阴药也。喻嘉言曰：此方用参、芪、四物一派补药，内加防风、秦艽以胜风湿，桂心以胜寒，细辛、独活以通肾气。凡治三气袭虚而成痹患者，宜准诸此。昂按：风痹诸方，大约祛风、胜湿、泻热之药多，而养血、补气固本之药少，惟此方专以补养为主，而以治三气之药从之。散药得补药以行其势，辅正驱邪，尤易于见功，故喻氏取之。

独活寄生汤 风寒湿痹。《千金》。

治肝肾虚热，风湿内攻，腰膝作痛，冷痹无力，屈伸不便。肾，水脏也。虚则寒湿之气凑之，故腰膝作实而痛。冷痹者，阴邪胜也。肝主筋，肾主骨。《灵枢》曰：能屈而不能伸者，病在筋；能伸而不能屈者，病在骨。

独活　桑寄生如无真者，以续断代之　秦艽　防风　细辛　当归酒洗　芍药酒炒　川芎酒洗　熟地黄　杜仲姜汁炒断丝　牛膝　人参　茯苓　甘草　桂心　等分，每服四钱。此即前汤黄芪、续断，加桑寄生。

此足少阴、厥阴药也。独活、细辛入少阴，通血脉，偕秦艽、防风疏经升阳以祛风。桑寄生益气血，祛风湿，偕杜仲、牛膝健骨强筋而固下。芎、归、芍、地所以活血而补阴，参、桂、苓、草所以益气而补阳。辛温以散之，甘温以补之，使血气足而风湿除，则肝肾强而痹痛愈矣。朱丹溪曰：久腰痛必用官桂以开之方止，腹胁痛亦然。

本方除独活、寄生，加羌活、续断，名"羌活续断汤"，治同。

沉香天麻丸 惊风。《宝鉴》。

治小儿因惊发搐，痰多眼白，瘈疭筋挛。小儿神气尚弱，惊则神思无依，又动于肝风，风火相扇，故痰壅心痫，而筋挛搐掣。

羌活五钱　独活四钱　沉香　益智仁　川乌二钱　附子炮　天麻　防风　半夏三钱　当归　甘草　僵蚕钱半　每服五钱，姜三片，煎。

此足厥阴药也。《宝鉴》曰：恐则气下，精怯而上焦闭。以羌活、独活苦温引气上行，又入太阳为引，故以为君。天麻、防风辛温以散之，当归、甘草辛温　以补气血之不足，又养胃气，故以为臣。乌、附、益智大辛温，行阳退阴，又治客寒犯胃。肾主五液，入脾为涎，以生姜、半夏燥湿行痰。沉香辛温，体重气清，去怯安神为使。

通顶散 中风取嚏。

治初中风不知人事，口噤不开。风鼓火盛，痰涎上壅，故不省人事。风冷之气客于胸中，滞而不能发，故口噤不开。

藜芦　甘草生用　细辛　人参　川芎一钱　石膏五钱　为末。用一字吹入鼻中，有嚏者肺气未绝，可治。

此手太阴、少阴药也。吴鹤皋曰：中风不省人事，病已亟矣，非平药可以开其壅塞，故用藜芦与人参、细辛取其相反而相用也。藜芦苦寒有毒，入口即吐，能通脑顶，令人嚏，与人参、细辛相反。细辛散风通窍，温经破痰。肺苦气上逆，故用石膏之重以坠之，气即火也，痰随火涌，故用石膏辛寒入肺降火。甘草之平以缓之，川芎之用，取其清气利窍而已。芎劳升清阳而开诸郁，为通阴阳血气之使。凡诸卒中、尸厥、郁冒皆当发表，还魂汤用麻黄、桂枝，清魂汤用荆芥，及用皂角、半夏搐鼻取嚏，藜芦、砒石折齿取痰，皆所以开发三焦，使表邪流通也。中暑忌用冷水闭表，亦同此意。

乌梅擦牙关方 口噤。

治中风口噤不开。胃阳明之脉循颊车入齿缝，风寒中之，轻则战栗鼓颔，重则口噤不开。有中风而口开不噤者，筋先绝也，不治。

乌梅　揩擦牙龈，涎出即开。

此足阳明、厥阴药也。酸先入筋，木能克土，酸属木，阳明胃属土。使牙关酸软则开矣。若以铁器搅之，恐伤其齿也。

祛寒之剂

寒中于表宜汗，寒中于里宜温，盖人之一身以阳气为主。《经》曰：阳气者，若天与日，失其所，则折寿而不彰。寒者，阴惨肃杀之气也。阴盛则阳衰，迫至阳竭阴绝则死矣。仲景著书，先从伤寒以立论，诚欲以寒病为纲，而明其例也。其在三阳者，则用桂、麻、柴、葛之辛温以散之。其在三阴者，非假姜、附、桂、黄之辛热，参、术、甘草之甘温，则无以祛其阴冷之邪沴，而复其"若天与日"之元阳也。诸伤寒湿者，皆视此为治矣。

理中汤 温中。仲景。

治伤寒太阴病，自利不渴，寒多而呕，腹痛粪溏，脉沉无力，或厥冷拘急，或结胸、吐蛔，及感寒霍乱。太阴，脾经也。腹满而吐，食不下，自利腹痛，为太阴病。自利渴者为热，不渴者为寒。喜呕、腹痛、便溏，皆虚寒所致。寒彻于外，则手足厥冷拘急；寒凝于中，则结胸、泄泻、吐蛔。霍乱者，阴阳不和而挥霍撩乱，或吐或泻，亦有寒热二证者。阴寒所致者，宜此汤。三阳传阴经而下利者，为协热利；阴寒直中阴经而下利者，为寒利。外邪传里而腹痛者，其痛不常；阴寒在内而腹痛者，痛无休止，时欲作利。大腹属太阴，少腹属少阴，脐下属厥阴，亦有挟食积与痰火者。三阳下利身热，太阴下利手足温，少阴、厥阴下利身冷，其大较也。下利虽有表证，不可发汗，以下利为邪气内攻，走津液而胃虚也。

白术陈壁土炒，二两 人参 干姜炮 甘草炙，一两 每服四钱。自利腹痛者，加木香。不痛利多者，倍白术。渴者，倍白术。白术益气燥湿，故能生津。蜷卧沉重，利不止，加附子。此兼少阴证。腹满，去甘草。甘令人满。呕吐，去白术，加半夏、姜汁。白术甘壅，姜、夏散逆。脐下动气，去术，加桂。白术补气，桂泄奔豚。悸加茯苓，饮停则悸，茯苓利水宁心。阴黄加茵陈，寒结胸加枳实。本方等分，蜜丸，名"理中丸"。仲景曰：大病瘥后喜唾，久不了，胃中有寒，宜理中丸温之。

此足太阴药也。人参补气益脾，故以为君；白术健脾燥湿，故以为臣；甘草和中补土，故以为佐；干姜温胃散寒，故以为使。以脾土居中，故曰"理中"。王海藏曰：上吐下泻不止，当渴，而反不渴，脉微细而弱者，理中汤主之。《经》又曰：伤寒下之利不止，医以理中主之，利益甚。理中者，理中焦，此利在下焦，赤石脂禹余粮汤主之。复利不止者，当利其小便。宋徽宗食冰太过，病脾疾，国医不效，召杨介，进大理中丸。上曰：服之屡矣。介曰：疾因食冰，臣请以冰煎此药，是治受病之源也。果愈。

本方三两，加附子一枚，名"附子理中汤"，亦可作丸。即四逆汤加参、术。治中寒腹痛，身痛，四肢拘急。渐伤曰"伤"，卒中曰"中"。有中脏、中腑、中经络皮肉筋脉之殊，治之当分微甚。微则不换金正气散加附子，附子五积散。甚者脐腹痛，四肢厥，附子理中汤、姜附汤。入肝加木瓜，入肺加桑白皮，入脾加术，入心加茯苓。本方加枳实、茯苓，蜜丸，名"枳实理中丸"，崔行功。治寒实结胸欲绝，胸膈高起，手不可近，用大陷胸不瘥者。崔曰：此是下后虚逆，气已不理，而毒复上攻，气毒相抟结于胸者，用此丸先理其气，次疗诸疾，用之如神。渴者加花粉，自汗者加牡蛎。本方去甘草，加茯苓、川椒、乌梅，名"理中安蛔丸"，陶尚文。治胃寒吐蛔。蛔得甘则动，故去甘草；得酸则止，得辛则伏，故加椒、梅。本方加桂枝，倍甘草，名"桂枝人参汤"，仲景。治太阳表证不除，而数下之，协热而利，心下痞硬，表里不解者。欲解表里之邪，全借中气为敷布，故用理中以和里，而加桂枝以解表。不名"理中"而名"桂枝"者，到底先表之意也。大抵阳热为邪，则腹满而咽干；阴寒为邪，则腹满而吐痢。本方加黄连、茯苓，名"连理汤"，治伤暑泻而作渴。若外感盛暑、内伤生冷者，非此不可。本方加陈皮、茯苓，名"补中汤"，治泄泻。泄泻不已者加附子，恶食、食不化加砂仁。本方加当归、白芍、陈皮、厚朴、川椒，入姜煎，名"温胃汤"，治忧思郁结，脾肺气凝，胀满上冲，饮食不下。本方加黄芪、白芍、陈皮、藿香，名"黄芪汤"。海藏。亦出理中例法。本方加青皮、陈皮，名"治中汤"，治前证腹满痞闷兼食积者。

四逆汤 阴证厥逆。仲景。四逆者，四肢厥逆也。再加干姜二两，即通脉四逆汤。

治三阴伤寒，四逆汤为少阴主药，然三阴通用之，太阳证脉沉亦有用此者。身痛腹痛，下利清谷，恶寒不渴，四肢厥冷，或反不恶寒，面赤烦躁，里寒外热，或干呕，或咽痛，脉沉微细欲绝。腹痛自利，里寒也。三阴自利居多，身凉脉静者顺，身热脉大者逆。内寒，故恶寒不渴。四肢者诸阳之本，寒则血脉凝涩，阳气不能敷布，故一身尽痛，而手足厥冷也。反不恶寒、面赤发躁者，阴盛格阳于外也。寒留胸中，故食入即吐。膈有寒饮，故逆而干呕。虚火上炎，故咽痛。脉沉者，寒则伏藏也。按：少阴脉有沉、有紧、有数，而仲景统以微细言之，盖沉必重按始得，紧数亦在沉细中见，不似阳证浮大而紧数也。薛慎言曰：人知数为热，不知沉细中见数为寒甚。真阴寒证，脉常有七八至者，但按之无力而数耳，宜深察之。

附子—枚，生用 干姜—两 甘草炙，二两 冷服。面赤者，格阳于上也，加葱九茎以通阳。喻嘉言曰：阳虚之人，虽有表证，其汗仍出，其手足必厥，才用表药，立至亡阳。不用表药，外邪不服，故用前汤加葱为治。腹痛者，真阴不足也，加芍药二两以敛阴。咽痛，阴气上结也，加桔梗一两以利咽。利止脉不出，加人参三两以助阳补气血。呕吐，加生姜二两以散逆气。以上皆通脉四逆汤加减法也。

此足少阴药也。寒淫于内，治以甘热，故以姜、附大热之剂伸发阳气，表散寒邪。附子生用，亦能发表。甘草亦补中散寒之品，又以缓姜、附之上僭也。甘草为君，干姜为臣，附子为使。**必冷服者，寒盛于中，热饮则格拒不纳，《经》所谓"热因寒用"，又曰"治寒以热，凉而行之"是也。**此奇制之大剂也。肝肾位远，非大剂不能达。仲景云：伤寒医下之，续得下利清谷，腹满身痛者，急当救里，宜四逆汤。清便自调，身痛者，急当救表，宜桂枝汤。盖身痛尚属表证，急则先救里而后解表也。《厥阴篇》曰：大汗出，热不去，内拘急，四肢痛，又下利厥逆而恶寒者，四逆汤主之。按：厥阴证四肢厥冷，指甲青，脉沉疾按之有力者，为阳厥，当下之，宜大承气汤。如脉沉迟按之无力者，则为阴厥，宜四逆汤，更须速灸之。凡传经热邪则为阳厥，溺赤而四肢热。直中真寒，谓之阴厥，阴缩而四肢冷。程郊倩曰：世言传经为热厥，直中为寒厥，斯言甚谬。三阳之厥，多得于失下，此为热厥。少阴之厥，悉属于寒厥。阴之热厥，仲景书仅有"伤寒一二日至四五日而厥者，必发热"一条，果如传邪之说，则在四五日固得矣，论中何云一二日？不知何经之邪而神速若此！其曰"厥应下之"者，下其热非下其厥也，遇发热则可下，遇厥则万不可下矣。推原其故，厥阴与少阳一腑一脏，少阳在三阳为尽，阳尽则阴生，故有寒热之往来。厥阴在三阴为尽，阴尽则阳接，故有寒热之胜复。凡遇此证，不必论其来自三阳、起自厥阴，只论热与厥之多少。热多厥少，知为阳厥。厥多热少，知为阴厥。热在后而不退，则阳过胜而阴不能复，遂有喉痹、便血等证。厥在后而不退，则阴过胜而阳不能复，遂有除中、亡阳等证。仲景所以调停二治法，须合阴阳进退之机。阳胜宜下，小承气汤中已去芒硝之寒，而有厚朴之温，在厥阴中破阴以行阳。阴胜宜温，纵有阳邪，一见厥利，便宜乌梅丸，聚辛热之品而加苦寒之佐，在厥阴中破阴以行阳。虽有上热，如篇首消渴、气上冲心之证，亦不虑其为扞格也，扶阳抑阴之旨微矣。又曰：乌梅丸，于辛酸入肝药中微加苦寒，纳逆上之阳邪而顺之使下也，名曰"安蛔"，实是安胃。故并主下利，见阴阳不相顺接而下利之证，皆可以此方括之也。《经》曰：凡阴阳不相顺接便为厥，手足逆冷是也。方中行曰：三阴三阳之脉俱相接于手足，阴主寒，阳主热，阳气内陷，不与阴气相顺接，则手足厥冷也。阴阳经脉，皆从手足指起。附：喻嘉言论桂附丸曰：脏为阴，可胜纯阳之药；腑为阳，必加阴药一二味制其僭也。经络之浅，又当加和营卫并宣导之药。

本方加白术、大枣，名"术附汤"《金匮》，**治风湿相搏，身体烦疼，及中寒发厥心痛。本方除甘草，名"干姜附子汤"，治下后复汗，昼躁夜静，不呕不渴，无表证，脉沉微，无大热者。**昼日烦躁，虚阳扰乱，外见假热也。夜安静，不呕渴，脉沉微，无大热，阴气独治，内系真寒也。凡阴虚之极阳必厥，阳虚之极阴必躁，姜、附直从阴中回阳，不当以昼日烦躁而疑之矣。**又治中寒厥逆，眩仆无汗，或自汗淋漓，**中寒之证，身强、口噤、眩晕、无汗或自汗者，腠理素虚而阳微也。伤寒发热，中寒不发热，以此为异。仲景于伤寒则详之，而中寒未之及，何也？曰：阳动阴静，阴寒既郁而成热，遂从乎阳，传变不一，靡有定方，故极推其病，不得不详也。不热者，阴邪一定而不移，则不变，故不必详也。昂按：自汗者，或兼风也。**及**

外热烦躁，阴盛格阳。阴证似阳。姜附汤加当归、肉桂，入蜜和服，名"姜附归桂汤"。喻嘉言曰：服姜附汤后，继服此汤。因姜附专主回阳，而卒中寒邪，先伤营血，故加归、桂逐营分之邪，始得药病相当也。再加人参、甘草，名"姜附归桂参甘汤"，加姜煎。喻氏曰：服前汤后，继当服此，兼补气血。本方除甘草，加葱四茎，名"白通汤"。复阳通脉。再加人尿、猪胆汁，名"白通加人尿猪胆汁汤"。仲景。见后。本方加人参一两，名"四逆加人参汤"，仲景。治恶寒，脉微复利，痢止亡血。恶寒、脉微、复利，阳虚阴胜也。利止则津液内竭，故云亡血。与四逆温经复阳，加人参生津益血。再加茯苓六两，名"茯苓四逆汤"，仲景。治汗下后病不解而烦躁。过汗则亡阳而表虚，误下则亡阴而里虚。阴阳表里俱虚，乃生烦躁，故用茯苓、人参入心以除烦，附子、干姜入肾以解躁。本方除干姜，加芍药三两，名"芍药甘草附子汤"，仲景。治伤寒发汗不解，反恶寒者，虚故也。汗出表不解而恶寒，独曰"反"，其为过汗阳弱可知。汗出为营虚，恶寒为卫虚。若重补其阴，则恶寒愈甚。但回其阳，则阴愈劫矣。故用附子以回阳，而加芍药以敛阴，此营卫两虚之救法。李梴曰：汗后亡阳恶寒者，表虚也，芍药附子甘草汤。下后恶寒者，里虚也，四逆汤。其有表邪未尽者，必兼发热，柴胡加桂汤。又有里实热伏于内，阳微于外而恶寒便坚者，犹须下之。《伤寒百问》曰"汗后恶寒人必虚，下后发热人必实"是也。本方除附子，用甘草四两，干姜二两，名"甘草干姜汤"，仲景。治伤寒脉浮，自汗，小便数，心烦，微恶寒，脚挛急，用桂枝汤误攻其表，得之便厥，咽中干，烦躁吐逆，与此汤以复其阳。脉浮、自汗、便数、恶寒，阳不足也。攻表重损其阳，得汤便厥，胃之津液伤也。故与甘草益气，干姜助阳，尤虑辛热有伤其阴，随与芍药甘草汤益其阴血，复其津液。故证虽邻于少阴，而不敢用四逆也。若厥愈足温者，更作"芍药甘草汤"以和其阴，其脚即伸。芍药、甘草各四两。仲景。别见"和解门"。本方加吴茱萸，名"茱萸四逆汤"，治厥阴少阴腹痛。本方加当归、木通，名"当归四逆汤"，治感寒手足厥冷，脉细欲绝，及男妇寒疝，脐下冷，引腰胯而痛。寒伤营血，故加当归、木通，能通血脉。仲景当归四逆汤见后。本方加茵陈，名"茵陈四逆汤"，治阴黄。本方加生脉散、陈皮，名"回阳返本汤"，治阴盛格阳。本方加官桂、良姜、半夏，名"浆水散"，洁古。治虚寒水泻，冷汗脉微，甚者呕吐，此为急病。浆水者，泄利浆水，澄彻清冷也。又曰：加浆水煎之。

当归四逆汤 厥阴寒厥。仲景。

治厥阴伤寒，手足厥寒，脉细欲绝。成氏曰：手足厥寒者，阳气外虚，不温四末。脉细欲绝者，阴血内弱，脉行不利，与此汤复阳生阴。

当归　桂枝　芍药　细辛三两　甘草炙　通草即木通，二两　大枣二十
五枚　仲景又曰：其人素有久寒者，加吴茱萸二升、生姜半斤、酒六
升，和煮，名"四逆加吴茱萸生姜汤"。

此足厥阴药也。成无己曰：脉者，血之府也。诸血皆属于心，通
脉者必先补心益血。苦先入心，当归之苦以助心血。心苦缓，急食酸
以收之，芍药之酸以收心气。肝苦急，急食甘以缓之，大枣、甘草、
通草以缓阴血。"四逆"之名多矣，而有因寒、因热之不同。此则因风寒中血脉而逆，
故以当归、细辛血中之气药为君。通脉散逆，必先去血中之邪，故以桂枝散太阳血分之风，
细辛散少阴血分之寒为辅。未有营卫不和而脉能通者，故以芍药、甘草、大枣调和营卫。通
草利九窍，通血脉关节，诸药借之以破阻滞，而厥寒散矣。周扬俊曰：四逆汤全从回阳起见，
四逆散全从和解表里起见，当归四逆全从养血通脉起见，不欲入辛热之味，恐劫其阴也。盖
少阴脏中重在真阳，阳不回则邪不去；厥阴脏中职司藏血，不养血则脉不起。即遇久寒之人，
亦不用干姜、附子，止用吴茱之走肝者自上而下，生姜之辛散者自内达外足矣。

四逆散 阳证厥热。仲景。此和解之寒剂，因名"四逆"，附次于此。

治伤寒少阴证，阳邪入里，四逆不温，或咳，或悸，或小便不利，
或腹中痛，或泄利下重。阳邪传里，热结于里，故四肢逆而不温。气逆挟痰，故咳。
气虚挟饮，故悸。里有结热，故小便不利，腹痛下利。伤寒邪在三阳，则手足必热，至太阴
则手足温，至少阴则热邪渐深，四肢逆而不温，至厥阴则手足逆冷。《经》曰：热深厥亦深，
热微厥亦微，与此汤以散传经之热。

柴胡　芍药炒　枳实麸炒　甘草炙　等分，为末，水调饮。咳加五
味子、干姜，并主下利。五味收逆气，干姜散肺寒。肺与大肠相表里，上咳下利，治
法颇同。悸加桂枝，引导阳气。小便不利加茯苓，甘淡渗泄。腹痛加附子，以
补虚散寒。泄利下重加薤白，能通大肠，以泄气滞。

此足少阴药也。伤寒以阳为主，若阳邪传里而成四逆，有阴进之
象，又不敢以苦寒下之，恐伤其阳。《经》曰：诸四逆不可下也。故用
枳实泄结热，甘草调逆气，柴胡散阳邪，芍药收元阴，用辛苦酸寒之
药以和解之，则阳气敷布于四末矣。此与少阳之用小柴胡意同。有兼
证者，视加法为治。陶节庵曰：病在一经，有用热药又用寒药者。如少阴证，有用白虎
汤、四逆散寒药者，有用真武汤、四逆汤热药者。庸医狐疑，讵能措手？不知寒药治少阴，
乃传经之热证也；热药治少阴，乃直中之寒药也。昂按：仲景《伤寒论》，阳明证热药仅一

茱萸汤，少阳证药主和解，亦有加干姜者，其余四经用姜、附、茰、桂者不可胜数，岂必一一皆直中之邪乎？阳明、少阳二经并无热剂，岂直中者独不中此二经乎？况仲景书中说传经者有矣，并无直中字面，何所据而以寒热分之？故程郊倩以直中寒邪、传经热邪二说，虽古来相传之语，要未可为定论也。

真武汤 散寒利水。仲景。

治少阴伤寒，腹痛，小便不利，四肢沉重疼痛，自下利者，此为有水气，或咳，或呕，或小便利。伤寒脉沉细，欲吐不吐，心烦，但欲寐，五六日利而渴者，为少阴证。凡人寤则气行于阳，寐则气行于阴，然必自少阴始，故少阴证但欲寐，阴气胜也。一有阳扰，则反是矣。周扬俊曰：但欲寐，非能寐也，昏昏如梦耳。六经中惟少阴证难辨，少阴属肾，肾病不能制水，水饮停为水气。腹痛者，寒湿内甚也；四肢沉重疼痛，寒湿外甚也。小便不利、自下利者，湿胜而水谷不别也。或咳或呕，皆停饮也。又太阳病发汗，汗出不解，仍发热，心悸头眩，筋惕肉瞤，振振欲擗地，气虚恶寒。汗出过多则心悸，汗为心液，汗去心虚，如鱼失水则跃也。水停心下亦心悸，心属火，火畏水，故悸也。虚阳内动，故头眩。汗多则液少，不能荣养筋肉，故筋惕惕而跳，肉瞤瞤而动也。振振欲擗地者，亡阳无奈，欲擗地而入也。程郊倩曰：汗多亡阳，夫人知之。然有卫外之阳，为周身营卫之主，此阳虚，遂有汗漏不止、恶寒身痛之证。有胃中之阳，为上焦心肺之主，此阳虚，遂有叉手冒心及奔豚之证。有肾中之阳，为下焦真元之主，此阳虚，遂有发热心悸、瞤振擗地之证。有胃中之阳，为中焦水谷生化之主，此阳虚，遂有腹胀满、胃不和而成心下痞之证。救误者须观脉证，知犯何逆，以法治之。膻中，两乳中间。肾气凌心，则成奔豚。肾之真阳盛，则水皆内附，而与肾气同其收藏矣。肾之阳虚，不能制水，则泛滥为病，故上凌心而成眩悸，中侮脾而致呕泻也。方名"真武"，盖取固肾为义。

附子一枚，炮 白术三两，炒 茯苓 白芍 生姜三两 水寒相搏，咳者加五味子、细辛、干姜。五味敛肺气，细辛、干姜散水寒。小便利，去茯苓。茯苓渗水。下利，去芍药，加干姜。芍药酸寒，干姜辛热。呕，去附子，加生姜一倍。附子补气，生姜散逆。

此足少阴药也。茯苓、白术补土利水，能伐肾邪而疗心悸。生姜、附子回阳益卫，能壮真火而逐虚寒。芍药酸收，能敛阴和营而止腹痛。补阳必兼和阴，不欲偏胜。《经》曰：寒淫所胜，治以辛热。湿淫所胜，佐以酸平。真武北方之神，一龟一蛇，司水火者也，肾命象之。此方济火而利水，故以名焉。程郊倩曰：水气惟太阳与少阴有之，以二经同司夫水也。然太阳从表得之，肤腠不宣，水气为玄府所遏，故以小青龙发之。少阴由下焦有寒，不能制服本水，客邪得深入而动其本气，缘胃阳衰而堤防不及也，故用真武汤温中镇水，收摄其阴气。按：青龙主太阳表水，十枣主太阳里水，真武主少阴里水。玄府，汗孔也。喻嘉言曰：阳明、少阳绝无用附子法，惟太阳经有不得不用之证。盖太阳膀胱为肾之腑，肾中阳虚阴盛，势必传出于腑，以故才见脉微恶寒，漏汗恶风，心悸头眩，筋惕肉瞤，躁扰等证，纵有传经热邪，不得不用姜、附以消阴而回阳也。昂按：观嘉言此论，亦谓传经热邪，难以执泥，缘仲景书中本无此说也。

本方去生姜，加人参二两，名"附子汤"，仲景。**治少阴病身体痛，手足寒，骨节痛，脉沉者，**肾主骨，寒淫则痛。此一身骨节尽痛，乃阳虚阴盛而内寒所致，非外感也。若以外感之痛治之，则杀人矣。故用参、附助阳而胜肾寒，加芍药敛阴以为阳之附也。**及少阴病得之一二日，口中和，背恶寒者。**背为胸中之府，诸阳受气于胸中，转行于背。背为阳，腹为阴，阳气不足，阴寒内盛，则背为之恶寒。若风寒在表而恶寒，则一身尽寒矣。昂按：背为太阳部分，然少阴肾脉亦贯脊，与太阳相表里。又背居北方，与肾同位，故寒伤少阴而背恶寒，亦其义也。又有阴气不足，阳气乘虚内陷，阴中表阳新虚，背微恶寒者，《经》所谓"伤寒无大热，口渴心烦，背微恶寒"是也，白虎加人参汤主之。一为阴寒内盛，一为阳气内陷，何以明之？盖阴寒为病，内无燥热，则口中和。阳气内陷，则消烁津液，口燥舌干而渴也。欲辨阴阳寒热之不同，当以口中燥润详之。一法看小便之清赤，清者为寒，赤者为热也。

白通加人尿猪胆汁汤 阴证厥逆。仲景。

治少阴病下利脉微者，与白通汤，利不止，厥逆无脉，干呕而烦。服此汤后，脉暴出者死，微续者生。肾为胃之关也。前阴利水，后阴利谷，寒邪客之，则不能禁固，故下利也。与白通汤复阳散寒，服后利不止，厥逆无脉，干呕烦者，寒气太甚，内为格拒，阳气逆乱也。服此汤后，脉暴出者，正气因发泄而脱也，故死。脉微续者，阳气渐复也，故生。

葱白四茎 **干姜**一两 **附子**一枚，炮 **人尿**五合 **猪胆汁**一合 **腹痛者，**真阴不足也，去葱，加芍药二两以敛阴。**呕者，**加生姜二两以散逆。**咽痛者，**加桔梗一两以利咽。**利止脉不出者，**加人参二两以助阳。

此足少阴药也。葱白之辛以通阳气，姜、附之热以散阴寒，此白通汤也。服而不应者，乃阴盛格拒乎阳，药不能达于少阴，故加人尿、猪胆汁为引，取其与阴同类。苦入心而通脉，寒补肝而和阴。下咽之后，冷体既消，热性便发，性且不违，而致大益。《经》曰："逆而从之，从而逆之，正者正治，反者反治"。此之谓也。以热治寒，以寒治热，为正治。以热治热，以寒治寒，为反治，亦曰从治，谓从其性而伏之也。按：厥有阴阳二证：阴厥者，身凉不渴，脉迟细而微。阳厥者，阳热极而反厥，虽厥而烦渴谵妄，身复时温而脉数也。若阳厥极深，至于身冷脉微欲绝，为热极而将死矣，急以大承气下之，则厥愈，所谓"寒药反能生厥而令身暖"也。若以热药助其阳，则阴气暴绝，阳亦绝而死矣。若阴已先绝，而阳亦将绝，于此时而后下之，则阴阳俱竭而亦死矣。阴厥用白通、四逆，亦当急投，缓则无及。

附：

葱熨艾灸法　治阴毒手足逆冷，腹痛暴绝，服白通汤或四逆汤后，用葱一大握，以绳缠束，切去两头，留白寸许，以火炙热安脐上。先将麝香半分填脐中，次放葱饼，用熨斗盛火熨，令热气从脐入腹。痛甚者，连熨二三饼，身温有汗即瘥，否则不治。或用艾灸关元、气海，<small>脐下一寸五分名气海，二寸名丹田，三寸名关元。</small>各二三十壮，内外协攻，务令一时之内，阴散阳回，得汗而解。<small>葱能通中，艾性温热，麝能开窍，助之以火，故有回阳之功。</small>或曰：用酽醋拌麸皮炒熟，袋盛蒸熨，比前法尤捷。

吴茱萸汤<small>吐利寒厥。仲景。</small>

治阳明证食谷欲呕，若得汤反剧者，则属上焦。<small>食谷欲呕，胃寒也。得汤反剧，则为太阳热呕矣。</small>少阴证吐利，手足厥冷，烦躁欲死。<small>吐则耗阳，利则损阴。厥冷者，阴寒气甚；烦躁者，阳气内争。</small>厥阴证干呕吐涎，头痛。<small>厥阴之脉侠胃，干呕吐沫，里寒内格也。厥阴之脉上巅，头痛，寒气上逆也。按：三阳皆有头痛。太阴、少阴二经之脉不上循头，故无头痛。惟厥阴与督脉会于巅，亦有头痛。然风温在少阴，湿温在太阴，而头反痛，是又不可拘拘者。李东垣曰：太阴头痛，必有痰也。少阴头痛，足寒而气逆也。盖太阴、少阴二经虽不上头，然痰与气逆壅于膈中，头上气不得畅，而为痛也。</small>

吴茱萸<small>一升，泡</small>　人参<small>三两</small>　大枣<small>十二枚</small>　生姜<small>六两</small>

此足厥阴、少阴、阳明药也。治阳明食谷欲呕者，吴茱、生姜之辛以温胃散寒下气，人参、大枣之甘以缓脾益气和中。喻嘉言曰：此明呕有太阳，亦有阳明。若食谷而呕者属胃寒，与太阳之恶寒呕逆原为热证者不同，<small>火热上冲而呕。</small>恐误以寒药治寒呕也。若服吴茱萸汤反剧者，则仍属太阳热邪，而非胃寒明矣。<small>宜葛根加半夏汤、小柴胡汤、栀子豉汤、黄芩汤。</small>若少阴证吐利厥逆，至于烦躁欲死，肾中之阴气上逆，将成危候，<small>肾中阴盛，上格乎阳，而为吐逆。</small>故用吴茱散寒下逆，人参、姜、枣助阳补土，使阴寒不得上干，温经而兼温中也。吴茱萸为厥阴本药，故又治肝气上逆，呕涎头痛。

本方加附子，名"吴茱萸加附子汤"，治寒疝腰痛，牵引睾丸，尺脉沉迟。

大建中汤 中寒腹痛。《金匮》。

治心胸中大寒痛，呕不能饮食，腹中寒气上冲皮起，出见有头足，上下痛而不可触近者。阳受气于胸中，阳虚则阴邪得以中之，阴寒之气逆而上冲，横格于中焦，故见高起、痛、呕不可触近之证。心为阳，寒为阴，寒乘于心，冷热相激故痛。寒乘于脾，脾冷弱不消水谷，心脾为子母之脏，为邪所乘，故痛而呕，复不能饮食也。

蜀椒 二合　干姜 四两　人参 二两　煎，去滓，内饴糖一升，微煎温服。

此足太阴、阳明药也。蜀椒辛热，入肺散寒，入脾暖胃，入肾命补火。干姜辛热，通心助阳，逐冷散逆。人参甘温，大补脾肺之气。饴糖甘能补土，缓可和中。盖人之一身，以中气为主，用辛辣甘热之药温健其中脏，以大祛下焦之阴，而复其上焦之阳也。昂按：俗云诸痛无补法，此证至于不可触近，痛亦甚矣。仲景乃用人参、饴糖大补之药，将以仲景为信欤？抑以后人为然欤？

十四味建中汤 虚损阴斑。

治气血不足，虚损劳瘠，短气嗜卧，欲成劳瘵，及阴证发斑，寒甚脉微。阴证发斑者，或因汗、吐、下后中气虚乏，或因欲事损伤肾气，或因过服凉药，遂成阴证。寒伏于下，逼其无根失守之火上冲薰肺而发斑点，其色淡红隐隐，见于肌表，与阳证发斑色紫赤者不同。此胃气极虚，若服寒药，立见危殆。吴鹤皋曰：以参、芪、桂、附而治斑，法之变者也。医不达权，安足语此？

黄芪 蜜炙　人参　白术 土炒　茯苓　甘草 蜜炙　半夏 姜制　当归 酒洗　白芍 酒炒　熟地　川芎　麦冬　肉苁蓉　附子　肉桂　加姜、枣煎。

此足三阴、阳明气血药也。黄芪益卫壮气，补中首药。四君补阳，所以益气。参、术、苓、草。四物补阴，所以养血。芎、归、芍、地。阴阳调和，则血气各安其位矣。半夏和胃健脾，麦冬清心润肺，苁蓉补命门相火之不足，桂、附引失守之火而归元，于十全大补之中而有加味，要以强中而戡外也。

本方除茯苓、白术、麦冬、川芎、熟地、苁蓉，名"八味大建中汤"，治同。本方除川芎、熟地、白术、附子、苁蓉，加柴胡、细辛、陈皮，名"乐令建中汤"，治脏腑虚损，身体羸瘦，潮热自汗，将成劳瘵，大能退虚热，生气血。喻嘉言曰：乐令建中汤，柴胡、细辛为君，意在退热，而阴虚之热则不可退。十四味建中汤，用桂、附、苁蓉，意在复阳，而阴损之阳未必可复，又在用方者之善为裁酌耳。又曰：二方治脏气素虚，以之两建其脾肾之阳。盖虚劳之病多本脾肾，故引申建中之法，乃后人超出之方也。

小建中汤 温中散寒。仲景。

治伤寒，阳脉涩，阴脉弦，腹中急痛。邪气入里，与正相搏则腹痛。涩者，血不足也；弦者，木克土也。太阳在表，无腹痛。少阳在半表半里，有胸胁痛而无腹痛。阳明腹满急痛者，里实也，宜下之，大柴胡汤、小承气汤。三阴下利而腹痛者，里寒也，宜温之，四逆汤、附子理中汤。肠鸣泄泻而痛者，里虚有寒也，宜小建中汤温中散寒。伤寒二三日，心悸而烦。悸者，阳气虚也；烦者，阴血虚也。气血内虚，与此汤先建其里。倍芍药者，酸以敛阴，阴收则阳归附也。加饴糖者，甘以润土，土润则万物生也。仍不去姜、桂，以散邪也。通治虚劳悸衄，里急腹痛，梦遗失精，四肢酸痛，手足烦热，咽燥口干，虚劳黄疸。黄疸小便利而色白者，是无热也，不可除热，当作虚寒治之。喻嘉言曰：虚劳病至于亡血失精，精血枯槁，难为力矣。急宜建其中脏，使饮食增而阴血旺，故但用稼穑作甘之味生其精血，而酸辛酸苦在所不用，舍是无良法也。稼穑作甘，饴糖是也。

桂枝 生姜三两 芍药六两 甘草一两，炙 大枣十二枚 入饴糖一升，微火解服。呕家不可用建中，以甜故也。此即桂枝加芍药汤，但桂有厚薄耳。昂按：此汤以饴糖为君，故不名"桂枝芍药"，而名"建中"。今人用建中者，绝不用饴糖，失仲景遗意矣。吴鹤皋曰：桂枝当是桂，桂枝味薄，故用以解表；桂味厚，故用以建里。

此足太阴、阳明药也。《准绳》曰：脾居四脏之中，生育荣卫，通行津液，一有不调，则失所育所行矣。必以此汤温健中脏，故名"建中"。脾欲缓，急食甘以缓之，故以饴糖为君，甘草为臣。桂枝辛热，辛，散也、润也，荣卫不足，润而散之。芍药酸寒，酸，收也、泄也，津液不通，收而行之。故以桂、芍为佐。生姜辛温，大枣甘温。胃者卫之源，脾者荣之本。《针经》曰："荣出中焦，卫出上焦"，是已。卫为阳，益之必以辛；荣为阴，补之必以甘。辛甘相合，脾胃健而荣卫通，故以姜枣为使。李东垣曰：《伤寒论》云，阳脉涩，阴脉弦，法当腹中急痛。以芍药之酸土中泻木为君。饴糖、炙草甘温补脾养胃为臣。水挟木势亦来侮土，肉桂大辛热，佐芍药以退寒水。姜、枣辛甘而温，发散阳气，行于经脉皮毛为使。或谓：桂枝汤解表而芍药少，建中汤温里而芍药多，何也？皮肤为近，则制少其服；心腹为远，则制大其服，所以不同也。昂按：此即"表欲其散，里欲其收"之义。小建中治腹痛者，以木来克土，取芍药为君，土中泻木也。理中汤治腹痛者，以水来侮土，取干姜为君，土中泻水也。平胃散治腹痛自利者，取苍术为君，泻土除湿也。云岐子曰：建中为补，能补中焦之虚，而不能补上焦、下焦之虚。调胃为泻，能泻中焦之实，而不能泻上焦、下焦之实。

本方加黄芪两半，名黄芪建中汤，《金匮》。**治虚劳诸不足。**《准绳》曰：血不足而用黄芪。黄芪味甘，加以甘草，大能生血，此仲景之妙法。盖稼穑作甘，甘能补胃，胃为气血之海，气血所从生也。《经》曰：无阳则阴无以生。以甘益胃而生血，旨哉！今人但知参、芪为气药，故特表而出之。昂按：补血汤黄芪五倍于当归，而云"补血"，即此义。**亦治伤寒汗后身痛，表虚恶寒，脉迟弱者。**身痛乃六经俱有之证，有表有里，有寒有热，有风有湿。阳证身痛，但拘急身不能转侧。阴寒身痛，体势沉重，宛如被杖。以此别之。此证因过汗耗损阴气，血少不能营养筋骨，故痛。阳虚故脉迟，汗后故脉弱。用黄芪、甘草之甘以补中气，芍药之酸以收阴气。桂枝辛热，外以益卫而实表，内以和荣而补阴。使中气建立，则能生育荣卫，通行津液，表不虚而身痛自汗皆止，虚劳不足可愈矣。

白术附子汤 风虚头眩。《近效方》。

治风虚，头重眩，苦极，食不知味，用此暖肌补中，益精气。

白术二两　**甘草**一两　**附子**一枚，炮　每服五钱，姜五片，枣一枚，煎。

此足太阴、少阴药也。喻嘉言曰：肾气空虚，外风入之，风挟肾中阴浊之气厥逆上攻，头间重眩，极苦难耐。兼以脾虚不知食味。此脾肾两虚，风已入脏。方中全不用风药，但用附子暖其水脏，白术暖其土脏，水土一暖，则浊阴之气尽趋于下，而二证自止，制方之义精矣。

本方加桂枝，不用姜、枣，名"甘草附子汤"，仲景。**治风湿相搏，一身烦痛，汗出恶风，小便不利，或身微肿。**风则上先受之，湿则下先受之，殆至两相搏结，注经络，流关节，入肌骨，无处不到，则无处不痛也。风胜则卫气不固，故汗出而恶风。湿胜则水道不行，故小便不利而微肿。用白术以益土燥湿，桂枝以散风固表，附子以驱阴助阳，甘草以和中益气也。**本方加官桂、川芎，名"芎术除湿汤"，治寒湿头痛、眩晕。**

益元汤 阴躁。《活人》。

治面赤身热，不烦而躁，饮水不入口，名戴阳证。成氏曰：烦躁者，先烦渐至躁也。躁烦者，先躁而迤进复烦也。从烦至躁为热。先躁后烦谓怫，怫然更作躁闷，此为阴盛格阳也。虽大躁欲于泥水中卧，但饮水不得入口是也。此气欲脱而争，譬如灯将灭而复明矣。按：内热曰烦，谓心中郁烦，为有根之火，故但烦不躁及先烦后躁者皆可治。外热曰躁，谓身体手足动扰，欲裸衣入井，为无根之火，故但躁不烦及躁后烦者皆不治。

附子炮　干姜　艾叶　黄连　知母　人参　麦冬　五味子　甘草

加姜、枣、葱白煎，入童便一匙，冷服。

此足少阴药也。附子、干姜、艾叶回阳之药，协以人参、甘草补其阳虚，退其阴火，所谓甘温能除大热也。黄连以折泛上之火，知母以滋在下之阴，王海藏曰：烦出于肺，躁出于肾。成无己曰：烦，阳也；躁，阴也。以静其躁。盖阳无阴则孤阳无所附丽，故扶阳亦兼和阴也。麦冬、五味补肺清心，合人参以生其脉。加童便而冷服者，热因寒用也。戴氏曰：烦躁，阴阳经皆有之。阳明经胃有燥屎故烦，当下之。太阳经已得汗而烦者，五苓散。少阳亦有烦，宜小柴胡汤。按：先贤治烦躁俱作，有属热者，有属寒者。治独烦不躁多属热，惟悸而躁者为虚寒。治独躁不烦者多属寒，惟火邪者属热。阴烦者少阴为多，由阳气传入阴经，阴得阳则烦。自利而烦渴、不眠者，辰砂五苓散。若非是阳气传阴，阴气犯阴经，吐利、手足厥冷而烦。《经》云"阳虚阴乘之故烦"，又云"阴盛发躁，欲坐井中"，吴茱萸汤，甚者四逆汤加葱白。外有虚烦一证，乃病愈后阴阳未复，时发烦热，竹叶石膏汤。痰多睡不宁者，温胆汤。呕者，橘皮汤。

回阳救急汤 三阴寒厥。节庵。自注云：即四逆汤。

治三阴中寒初病，身不热，头不痛，恶寒战栗，四肢厥冷，引衣自盖，蜷卧沉重，腹痛吐泻，口中不渴，或指甲唇青，口吐涎沫，或无脉，或脉沉迟无力。初病无身热头痛，是无表证，邪不在阳也。恶寒厥逆，是寒中于里，阳气不宣于四肢也。引衣自盖，蜷卧沉重，是寒中少阴也。腹痛吐泻，不渴，是寒中太阴也。指甲唇青，口吐涎沫，是寒中厥阴也。至于沉迟无脉，阴寒为已甚矣。战栗有属阴者，阳微阴胜，邪气内争，而正不胜，故心寒足蜷，鼓颔厥冷，而一身战摇也。有属阳者，真阳来复，正气鼓动，外争而胜，故身为振摇，遂大汗以解也。

附子炮　干姜　肉桂　人参五分　白术　茯苓一钱　半夏　陈皮七分　甘草二分　五味子九粒　加姜煎，入麝三厘，调服。无脉，加猪胆汁。泄泻，加升麻、黄芪。呕吐，加姜汁。吐涎沫，加盐炒吴茱萸。

此足三阴药也。寒中三阴，阴盛则阳微，故以附子、姜、桂辛热之药祛其阴寒，而以六君温补之药助其阳气，五味合人参可以生脉。加麝香者，通其窍也。

四神丸 肾泻脾泻。

治肾泻脾泻。肾泻者，五更时泻也。《经》曰：肾者胃之关也。前阴利水，后阴利谷。肾属水，水旺于子，肾之阳虚不能键闭，故将交阳分则泻也。脾泻者，脾之清阳下陷，不能运化阑门，元气不足，不能分别水谷，不痛而泻也。两证皆由肾命火衰，不能上生脾土故也。杨仁斋曰：肾命之气交通，水谷自然克化矣。阑门在大小肠之交，主分别水谷。

破故纸四两, 酒浸一宿, 炒　五味子三两, 炒　肉豆蔻二两, 面裹煨　吴茱萸一两, 盐汤炮　用大枣百枚，生姜八两切片，同煮，枣烂去姜，取枣肉捣丸，每服二钱，临卧盐汤下。若平旦服之，至夜药力已尽，不能敌一夜之阴寒故也。

此足少阴药也。破故纸辛苦大温，能补相火以通君火，火旺乃能生土，故以为君。肉蔻辛温，能行气消食，暖胃固肠。五味咸能补肾，酸能涩精。吴茱辛热，除湿燥脾，能入少阴、厥阴气分而补火。生姜暖胃，大枣补土，所以防水。盖久泻皆由肾命火衰，不能专责脾胃，故大补下焦元阳，使火旺土强，则能制水而不复妄行矣。

本方单用破故纸、肉豆蔻，名"二神丸"，治同。火乃土之母。破故纸补肾，为癸水。肉豆蔻厚肠胃，为戊土。戊癸化火，同为补土母之药。许学士曰：有全不进食者，服补脾药皆不效，予授二神丸，顿能进食。此病不可全作脾治。盖肾气怯弱，真元衰削，是以不能化食，如鼎釜之下无火，物终不熟也。本方单用五味子，吴茱萸，名"五味子散"，治同。本方除五味子、吴茱萸，加茴香一两，木香五钱，姜煮枣丸，亦名"四神丸"，《澹寮》。治同。茴香亦暖肾之药。木香行气而实大肠，用以疏肝和脾，不使木盛克土也。《薛氏医案》云：脾胃虚寒下陷者，补中益气汤加木香、肉蔻、补骨脂。脾气虚寒不禁者，六君子汤加炮姜、肉桂。命门火衰脾土虚寒者，宜八味丸。脾肾气血俱虚者，十全大补汤送四神丸。大便滑利，小便秘涩，或肢体尽肿，喘嗽吐痰，为脾肾亏损，宜《金匮》加减肾气丸。

感应丸 寒积泻痢。

治新旧冷积泻痢等证。

木香　肉豆蔻　丁香两半　干姜炮　百草霜一两　杏仁一百四十粒, 去皮尖　巴豆七十粒, 去心、皮、膜, 研去油　巴豆、杏仁另研，同前药末和匀。用好黄蜡六两溶化，重绢滤去渣，好酒一升，于砂锅内煮数沸，候酒冷蜡浮，用清油一两，铫内熬熟，取蜡四两，同化成汁，就铫内和前药末，乘热拌匀，丸如豆大，每服三十丸，空心姜汤下。

此手足阳明药也。肉蔻逐冷消食，下气和中。丁香暖胃助阳，宣壅除癖。木香升降诸气，和脾疏肝。杏仁降气散寒，润燥消积。炮姜能逐锢冷，而散痞通关。巴豆善破沉寒，而夺门宣滞，寒积深锢，非此莫攻。百草霜和中温散，亦能消积治痢为佐也。《医贯》曰：此方神妙不可言，虽有巴豆，不令人泻，其积自然消化。李时珍曰：一妇年六十余，溏泻五载，犯生冷、油腻、肉食即作痛，服升涩药泻反甚，脉沉而滑。此乃脾胃久伤，积冷凝滞，法当以热下之。用蜡匮巴豆丸五十粒，服二日遂愈。自是每用治泻病，愈者近百人。

导气汤 寒疝。

治寒疝疼痛。阴气积于内，复为寒邪所袭，荣卫不调，则成疝病。囊冷结硬如石，或引睾丸而痛，名寒疝。疝有七种：寒疝、水疝、筋疝、血疝、气疝、狐疝、㿉疝也。证虽见于肾，病实本乎肝，以厥阴肝脉络于阴器故也。此方乃治疝之通剂，以疝病多因寒湿所致也。女子阴菌亦同此类。张子和曰：凡遗尿、癃秘、阴痿、胞痹、精滑、白淫，皆男子之疝也。血涸不月、足躄、咽干、癃秘、小腹有块、前阴突出、后阴痔核，皆女子之疝也，但女子不名疝而名瘕。

川楝子四钱　木香三钱　茴香二钱　吴茱萸一钱，汤泡　长流水煎。

此足厥阴、少阴药也。川楝苦寒，能入肝舒筋，使无挛急之苦，又能导小肠、膀胱之热，从小水下行，为治疝之主药。木香升降诸气，通利三焦，疏肝而和脾。茴香能入肾与膀胱，暖丹田而祛冷气。吴茱萸入肝肾气分，燥湿而除寒。三者皆辛温之品，用以宣通其气，使小便下利，则寒去而湿除也。

天台乌药散 小肠疝气。

治小肠疝气，牵引脐腹疼痛。厥阴肝脉络于阴器，上入少腹，疝病乃肝邪也。肝主筋，故牵引疼痛。小肠经络并于厥阴，寒邪客于小肠，小肠痛引睾丸，上而不下，痛入脐腹，甚则上冲心胸，故俗亦名小肠气。古人治法，往往相类。

乌药　木香　茴香盐炒　良姜炒　青皮五钱　槟榔二个　川楝子十个　巴豆七十一粒　先以巴豆微打破，同川楝麸炒黑，去麸及巴豆，同余药为末。酒下一钱。

此足厥阴、手太阴药也。乌药散膀胱冷气，能消肿止痛。川楝导小肠邪热，因小便下行。木香、青皮行气而平肝，良姜、茴香散寒而暖肾。槟榔性如铁石，能下水溃坚。巴豆斩关夺门，破血瘕寒积。皆行气祛湿散寒之品也。

疝气方 丹溪。

治疝气疼痛。

吴茱萸　枳壳　栀子　唐球子即山楂，俱炒用　荔枝核煅　等分，为末，空心长流水下二钱。

此足厥阴药也。吴茱入厥阴气分，温肝逐寒。山栀泻三焦火热，由膀胱出。枳壳行气而破瘕，山楂散瘀而磨积。荔枝双结，形类睾丸，能入肝肾辟寒散滞，故假之以为引也。丹溪曰：疝病自《素问》而下皆以为寒，世有寒而无疝者，必有说以通之可也。因思此病始于湿热在经，郁遏既久，又感外寒，湿热被郁而作痛，只作寒论，恐有未尽。古方以乌头、栀子等分作汤，其效亦速。后因此方随证加减，无有不应，须分湿热多少而治之。又有挟虚而发者，当以参、术为君，而佐以疏导，其脉沉紧而豁大者是也。按：疏导药即桃仁、山楂、枳实、黑栀、川楝、吴茱、延胡、丁香、木香之类。山栀、附子酒煎加盐服，名"栀附汤"，丹溪曰：乌头治外束之寒，栀子治内郁之热。

橘核丸 癫疝。《济生》。

治四种癫疝。茎、囊、睾丸肿硬，不痛不痒，为癫疝，亦有引脐腹绞痛者。四种：肠癫、卵癫、水癫、气癫也。皆寒湿为病。

橘核　川楝子　海藻　海带　昆布　桃仁二两　延胡索　厚朴　枳实　木通　桂心　木香五钱　酒糊丸，盐汤或酒下。

此足厥阴药也。疝病由于寒湿，或在气，或在血，证虽见乎肾，病实本乎肝。厥阴肝脉络阴器。橘核、木香能入厥阴气分而行气，桃仁、延胡能入厥阴血分而活血。川楝、木通能导小肠、膀胱之热，由小便下行，所以去湿。官桂能平肝暖肾，补肾命之火，所以祛寒。厚朴、枳实并能行结水而破宿血。昆布、藻、带咸润下而软坚，寒行水以泄热。湿久为热，寒久亦为热。同为散肿消坚之剂也。朱丹溪曰：癫疝不痛，非痛断房事与厚味不可。若苍术、神曲、山楂、白芷、川芎、枳实、半夏皆要药，又宜随时月寒热加减，有热加栀子，坚硬加朴硝，秋冬加吴茱萸。

清暑之剂

暑为阳邪，心属离火，故暑先入心，从其类也。巳月六阳尽出于地上，此气之浮也。《经》曰：夏气在经络，长夏气在肌肉。表实者里必虚，又热则气泄，故《经》曰：脉虚身热，得之伤暑。外证头痛口干，面垢自汗，呕逆泄泻，少气倦怠，其大较也。有余证者，皆后传变也。伤暑有兼伤风者，有兼伤寒者，有兼伤湿者，有兼伤食者，有冒暑饮酒引暑入内者，有纳凉巨室暑不得泄反中入内者，有手足搐搦名暑风者，有手足逆冷名暑厥者，有昏不知人为中暑者。洁古曰：中热为阳证，为有余；中暑为阴证，为不足。盖肺主气，夏月火盛灼金，则肺受伤而气虚，故多不足。凡中暑者，不可作中风治。

四味香薷饮 散暑和脾。

治一切感冒暑气，皮肤蒸热，头痛头重，自汗肢倦，或烦渴，或吐泻。暑为阳邪，故蒸热。暑必兼湿，故自汗。暑湿干于心则烦，于肺则渴，于脾则吐利，上蒸于头则重而痛。暑能伤气，故倦怠。

香薷一两　厚朴姜汁炒　扁豆炒，五钱　黄连姜炒，三钱　冷服。香薷辛热，必冷服者，《经》所谓"治温以清，凉而行之"也。热服作泻。

此手少阴、手足太阴、足阳明药也。香薷辛温香散，能入脾肺气分，发越阳气，以散皮肤之蒸热。厚朴苦温，除湿散满，以解心腹之凝结。扁豆甘淡，能消脾胃之暑湿，降浊而升清。黄连苦寒，能入心脾清热而除烦也。李时珍曰：有处高堂大厦而中暑者，缘纳凉太过，饮冷太多，阳气为阴邪所遏，反中入内，故见头痛恶寒之证。用香薷以发越阳气，散水和脾则愈。王履曰：此非中暑，盖亦伤寒之类耳。《玉机微义》曰：东垣论暑证，同冬月伤寒传变为证不一。彼为寒伤形，此则暑热伤气。若元气虚甚，有一时不救者，与伤寒阳毒顷刻害人实同。启是病例，大开后人聋聩。《活人书》云：脉虚身热，谓之中暑，乃不足之证。头痛恶寒，形面拘垢，宜用温散之剂。脉盛身热，谓之中热，乃有余之证。头痛壮热，大渴引饮，宜用清凉之剂。薛氏曰：中暍乃阴寒之证，法当补阳气为主，少佐以解暑。先哲用干姜、附子，此推《内经》舍时从证之法也。香薷饮乃散阳气导真阴之剂，若元气虚、犯房劳而用之者，适所以招暑也。李士材曰：香薷乃夏月发汗之药，其性温热，只宜于中暑之人，若中热之人误服之，反成大害。李时珍曰：香薷乃夏月解表之药，犹冬月之用麻黄，气虚者尤不可多服。今人谓能解暑，概用代茶，误矣。张兼善曰：风寒湿皆地之气，系浊邪，所以俱中足经。暑乃天之气，系清邪，所以中手少阴心经。其证多与伤寒相似，但伤寒初病未至烦渴，暑初病即渴。伤寒脉必浮盛，暑脉虚弱，为不同耳。昂按：张氏之辨证是也。如风亦阳邪，属天气，尝中于头，未可言浊。又伤寒中足六经，虽系《内经》原文，然麻黄、桂枝皆肺药，泻心数汤皆心药，未可执言伤足不伤手也。暑有冒、有伤、有伏、有中四者轻重之分。

本方除扁豆，名"黄连香薷饮"，治中暑热盛，口渴心烦，或下鲜血。本方除黄连，名"三物香薷饮"，治伤暑呕逆泄泻。再加茯苓、甘草，名"五物香薷饮"，驱暑和中。再加木瓜，名"六味香薷饮"，治中暑湿盛。热盛则加黄连以泻心火，湿盛则加茯苓、木瓜以去脾湿。再加人参、黄芪、白术、陈皮、名"十味香薷饮"，治暑湿内伤，头重吐利，身倦神昏。加参、芪者，所以补肺益气。加苓、术、陈、草者，所以助脾调中。木瓜酸温利湿收脱，能于土中泻木，平肝而和脾。此外感而兼内伤之证，故用香薷清湿解表，而以诸药专调中宫也。三物香薷饮加羌活防风，治中暑兼中风，僵仆搐搦，或再加黄芪、芍药。暑月得病，手足搐搦，如惊风状，名暑风。三物香薷饮加干葛，名"香薷葛根汤"，治暑月伤风咳嗽。昂按：此方当治伤暑泄泻。本方加茯神，治瘅疟。独热不寒曰瘅疟。当责之暑邪，暑先入心，故加茯神以宁心。本方用香薷、扁豆、厚朴、木瓜、甘草，加香附、陈皮、苍术、紫苏，名"二香散"，盖合香薷饮、香苏饮为一方。治外感内伤，身热腹胀。

清暑益气汤 清暑益气。东垣。

治长夏湿热炎蒸，四肢困倦，精神减少，胸满气促，身热心烦，口渴恶食，自汗身重，肢体疼痛，小便赤涩，大便溏黄而脉虚者。暑湿蒸人，脾土受伤，故肢倦便溏。暑热伤肺，故气促心烦，口渴便赤。浊气在上，则生䐜胀，故胸满恶食。暑先入心，汗为心液，故自汗。湿盛，故身痛身重。寒伤形，表邪外盛，故脉大而有余。暑伤气，元气耗伤，故脉虚而不足。

黄芪　人参　白术炒　苍术　神曲炒　青皮麸炒　陈皮留白　甘草炙
麦冬　五味　当归酒炒　黄柏酒炒　泽泻　升麻　葛根　姜、枣煎。

此手足太阴、足阳明药也。热伤气，参、芪益气而固表。湿伤脾，二术燥湿而强脾。火盛则金病而水衰，故用麦冬、五味以保肺而生津，肺为水之上源，火旺克金，则金不能生水，麦、味合人参生脉生津。用黄柏以泻热而滋水，青皮平肝而破滞，当归养血而和阴，神曲化食而消积，升、葛解肌热而升清，清气上升能生津液，又风能胜湿。泽泻泻湿热而降浊，陈皮理气，甘草和中。合之以益气强脾，除湿清热也。李东垣曰：脾虚肺气先绝，故用黄芪闭腠理，止汗益气。脾胃既虚，阴火伤其生发之气，营卫大亏。血虚以人参补之，阳旺自能生阴血也。更加当归和血，又加黄柏以救肾水。盖甘寒泻火，火灭则心气得平而安也。心火乘脾，故用炙草泻火而补脾。少用，恐滋满也，中满者去之。若腹中急痛急缩者，却宜多用。咳者去人参。为清浊相干，故以陈皮理之。长夏湿胜，故加二术、泽泻上下分消其湿热也。湿胜则食不化，炒曲辛甘，青皮辛温，消食快气。五味、麦冬、人参酸甘微寒，泻火热而益肺气，救庚金也。庚金，大肠也，主津。《医贯》曰：有伤暑吐衄者，暑伤心，心虚不能生血，不宜过用寒凉以泻心，宜清暑益气，加丹皮、生地、犀角之类。盖暑伤心亦伤气，其脉必虚，以参、芪补气，便能摄血，斯无弊也。

本方除青皮、泽泻、干葛，名"黄芪人参汤"，东垣。治暑伤元气，注夏倦怠，胸满自汗，时作头痛。时痛时止，为内伤证。本方除白术、青皮、麦冬、五味，加茯苓、猪苓、柴胡、羌活、防风、连翘、知母，名"补肝汤"，东垣。治阴汗如水，阴冷如冰，脚痿无力。

生脉散 保肺生脉。《千金》。

治热伤元气，气短倦怠，口渴多汗，肺虚而咳。肺主气，火热伤肺，故气短。金为火制，不能生水，故口渴。气少，故倦怠。肺主皮毛，虚故汗出。虚火乘肺，故咳。李东垣曰：津者，庚大肠所生。三伏之时，为庚金受困。若亡津液，汗太泄，湿热亢甚，燥金受困，风木无制，故风湿相搏，骨节烦痛，一身尽痛也。

人参 **麦冬**五分 **五味子**七粒

此手太阴、少阴药也。肺主气，肺气旺则四脏之气皆旺，虚故脉绝短气也。人参甘温，大补肺气，为君。麦冬止汗，润肺滋水，清心泻热，为臣。五味酸温，敛肺生津，收耗散之气，为佐。盖心主脉，肺朝百脉，百脉皆朝于肺。补肺清心则气充而脉复，故曰"生脉"也。人有将死脉绝者，服此能复生之。其功甚大。夏月炎暑，火旺克金，当以保肺为主。清晨服此，能益气而祛暑也。李东垣曰：手阳明大肠，手太阳小肠，皆属足阳明胃。大肠主津，小肠主液，大肠小肠受胃之阳气，乃能行津液于上焦，灌溉皮毛，充实腠理。若饮食不节，胃气不充，大肠、小肠无所禀受，故津液涸竭焉。又曰：脉者元气也。人参之甘补元气而泻火热；麦冬之苦寒，补水源而清燥金；五味之酸以泻火，补庚大肠与肺金。又曰：夏月加黄芪、甘草服之，令人气力涌出。《经疏》曰：麦冬，实足阳明胃经之正药。

本方加陈皮、炙甘草，名"五味子汤"。蒸饼为丸，名"补气丸"，治肺虚少气，咳嗽自汗。本方加黄芪为君，甘草、桔梗为佐，名"补气汤"，治气虚自汗怔忡。再加茯神、远志、木通、名"茯神汤"，治脉虚，咳则心痛，喉中介介或肿。

六一散 利水泻火。河间。一名天水散。

治伤寒中暑，表里俱热，烦躁口渴，小便不通，泻痢热疟，霍乱吐泻，下乳滑胎，解酒食毒，偏主石淋。暑热皆阳邪，在表则发热，在里则泻痢、霍乱、发疟，在上则烦渴，在下则便秘或热泻。火气煎灼，精结成石，则为石淋。

滑石六两 **甘草**一两 为末，冷水或灯心汤调下。丹溪曰：泄泻及呕吐，生姜汤下。中寒者，加硫黄少许。

此足太阳、手太阴药也。滑石气轻能解肌，质重能清降，寒能泻热，滑能通窍，淡能行水，使肺气降而下通膀胱，火退则肺气下降，故能生水而利小便。故能祛暑住泻，止烦渴而利小便也。小便利则大便实，而泻自止。加甘草者，和其中气，又以缓滑石之寒滑也。加辰砂者，以镇心神，而泻丙丁之邪热。小肠为丙火，心为丁火。其数六一者，取"天一生水，地六成之"之义也。故又名天水散。刘河间曰：统治上下表里诸病，盖取其能通除上下三焦湿热也。然惟体盛湿多之人宜服之，以解暑利水，使湿热从小便出。若无热之人而多服此，则反耗其津液而渴转甚矣，又当服生脉散。

本方加辰砂少许，清心。名"益元散"。加薄荷少许，清肺。名"鸡苏散"。加青黛少许，名"碧玉散"，治同。本方加红曲五钱，名"清六丸"，治赤痢。赤属热伤血分，红曲能调六腑之血。加干姜五钱，名"温六丸"，治白痢。白属热伤气分，干姜能散湿热之气。本方加生柏叶、生车前、生藕节，名"三生益元散"，治血淋。本方加牛黄，治虚烦不得眠。本方除甘草，加吴茱萸一两，名"茱萸六一散"，治湿热吞酸。本方除滑石，加黄芪六两，大枣煎，热服，名"黄芪六一散"，治诸虚不足，盗汗消渴。凡渴证防发痈疽，宜黄芪六一散吞忍冬丸。

缩脾饮 理脾清暑。

清暑气，除烦渴，止吐泻霍乱，及暑月酒食所伤。

砂仁　草果煨，去皮　乌梅　甘草炙，四两　扁豆炒，研　干葛二两

此足太阴、阳明药也。暑必兼湿，而湿属脾土，暑湿合邪，脾胃病矣，故治暑必先去湿。砂仁、草果辛香温散，利气快脾，消酒食而散湿。扁豆专解中宫之暑而渗湿，湿盛则津不生而渴。葛根能升胃中清阳而生津，风药多燥，惟葛根能生津。乌梅清热解渴，甘草补土和中。

消暑丸 利湿清暑。海藏。

治伏暑烦渴，发热头痛，脾胃不和。

半夏一斤，醋五斤，煮干　茯苓　甘草半斤，生用　姜汁糊丸，勿见生水，热汤下。有痰，生姜汤下。

此足太阴、太阳药也。长夏炎蒸，湿土司令，故暑必兼湿。证见便秘烦渴，或吐或痢者，以湿胜则气不得施化也。此方不治其暑，专治其湿，用半夏、茯苓行水之药，少佐甘草以和其中。半夏用醋煮者，醋能开胃散水，敛热解毒也。使暑气湿气俱从小便下降，则脾胃和而烦渴自止矣。《局方》取此名消暑丸，意甚深远。伤暑而发热头痛者，

服此尤良。

本方一两，加黄连二钱，名"黄连消暑丸"，治伏暑烦渴而多热痰。

大顺散 温中散暑。

治冒暑伏热，引饮过多，脾胃受湿，水谷不分，清浊相干，阴阳气逆，霍乱吐泻，脏腑不调。

干姜　桂　杏仁去皮尖　甘草　等分。先将甘草用白砂炒，次入姜、杏炒过，去砂，合桂为末，每服二钱。

此足太阳药也。从仲景太阳例药变用。夏月过于饮冷餐寒，阳气不得伸越，故气逆而霍乱吐泻也。脾胃者，喜燥而恶湿，喜温而恶寒。干姜、肉桂散寒燥湿，杏仁、甘草利气调脾，皆辛甘发散之药，升伏阳于阴中，亦从治之法也。如伤暑无寒证者，不可执泥。中伤暑毒，阳外阴内，故治之多用暖剂，如大顺散、香薷饮之类。大蒜辛热通窍，故亦治之。然有阴阳二证，寒热不同，治当审慎。吴鹤臬曰：此方非治暑，乃治暑月饮冷受伤之脾胃耳。

五苓散 暑湿相搏。方见"湿门"。

治暑毒入心，发热大渴，小便不利，及暑湿相搏，自汗身重。渴者，去桂，加黄连。朱丹溪、滑伯仁每疑暑病不当发汗，盖暑伤心，热伤气，汗为心液，汗多必致亡阳。惟用香薷饮、五苓散利水之药，使暑气从小肠、膀胱下降，则病易愈，而元气无损矣。

人参白虎汤 中暑。方见"火门"。

治太阳中暍，身热汗出，足冷恶寒，脉微而渴。

竹叶石膏汤 伤暑发渴。方见"火门"。

治伤暑发渴，脉虚。

利湿之剂

湿为阴邪。《经》曰：地之湿气，感则害皮肉筋脉。又曰：诸湿肿满，皆属于脾。湿者土之气，土者火之子，故湿每能生热，热亦能生湿，如夏热则万物润溽也。湿有自外感得者，坐卧卑湿，身受水雨也；有自内伤得者，生冷酒面，纵恣无度，又脾虚肾虚，不能防制也。有伤风湿者，有伤热湿者，有伤寒湿者，有伤暑湿者。有中湿而喎邪不遂、舌强语涩、昏不知人，状类中风者。湿在表在上宜发汗，在里在下宜渗泄。里虚者宜实脾，挟风而外感者宜解肌，挟寒而在半表半里者宜温散。凡中湿者不可作中风治。

五苓散 利湿清热。仲景。

治太阳病发汗后，大汗出，胃中干，烦躁不得眠，欲饮水者，少少与之，令胃气和则愈。若脉浮，小便不利，微热消渴者，此汤主之。脉浮为表证仍在，便秘、热渴为腑证已急，用此两解表里。及中风发热，六七日不解而烦，有表里证，渴欲饮水，水入即吐，名曰水逆。表以外证未罢言，里以烦渴属腑言。邪热挟积饮上逆，故水外格而不入。及伤寒痞满，服泻心汤不解，渴而烦躁，小便不利。功擅荡热滋燥，导饮生津，故亦为消痞良方。程郊倩曰：邪在上焦而治在下焦者，使浊阴下出窍，而清阳之在上焦者自能宣化矣。心邪不从心泻而从小肠泻，又一法也。昂按：此乃正治，非又一法也，乃脏实而泻其腑也。通治诸湿腹满，水饮水肿、呕逆泄泻，水寒射肺，或喘或咳、中暑烦渴，身热头痛，膀胱积热，便秘而渴，霍乱吐泻，痰饮湿疟，身痛身重。此皆伤湿之见证也。湿胜则脾不运，土不能制水，溢于皮肤则肿胀，并于大肠则泄泻，水停心下则呕逆，水寒射肺则喘咳。暑先入心故烦渴，五苓利小水、降心火，故兼治中暑烦渴。肺病则金不能生水，膀胱热则阳不能化阴，故便秘而渴。阴阳不和，则霍乱吐泻。湿胜，则身痛身重。大抵下不通利，则阴阳不能升降，而变证多矣。

猪苓　茯苓　白术炒，十八铢　泽泻—两六铢半　桂半两，按杂病当用桂，伤寒证中表未解者，仍当用桂枝兼取解表　为末，每服三钱，服后多饮热水，汗出而愈。伤暑者，加朱砂，灯心煎。

此足太阳药也。太阳之热传入膀胱之腑，故口渴而便不通。《经》曰：淡味渗泄为阳。二苓甘淡入肺而通膀胱为君。水无常于五味，故淡能利水。茯苓走气分，猪苓走血分，然必上行入肺，而后能下降入膀胱也。咸味涌泄为阴，泽泻甘咸入肾、膀胱，同利水道为臣。益土所以制水，故以白术苦温健脾去湿为佐。膀胱者，津液藏焉，气化则能出矣。故以肉桂辛热为使，热因热用，引入膀胱以化其气，使湿热之邪皆从小水而出也。若汗下之后，内亡津液而便不利者，不可用五苓，恐重亡津液，而益亏其阴也。勿治之，便利自愈。亦有大热如狂、小便不利而用此汤者，欲使太阳随经之邪直达膀胱，由溺而出也。大热利小便，亦釜底抽薪之义。陈来章曰：治秘之道有三：一曰肺燥不能化气，故用二苓、泽泻之甘淡以泄肺而降气；一曰脾湿不能升精，故用白术之苦温以燥脾而升精；一曰膀胱无阳不能化气，故用肉桂之辛热以温膀胱而化阴，使水道通利，则上可以止渴，中可以去湿，下可以泄邪热也。李东垣曰：五苓散，太阳里之下药也。太阳高则汗而发之，下则引而竭之。渴者，邪入太阳本也，当下之，使从膀胱出也，小便利者不宜用。然太阳病热而渴，小便虽利，亦宜五苓下之。又曰：邪在荣卫之间，谓之半表半里。五苓散分阴阳，膀胱经之半表半里也；理中汤治吐泻，上下之半表半里也。里，表之里也。太阳本膀胱膍也。《活人》云：脉浮大是表证，当汗。其人发热烦渴，小便赤，却当下。此是表里俱见，五苓散主之。五苓利水，何以能止渴生津？盖湿热壅于中焦，则气不得施化，故津竭而小便不通也。用五苓利其小水，则湿热下消，津回而渴止矣。亦《内经》"通因通用"之意。李东垣曰：伤饮者，无形之气也，宜发汗、利小便以导其湿。伤食者，有形之物也，轻则消化或损companied，重则方可吐下。

　　本方去桂，名"四苓散"。李东垣曰：无恶寒证，不可用桂。周扬俊曰：五苓为渴而小便不利者设，若不渴则茯苓甘草汤足矣，若但渴则四苓足矣。本方加辰砂，名"辰砂五苓散"，并治小便不利。本方加苍术，名"苍桂五苓散"，治寒湿。本方加茵陈，名"茵陈五苓散"，治湿热发黄，便秘烦渴。本方加羌活，名"元戎五苓散"，治中焦积热。本方加石膏、滑石，寒水石，以清六腑之热，名"桂苓甘露饮"。《宣明》。别见"火门"。本方去桂、泽泻、名"猪苓散"，《金匮》。治呕吐，病在膈上，思饮水者。本方单用肉桂、茯苓等分，蜜丸，名"桂苓丸"，治冒暑烦渴，引饮过多，腹胀便赤。本方单用泽泻五两、白术二两，名"泽泻汤"，《金匮》。治心下支饮，常苦眩冒。本方单用茯苓、白术等分，名"茯苓白术汤"，治脾虚不能制水，湿盛泄泻；再加郁李仁，入姜汁服，名"白茯苓汤"，治水肿。本方加川楝子，治水疝。本方加人参，名"春泽汤"；再加甘草，合四君子。亦名"春泽汤"，治无病而渴，与病瘥后渴者。本方去桂，加苍术、甘草、芍药、栀子、黄芩、羌活，名"二术四苓汤"，通治表里湿邪，兼清暑热。本方倍桂，加黄芪如术之数，治伤暑大汗不止。本方加甘草、滑石、栀子、入食盐、灯草煎，名"节庵导赤散"，治热蓄膀胱，便秘而渴。如中湿发黄加茵陈，水结胸加木通。本方合益元散，治诸湿淋沥；再加琥珀，名"茯苓琥珀汤"，谦甫。治小便数而欠。小便频而短。本方合平胃散，名"胃苓汤"，一名"对金饮子"，治中暑伤湿，停饮夹食，腹痛泄泻，及口渴便秘。此上下分消其湿也。按《机要》论泄泻，有属风、属湿、属寒、属火，此因于外感者也。《三因》言七情感动，脏气不平，亦致溏泻，此因于内伤者也。外则当调六气，内则当调五脏。又有因饮食所伤而泄者，法当消导。因风飧泄者，当解散。因痰积上焦，致大肠不固而泄者，当除痰。有脾胃气虚而泄者，当补中益气，使胃气升腾而泄自止。**本方合黄连香薷饮，名"薷苓汤"，治伤暑泄泻。本方合小柴胡汤，名"柴苓汤"，治发热泄泻口渴，疟疾热多寒少，口燥心烦。以上三方并加姜、枣煎。深师用本方治发白及秃落，术一斤、桂半斤、二苓、泽泻各四两，更名"茯苓术散"。**

猪苓汤 利湿泻热。仲景。

治阳明病脉浮发热，渴欲饮水，小便不通。成氏曰：脉浮发热，上焦热也。渴欲饮水，中焦热也。小便不利，热结下焦，津液不通也。《准绳》曰：此"浮"字误也，是脉字下脱一"不"字也。《活人》云：脉浮者，五苓散；脉沉者，猪苓汤。按《太阳篇》五苓散，乃猪苓、茯苓、泽泻加桂、术。《阳明篇》猪苓汤，亦前三味加滑石，阿胶。桂、术辛甘为阳主外，阿胶、滑石甘寒为阴主内。但阳明为表之里，不当言脉沉。又详《少阴篇》，下利六七日，咳而呕渴，心烦不得眠者，猪苓汤主之。虽不言脉沉，然少阴之脉必沉也。以此推之，成氏随文误释明矣。昂按：猪苓汤味淡气轻，虽三焦通用之药，其实太阳药也，成氏注释深为当理。仲景列之《阳明篇》，亦用治少阴渴利，取其降火行水，则利自止，烦渴自退。乃泻少阴之腑，以安少阴之经，非正治少阴药也。若谓其治少阴病，便为少阴药，太阳亦有用四逆者，岂四逆便为太阳药乎？且改脉浮为不浮，方书中无此文法。少阴之腑，膀胱也。**少阴病下利六七日，咳而呕渴，心烦不得眠。**下利不渴者，里寒也。渴者，阳邪入里。心烦不眠，知挟热也。咳而渴呕，有停饮也。渴而下利，知小便必不利，是热邪已入膀胱也，宜利小便，则热降而便实。**通治湿热黄疸，口渴溺赤。**

猪苓 茯苓 泽泻 滑石 阿胶各一两

此足太阳、阳明药也。热上壅则下不通，下不通热益上壅。又湿郁则为热，热蒸更为湿，故心烦而呕渴，便秘而发黄也。淡能渗湿，寒能胜热。茯苓甘淡，渗脾肺之湿。猪苓甘淡，泽泻咸寒，泻肾与膀胱之湿。滑石甘淡而寒，体重降火，气轻解肌，通行上下表里之湿。阿胶甘平润滑，以疗烦渴不眠。要使水道通利，则热邪皆从小便下降，而三焦俱清矣。吴鹤皋曰：以诸药过燥，故又加阿胶以存津液。按徐之才曰：燥可去湿，桑白皮、赤小豆之类是也。王好古曰：滑石为至燥之剂。盖皆以行水之药为燥，而不以燥热之药为燥也，故陶隐居欲于十剂之外加寒热二剂。愚所著《本草备要》，则以热药为燥剂，而以行水属通剂矣。五苓泻湿胜，故用桂、术；猪苓泻热胜，故用滑石。

茯苓甘草汤 水饮悸厥。仲景。

治伤寒水气乘心，厥而心下悸者。先治其水，却治其厥，不尔，水渍入胃，必作利也。太阳证饮水过多，水停心下必悸。火畏水，故心惕惕然动，不自安也。**亦治伤寒汗出不渴者**。《经》曰：伤寒汗出而渴者，五苓散主之。不渴者，此汤主之。汗而不渴，为邪热未入里，故但解表、利水而兼和中。**亦治膀胱腑咳，咳而遗溺**。

茯苓　桂枝二两　甘草一两　生姜三两

此足太阳药也。淡能渗水，甘能宁心助阳，故用茯苓。辛能散饮，温能发汗解肌，故用姜、桂。益土可以制水，甘平能补气和中，故用甘草。按悸证，有过汗而悸者，有吐下而悸者，有气虚而悸者。惟饮之为悸，甚于他邪，以水停心下，无所不入，侵于肺则咳，传于胃为呕，溢于皮肤为肿，渍于肠间为利。故《经》曰：先治其水，后治其厥。厥为邪之深者，犹先治水，况病之浅者乎！

本方去生姜，加白术，名"**茯苓桂枝白术甘草汤**"，仲景。治伤寒吐下后，心下逆满，气上冲胸，起则头眩，脉沉紧，发汗则动经，身为振摇者。逆满气冲，寒邪伏饮上搏于膈也，故令头眩。沉为在里，且既经吐下，复发其汗，则阳益虚而津液耗，故振摇也。与此汤导饮和中，益阳固卫。《金匮》用治心下有痰饮，胸胁支满，目眩。

小半夏加茯苓汤 水饮痞眩。《金匮》。《三因》名大半夏汤。

治卒呕吐，心下痞，膈间有水，眩悸。水气上逆则呕，水停膈间则痞，上于头则眩，凌于心则悸。

半夏一升　生姜半斤　茯苓三两

此足太阳、阳明药也。半夏、生姜行水气而散逆气，能止呕吐。茯苓宁心气而泄肾邪，能利小便。火因水而下行，则悸眩止而痞消矣。

本方除茯苓，名"**小半夏汤**"，《金匮》。治支饮呕吐不渴，亦治黄疸。《金匮》云：呕家本渴，渴者为欲解，今反不渴，心下有支饮故也，小半夏汤主之。呕吐，津液去，必渴，不可因渴而遂以为热。**本方除茯苓、生姜，加人参、白蜜，名"大半夏汤"**，《金匮》。治反胃，食入即吐。李东垣曰：辛药生姜之类治呕吐，但治上焦气壅表实之病。若胃虚谷气不行，胸中闭塞而呕者，惟宜益胃推扬谷气而已，勿作表实，用辛药泻之。故用小半夏汤不愈者，服大半夏汤立愈。此仲景心法也。

加味肾气丸 水蛊下消。《金匮》肾气丸，即桂附八味丸，治妇人转胞，无车前、牛膝。

治脾肾大虚，肚腹胀大，四肢浮肿，喘急痰盛，小便不利，大便溏黄，已成蛊证。亦治消渴，饮一溲一。《经》曰：肾者胃之关也，关门不利，故聚水而从其类也。上下溢于皮肤，故为胕肿。肾消者，肾水衰竭，龙雷之火不安其位，上炎于肺，消渴引饮。饮入于胃，下无火化，直入膀胱，故饮一溲也。用桂、附辛热引真火归元，地黄纯阴壮真水滋肾，为治下消之剂。

熟地黄四两　**茯苓**三两，乳拌　**山药**微炒　**丹皮**酒炒　**山萸肉**酒润　**泽泻**酒浸　**川牛膝**酒浸　**车前子**微炒　**肉桂**一两　**附子**制熟，五钱　蜜丸。

此足太阴、少阴药也。土为万物之母，脾虚则土不能制水而洋溢。水为万物之源，天一生水。肾虚则水不安其位而妄行，以致泛滥皮肤肢体之间。因而攻之，虚虚之祸，不待言矣。《经》曰：毋盛盛，毋虚虚，贻人祸殃。桂附八味丸，滋真阴而能行水，地黄、茯苓、泽泻、桂、附皆能行水。补命火因以强脾。肉桂、附子补命门火，火能生土，土强则能防水。阳能化阴，阴化则便溺通。加车前利小便，则不走气；加牛膝益肝肾，借以下行，故使水道通而肿胀已，又无损于真元也。喻嘉言曰：按此方，《济生》以附子为君，此薛新甫重订以茯苓为君。然肾之关门不开，必以附子回阳，蒸动肾气，其关始开，胃中积水始下，以阳主开故也。关开，即不用茯苓、牛膝、车前而水亦下。关闭，则车前、茯苓用至无算，抑莫之如何矣！用方者将君附子乎，抑君茯苓乎？何柏斋曰：造化之机，水火而已，宜平不宜偏，宜交不宜分，火宜在下，水宜在上，则易交也。交则为既济，不交则为未济，分而离则死矣。消渴证不交，而火偏盛也。水气证不交，而水偏盛也。乾始坤成，至其交合变化之用，则水火二气。大旱而物不生，火偏盛也；太涝物亦不生，水偏盛也。人之脏腑以脾胃为主，然脾胃能化物与否，实出于水火二气，非脾胃之能也。火盛则脾胃燥，水盛则脾胃湿，皆不能化物，乃生诸病。水肿之病，盖水病而火不能化也，导水补火，使二气和平，则病去矣。《医贯》曰：火为阳之根，水为阴之根，而水与火之总根，两肾之间动气是也。余于五行之中，独重水火，而其生克之妙用，又与世论不同。世人皆曰水克火，而余独曰水养火；世人皆曰金生水，而余独曰水生金；世人皆曰土克水，而余独于水中补土；世人皆曰木克土，而余独升木以培土。若此之论，谁则信之？讵知君相二火，以肾为宫。水克火者，后天有形之水火；水养火者，先天无形之水火也。今之言补肺者，人参、黄耆；清肺者，黄芩、麦冬；敛肺者，五味、诃子；泻肺者，葶苈、枳壳。病之轻者，岂无一效，若本原亏损者，毫不相干。盖肺金之气，夜卧则归藏于肾水之中。肺名娇脏，畏寒畏热，肾中有火则金畏火形而不敢归，肾中无火则水冷金寒而不敢归，或为喘胀，为哕咳，为不寐，为不食，累累若丧家之狗，惟收敛之仅似有理，然不得其门，从何而入？仁斋云：肺出气，肾纳气。肺为气之主，肾为气之本。肾虚不能纳气归元，必壮水之主，或益火之源，水向火中生矣。混沌之初，何尝有土？自天一生水，而水之凝结处始为土，此后天卦位，艮土居坎水之次也。坚者为石，最坚者为金，可见水土金先天一原也。肺为土之子，先补其子，使不食母之气，则母不衰，亦见金生土之义矣。至于木能克土，举世伐之，余谓木借土以生，岂有反克之理？木乃生生之气，始于东方，春升之气也。阳气也，元气也，胃气也，同出而异名也。譬之种树，雨以润之，风以散之，日以暄之，使得遂其生发长养之天而已矣。及其生意将竭，则又当敛其生生之气于水土之中，以为来春生发之本，焉有伐之之理乎？此东垣《脾胃论》用升、柴以疏木气，谆谆言之也，但未及雨润风散及归根复命之理耳。余特申五行妙用，专以水火为重也。又曰：人身水火，原自均平，偏者病也。火偏多者，补水配火，不必去火；水偏多者，补火配水，不必去水。譬之天平，此重则彼轻，一边重者，只补足轻者之一边，决不凿去法马。今之欲泻水降火者，凿法马者也。《难经》曰：阳气不足，阴气有余，当先补其阳而后泻其阴。阴气不足，阳气有余，当先补其阴而后泻其阳。营卫通行，此其要也。昂按：此即《内经》"亢则害，承乃制"之义也。

越婢汤 风水。《金匮》。

治风水恶风，一身悉肿，脉浮不渴，续自汗出，无大热者。《经》曰：肝肾并沉为石水，并浮为风水。水在皮肤，故脉浮。里无热，故不渴。病本于风，故汗出恶风。无大热者，热未尽退也。

麻黄六两　石膏八两　生姜三两　甘草二两　大枣十二枚　恶风者，加附子。

此足太阳药也。风水在肌肤之间，用麻黄之辛热以泻肺，石膏之甘寒以清胃，肺主通调水道，胃主分别水谷。甘草佐之，使风水从毛孔中出。又以姜、枣为使，调和营卫，不使其太发散耗津液也。胃为十二经之主，脾治水谷为卑脏，若婢。《经》曰：脾主为胃行其津液。是方名"越婢"者，以发越脾气，通行津液。《外台》一名"越脾汤"，即此义也。

防己黄芪汤 风水诸湿。《金匮》。

治风水脉浮身重，汗出恶风，及诸风诸湿，麻木身痛。按东垣曰：麻木为风，三尺童子皆知之。细核则有区别，如久坐亦麻木，绳缚之人亦麻木，非有风邪，乃气不行也。当补肺气，麻木自去矣。愚谓因其气虚，故风邪入而踞之，所以风为虚象，气虚其本也。

防己　黄芪一两　白术七钱半　甘草五钱，炙　每服五钱，加姜、枣煎。腹痛加芍药，喘加麻黄，有寒加细辛，气上冲加桂枝，热肿加黄芩，寒多掣痛加姜、桂，湿盛加茯苓、苍术，气满坚痛加陈皮、枳壳、苏叶。

此足太阳、太阴药也。防己大辛苦寒，通行十二经，开窍泻湿，为治风肿水肿之主药。黄芪生用达表，治风注肤痛，温分肉，实腠理。白术健脾燥湿，与黄芪并能止汗，为臣。防己性险而捷，故用甘草甘平以缓之，又能补土制水，为佐。姜、枣辛甘发散，调和荣卫，为使也。

本方去白术、姜、枣，加茯苓、桂枝，名"防己茯苓汤"，《金匮》。治水在皮肤四肢，聂聂而动，名皮水。防己行经络，茯苓善渗泄，黄芪达皮肤，桂枝走肢节。按五水：脉浮恶风，骨节疼痛，名风水。脉浮胕肿，按之没指，其腹如鼓，不恶风，不渴，名皮水，当发其汗。又云：恶寒不渴名风水，不恶寒而渴名皮水。假令皮水不渴，亦当发汗。脉沉迟，自喘，名正水。脉沉，腹满不喘，水积胞中，坚满如石，名石水。脉沉迟，发热，胸满，身肿，汗如柏汁，名黄汗。本方加人参一两，生姜二两，防己、白术各增三倍，名"防己汤"，《活人》。治风温脉浮，多汗身重。中风之脉，阳浮而滑，阴濡而弱。风来乘热，变为风温，忌发汗。误汗者，以此汤救之。

肾着汤 湿伤腰肾。《金匮》一名甘姜苓术汤。

治伤湿身重，腹痛腰冷，不渴，小便自利，饮食如故，病属下焦。肾主水，湿性下流，必舍于其所合而归于坎势也。腰为肾之府，冷湿之邪着而不移，故腰冷身痛，是着痹也。此由身劳汗出，衣里冷湿，久久得之。《宣明》用治胞痹，膀胱热痛，涩于小便，上为清涕。风寒湿邪客于胞中，气不能化，故水道不通。足太阳经上络额脑，太阳经气不得下行，上入脑而流于鼻，则为清涕。

干姜炮　茯苓四两　甘草炙　白术炒，二两　有寒者加附子。《经心录》加肉桂、泽泻、杜仲、牛膝，治同。

此足少阴、太阳药也。干姜辛热以燥湿，白术苦温以胜湿，茯苓甘淡以渗湿，甘草甘平和中而补土，此肾病而皆用脾药，益土正所以制水也。喻嘉言曰：腰冷如坐水中，非肾之精气冷也，故饮食如故，便利不渴，且与肠胃之腑无预，况肾脏乎？故但用甘温从阳，淡渗行水之药足矣。昂按：此乃外感之湿邪，非肾虚也。

舟车丸 阳水肿胀。河间仿仲景"十枣"例，制此方治一切水湿。

治水肿水胀，形气俱实。肿胀者，水道壅遏也。形气俱实，口渴面赤，气粗腹坚，大小便秘也。阳水先肿上体，肩背，手膊，手三阳经。阴水先肿下体，腰腹，胫胕，足三阴经。肿属脾，胀属肝。肿则阳气犹行，如单胀而不肿者，名蛊胀，为木横克土，难治。肿胀朝宽暮急为血虚，暮宽朝急为气虚，朝暮俱急为气血两虚。肿胀由心腹而散四肢者吉，由四肢而入心腹者危。男自下而上，女自上而下者，皆难治。肿胀，唇黑则伤肝，缺盆平则伤心，脐出则伤脾，足心平则伤肾，背平则伤肺，皆不可治。腹胀身热脉大者，是逆也，多死。

黑牵牛四两，炒　大黄二两，酒浸　甘遂面裹煨　大戟面裹煨　芫花醋炒　青皮炒　橘红一两　木香五钱　轻粉一钱　水丸。

此足太阳药也。牵牛、大黄、大戟、芫花、甘遂皆行水之厉剂也，能通行十二经之水。然肿属于脾，胀属于肝，水之不行，由于脾之不运。脾之不运，由于木盛而来侮之，是以不能防水而洋溢。青皮、木香疏肝泄肺而健脾，与陈皮均为导气燥湿之品，使气行则水行，脾运则肿消也。轻粉无窍不入，能去积痰，故少加之，然非实证，不可轻投。

本方减芫花、大戟、青皮、陈皮、木香，加芒硝、郁李仁，名"浚川散"，姜汤下五分，治同。

疏凿饮子 阳水。

治遍身水肿，喘呼口渴，大小便秘。上证为湿热甚而气尚实也，此为阳水。阳水见阳证，脉必沉数。阴水见阴证，脉必沉迟。

羌活　秦艽　槟榔　商陆　椒目　大腹皮　茯苓皮　木通　泽泻　赤小豆　等分，加姜皮煎。

此足太阳、手足太阴药也。外而一身尽肿，内而口渴便秘，是上下表里俱病也。羌活、秦艽解表疏风，使湿以风胜，邪由汗出，而升之于上。腹皮、苓皮、姜皮辛散淡渗，所以行水于皮肤。以皮行皮。商陆、槟榔、椒目、赤豆、去胀攻坚，所以行水于腹里。木通泻心肺之水达于小肠，泽泻泻脾肾之水通于膀胱。二物泻水，实泻火也。上下内外分消其势，亦犹神禹疏江凿河之意也。《经》曰：肾何以主水？肾者至阴也，至阴者盛水也。肺者太阴也，少阴者冬脉也。故其本在肾，其末在肺，皆积水也。肾何以聚水而生病？肾者胃之关也，关门不利，故水聚而从其类也。前阴利水，后阴利谷，故曰胃之关也。故水病下为胕肿大腹，上为喘呼不得卧者，标本俱病。故肺为喘呼，肾为水肿，肺为逆不得卧。喻嘉言曰：胃为水谷之海，五脏六腑之源。脾不能散胃之水精于肺，而病于中。肺不能通胃之水道于膀胱，而病于上。肾不能司胃之关，时其输泄，而病于下。以致积水浸淫，无所底止。王好古曰：水者，脾、肺、肾三经所主，有五脏、六腑、十二经之部，分上头面、中四肢、下腰脚，外皮肤、中肌肉、内筋骨，脉有尺寸之殊，浮沉之别。不可轻泻，当知病在何经何脏，方可用之。按：水肿有痰阻、食积、血瘀致清不升、浊不降而成者，有湿热相生、隧道阻塞而成者，有燥热冲激、秘结不通而成者，证属有余；有禀寒凉、伤饮食、中气虚衰而成者，有大病后正气衰惫而成者，有小便不利、水液妄行、脾莫能制而成者，证属不足。宜分别治之。然其源多因中气不足而起。《医贯》曰：治肿满先以脾土为主，宜补中益气汤、六君子汤。或疑水胀喘满而用纯补之剂，不益胀满乎？曰：肺气既虚，不可复行其气；肾水既衰，不可复利其水。纯补之剂，初觉不快，过时药力渐行，渐有条理矣。昂按：此即

《内经》"塞因塞用"之义。

实脾饮 阴水。严氏。

治肢体浮肿，色悴声短，口中不渴，二便通利。脾胃虚寒，土不能制水，故水妄行而浮肿。以无郁热，故口不渴而便不秘，此为阴水。严氏曰：治阴水发肿，用此先实脾土。

白术土炒　茯苓　甘草炙　厚朴姜炒　大腹皮　草豆蔻　木香　木瓜　附子　黑姜　加姜、枣煎。

此足太阴药也。脾虚，故以白术、苓、草补之；脾寒，故以姜、附、草蔻温之；脾湿，故以大腹、茯苓利之；脾满，故以木香、厚朴导之。木香行气平肝实肠，厚朴散满行水平胃。然土之不足，由于木之有余。木瓜酸温，能于土中泻木，兼能行水，与木香同为平肝之品，使木不克土而肝和，则土能制水而脾实矣。《经》曰：湿胜则地泥，泻水正所以实土也。朱丹溪曰：治水肿宜清心火，补脾土，火退则肺气下降而水道通，脾旺则运化行而清浊分。其清者复回为气、为血、为津、为液，浊者为汗、为溺而分消矣。又曰：水病当以健脾为主，使脾实而气运，则水自行，宜参、苓为君，视所挟证加减。苟徒用利水药，多致不救。喻嘉言曰：治水以实脾为先，不但阴水为然。然阴水者，少阴肾中之真阳衰微，不能封闭而泛滥无制耳。方中不用桂而用厚朴、槟榔，尚有可议耳。大腹与槟榔同类，故云。按治水有三法：实土者守也，泄水者攻也，兼之发汗，为三治。三治备举者，广略以取胜也。

五皮饮 皮肤水肿。《澹寮》。

治水病肿满，上气喘急，或腰以下肿。脾虚不能制水，故传化失常，肾水泛溢，反渍脾土，壅塞经络，散溢皮肤。半身以上宜汗，半身以下宜利小便。

五加皮　地骨皮　茯苓皮　大腹　生姜皮　一方五加易陈皮。罗氏五加易桑白皮，治病后脾肺气虚而致肿满。

此足太阳、太阴药也。五加祛风胜湿，地骨退热补虚，生姜辛散助阳，水为阴邪。大腹下气行水，茯苓渗湿健脾，于散泻之中，犹寓调补之意。皆用皮者，水溢皮肤，以皮行皮也。

麦门冬汤

治水溢高原，肢体皆肿。《经》曰：三焦者，决渎之官，水道出焉。上焦不治，水溢高原；中焦不治，水停中脘；下焦不治，水蓄膀胱。《经》曰：三焦病者，腹气满，小腹尤坚，不得小便，窘急，溢则水留，则为胀。下焦少阳经气，当相火之化，相火有其经无其脐脏，游行于五者之间，故曰少阳为游部。其经脉上布膻中，络心包，下出委阳，络膀胱，岂非上佐天施，下佐地生，与手厥阴相表里，以行诸经者乎？故肾经受邪，则下焦之火气郁矣，郁则水精不得四布，而水聚矣。火郁之久必发，则与冲脉之属火者同逆而上。冲为十二经脉之海，其上者出颃颡，渗诸阳，灌诸经；其下者并少阳不足，渗三阴，灌诸络。由是水从火溢，上积于肺而为喘呼不得卧，散于阴络而为胕肿，随五脏之虚者入而聚之，为五脏之胀，皆相火泛滥其水而生病者也，非相火则水不溢，而止为积水。昂按：《经》曰：诸腹胀大，皆属于热。诸病胕肿，皆属于火。传而为水。其是之谓欤！手少阳三焦与足少阳胆，均司相火。

麦门冬五十枚，姜炒　粳米五十粒

此手太阴药也。吴鹤皋曰：肺非无为也。饮食入胃，游溢精气，上输于脾，脾气散精，上归于肺，通调水通，下输膀胱。肺热则失其下降之令，以致水溢高原，淫于皮肤而为水肿。医罕明乎此，实脾导水，皆不能愈。故用麦冬清肺，开其下降之源；粳米益脾，培乎生金之行。此治病必求其本也。或问：此证何以辨之？曰：肢体皆肿，小腹不急，初起便有喘满，此其候也。

羌活胜湿汤《局方》。

治湿气在表，头痛头重，或腰脊重痛，或一身尽病，微热昏倦。湿气在表，外伤于湿也。湿之为邪，着而不移，着于太阳则头项腰脊痛，着于太阴则肩背痛，着于阴阳之经则一身尽痛，惟着故痛且重也。湿郁则为热，然乃阴邪，故但微热而昏倦也。李东垣曰：头痛脊强，乃太阳之经气不行也，此汤主之。昂按：此汤虽名"胜湿"，实伤风头痛通用之方。

羌活　独活—钱　川芎　藁本　防风　甘草炙，五分　蔓荆子二分

如身重，腰中沉沉然，中有寒湿也，加酒洗汉防己、附子。

此足太阳药也。《经》曰：风能胜湿。如物之湿，风吹则干。羌、独、防、藁、芎、蔓皆风药也。湿气在表，六者辛温升散，又皆解表之药，使湿从汗出，则诸邪散矣。藁本专治太阳寒湿，荆、防善散太阳风湿。二活祛风胜湿，兼通关节。川芎能升厥阴清气，上治头痛。甘草助诸药辛甘发散为阳，气味甘平，发中有补也。若水湿在里，则当用行水渗泄之剂。喻嘉言曰：《经》曰：湿上甚为热，表之则易，下之则难。故当变常法而为表散。吴鹤皋曰：脾弱湿伤者，二陈、平胃之类主之。湿盛濡泄者，五苓、六一之类主之。水肿发黄者，五皮、茵陈之类主之。今湿流关节，非前药所宜矣。无窍不入，惟风为能，故凡关节之病，非风药不能到也。《三因》用此汤加柴胡五分，治卧而多惊悸、多魇渡者，邪在少阳、厥阴也。如淋，加泽泻五分。《经》曰：肝肾

之病同一治。此下焦风寒，三经合病，非风药行经不可也。

本方除独活、蔓荆、川芎、甘草，加升麻、苍术，名"羌活除湿汤"，治风湿相搏，一身尽痛。本方除川芎，加黄芪、当归、苍术、升麻，名"升阳除湿汤"，治水疝肿大，阴汗不绝。再加麦芽、神曲、猪苓、泽泻，除当归、黄芪、亦名"升阳除湿汤"，东垣。治脾虚泻痢。

中满分消丸 中满热胀。东垣。

治中满鼓胀、气胀、水胀、热胀。诸病有声，鼓之如鼓，为鼓胀。气不通利，为气胀。血不通利，为血胀。但气分心下坚大而病发于上，血分血结胞门而病发于下。气血不通，则水亦不通而尿少，尿少则水积而为水胀。湿热相生，则为热胀。《金匮》曰：病有血分水分，何也？师曰：经水前断后病水，名曰血分，此为难治。先病水后经水断，名曰水分，此病易治。水去其经当自下。水分即气分。

厚朴炒，一两　枳实炒　黄连炒　黄芩炒　半夏姜制，五钱　陈皮　知母炒，四钱　泽泻三钱　茯苓　砂仁　干姜二钱　姜黄　人参　白术炒　甘草炙　猪苓一钱　蒸饼丸，焙热服。寒因热用。东垣立中满分消丸治热胀，分消汤治寒胀，二者详而用之。

此足太阴、阳明药也。厚朴、枳实行气而散满，二药兼能破宿血。黄连、黄芩泻热而消痞，姜黄、砂仁暖胃而快脾，干姜益阳而燥湿，陈皮理气而和中，半夏行水而消痰，知母治阳明独胜之火，润肾滋阴，苓、泻泻脾肾妄行之水，升清降浊，少加参、术、苓、草以补脾胃，使气运则胀消也。按此方乃合六君、四苓、泻心、二陈、平胃而为一方者，但分两有多寡，则所治有主客之异矣。朱丹溪曰：脾具坤静之德，而有乾健之运，故能使心肺之阳降，肝肾之阴升，而成天地之泰，是为平人。今也七情内伤，六淫外感，饮食失节，房劳致虚，脾土之阴受伤，转输之官失职，故阳升阴降，而成天地不交之否，清浊相混，隧道壅塞，郁而为热，热留为湿，湿热相生，遂成胀满。《经》曰"鼓胀"是也。以其外虽坚满，中空无物，有似于鼓。以其胶固难治，又名曰"蛊"，若虫之侵蚀，而有蛊之义焉。宜补其脾，又须养肺金以制木，使脾无贼邪之患。滋肾阴以制火，使肺得清化之令。却咸味，断妄想，无有不安。医者急于取效，病者苦于胀满，喜行利药以求通快，不知宽得一日半日，其胀愈甚，而病邪甚矣，元气伤矣。

中满分消汤 东垣。

治中满寒胀、寒疝，二便不通，四肢厥逆，食入反出，腹中寒，心下痞，下虚阴躁，奔豚不收。原文曰：或多食寒凉及脾胃久虚之人，胃中寒则胀满，或脏寒生满病，此汤主之。

川乌　干姜　荜澄茄　生姜　黄连　人参　当归　泽泻　青皮
麻黄　柴胡二钱　吴茱萸　草蔻仁　厚朴　黄芪　黄柏五分　益智仁
木香　半夏　茯苓　升麻三分　热服。

　　此足阳明、太阴药也。川乌、二姜、吴茱、澄茄、益智、草蔻除
湿开郁，暖胃温肾以祛其寒，青皮、厚朴以散其满，升麻、柴胡以升
其清，茯苓、泽泻以泻其浊，人参、黄芪以补其中，陈皮以调其气，
当归以和其血，麻黄以泄其汗，半夏以燥以痰，黄柏、黄连以去湿中
之热，又热因寒用也。李东垣曰：中满治法，当开鬼门，洁净府。开鬼门者，发汗也。
洁净府者，利小便也。中满者，泻之于内。谓脾胃有病，令上下分消，下焦如渎，气血自然
分化。如或大实大满，大小便不利者，从权以寒热药下之。

大橘皮汤

　　治湿热内攻，心腹胀满，小便不利，大便滑泻，及水肿等证。小水
并入大肠，故小便不利而大便滑泄。

　　滑石六钱　甘草一钱　赤茯苓一钱　猪苓　泽泻　白术土炒　桂五分
陈皮钱半　木香　槟榔二分　加姜煎，每服五钱。

　　此足太阳药也。赤茯、猪苓、泽泻泻火行水，白术补脾，肉桂化
气，此五苓散也。滑石清热利湿，甘草泻火调中，此六一散也。湿热
内甚，故加槟榔峻下之药，陈皮、木香行气之品，使气行则水行，以
通小便而实大便也。

茵陈蒿汤　湿热阳黄。仲景。

　　治伤寒阳明病，但头汗出，腹满口渴，二便不利，湿热发黄，脉
沉实者。

　　茵陈六两　大黄二两，酒浸　栀子十四枚，炒

　　此足阳明药也。成无己曰：小热凉以和之，大热寒以散之。发黄
者，湿热甚也，非大寒不能彻其热，故以茵陈为君，茵陈发汗利水，以泄太
阴、阳明之湿热，故为治黄主药。栀子为臣，大黄为佐，分泄前后，则腹得利
而解矣。茵陈、栀子能导湿热由小便出，大黄能导湿热由大便出。

　　本方大黄易黄连，名"茵陈三物汤"，治同。本方加厚朴、枳实、
黄芩、甘草，入生姜、灯草煎，名"茵陈将军汤"治同。本方去栀子、
大黄，加附子、干姜，治寒湿阴黄。前证为阳黄。如身黄而色暗者为阴黄，宜此

汤。大抵治以茵陈为主，各随寒热用药。诸疸小便黄赤不利为里实，宜利小便，或下之。无汗为表实，宜汗之，或吐之。若小便清，是无热也。仲景云：发黄小便自利，当与虚劳，宜小建中汤。自利腹满而喘，不可除热，而除之必哕，宜小半夏汤主之。王海藏曰：内感伤寒，劳役形体，饮食失节，中州变寒，病生黄，非外感而得，只宜理中、大小建中足矣，不必用茵陈。

八正散《局方》。

治湿热下注，咽干口渴，少腹急满，小便不通，或淋痛尿血，或因热为肿。湿热下注，少腹急满，则小便当行矣。而卒不行者，热秘之也。

车前子　木通　瞿麦　萹蓄　滑石　甘草梢　栀子炒黑　大黄　加灯草煎。一方加木香。取其辛能利气，温能化气也。

此手足太阳、手少阳药也。木通、灯草清肺热而降心火，肺为气化之源，心为小肠之合也。车前清肝热而通膀胱，肝脉络于阴器，膀胱津液之府也。瞿麦、萹蓄降火通淋。此皆利湿而兼泻热者也。滑石利窍散结，栀子、大黄苦寒下行，此皆泻热而兼利湿者也。甘草合滑石为"六一散"，用梢者，取其径达茎中，甘能缓痛也。虽治下焦而不专于治下，必三焦通利，水乃下行也。膀胱藏水，三焦出水，故治小便不利，刺灸法但取三焦穴，不取膀胱。朱丹溪曰：小便不通，有热、有湿、有气结于下，宜清、宜燥、宜升，有隔二、隔三之治。如不因肺燥，但膀胱有热，则泻膀胱，此正治也。如因肺燥不能生水，则清金，此隔二。如因脾湿不运而精不升，故肺不能生水，则当燥脾健胃，此隔三。车前子、茯苓清肺也，黄柏、黄芩泻膀胱也，苍术、白术燥脾健胃也。又曰：小便不通属气虚、血虚、实热、痰闭，皆宜吐之以升其气，气升则水自降。气虚用参、术、升麻等，先服后吐，或就参、芪药中调理之。血虚用四物汤，先服后吐，或就芎、归汤探吐之。痰多二陈汤，先服后吐，或加香附、木通。实热当利，或八正散，盖大便动则小便自通矣。或问：以吐法通小便，其理安在？曰：取其气化而已。《经》谓：三焦者，决渎之官，水道出焉。膀胱者，州都之官，津液藏焉，气化则能出矣。三焦之气一有不化，则不得如决渎而出矣，岂独下焦膀胱气塞而已哉！又曰：譬如滴水之器，上窍闭则下窍无以自通，必上窍开而下窍始出也。

萆薢分清饮湿热淋浊。

治阳虚白浊，小便频数，漩白如油，名曰膏淋。肾气虚则不能管束，而小便数。膀胱有热，则小便涩而清浊不分。或败精渗入胞中，及服热药饮食，痰积渗入，皆成淋浊。

川萆薢　石菖蒲　乌药　益智仁等分　甘草梢减半　入盐，食前服。

一方加茯苓。

此手足少阴、足厥阴、阳明药也。萆薢能泄阳明、厥阴湿热，去浊而分清。史国信曰：若欲兴阳，先滋筋力；若欲便清，先分肝火。萆薢能泄阳明之湿，入厥阴清肝火。乌药能疏邪逆诸气，逐寒而温肾。益智脾药，兼入心肾，固肾气而散结。乌药、益智等分，山药糊丸，名缩泉丸，盐汤下，治便数。石菖蒲开九窍而通心，甘草梢达茎中而止痛，使湿热去而心肾通，则气化行而淋浊止矣。此以疏泄而为禁止者也。《外台秘要》曰：肾水虚则心肺俱热，使小便赤而涩也。肾既虚热，膀胱不足，加之以渴饮，则小便淋涩，由脏虚不能主其腑也。

琥珀散 湿热诸淋。

治气淋、血淋、膏淋、砂淋。心肾气郁，清浊相干，热蓄膀胱，溺涩而痛，曰淋。气淋便涩余沥，血淋尿血而痛，膏淋便出如膏，砂淋精结成石，劳淋遇劳即发，冷淋寒战后溲。大抵多属于热，热甚生湿，则水液浑浊而为淋。若冷气滞于膀胱而作淋者，十不一二也。

滑石二钱　琥珀　木通　萹蓄　木香　当归　郁金炒，一钱　为末服。

此手足少阴、太阳药也。滑石滑可去着，利窍行水。萹蓄苦能下降，利便通淋。琥珀能降肺气，通于膀胱。木通能泻心火，入于小肠。小肠为心之腑，主热者也。诸热应于心者，其水必自小肠渗入膀胱，此《经》所谓"胞移热于膀胱，则癃溺血"是也。胞，心包。血淋由于血乱，当归能引血归经。气淋由于气滞，木香能升降诸气。诸淋由心肝火盛，郁金能凉心散肝，下气而破血也。大法：郁金、琥珀开郁，青皮、木香行气，蒲黄、牛膝破血，黄柏、生地滋阴。东垣用药凡例：小腹痛用青皮疏肝，黄柏滋肾，盖小腹小便乃肝肾部位。

防己饮 湿热脚气。

治脚气，足胫肿痛，憎寒壮热。脚气自外感得者，山岚雨水，或履湿热之地；自内伤得者，生冷茶酒油曲。湿热之毒，有湿有热，湿又能生热。湿性下流，故注于足。湿热分争，湿胜则憎寒，热胜则壮热。有兼头痛诸证者，状类伤寒，亦有六经传变，但胫肿掣痛为异耳。此病忌用补剂及淋洗，以湿热得补增剧也，亦不宜大泻治之，喜通而恶塞。若脚气冲心，喘急不止，呕吐不休者死，水凌火故也。先痛而后肿者，气伤血也；先肿而后痛者，血伤气也。筋脉弛长痛肿者，名湿脚气，宜利湿疏风。蜷缩枯细，不肿而痛者，名干脚气，即热也，宜润血清燥。

防己　木通　槟榔　生地酒炒　川芎　白术炒　苍术盐炒　黄柏酒炒

甘草梢　犀角　食前服。热加黄芩，时令热加石膏，肥人有痰加竹沥、姜汁或南星，大便秘加桃仁、红花，小便赤涩加牛膝或木瓜、薏苡。

此足太阳药也。防己行水疗风，泻下焦之湿热。槟榔攻坚利水，坠诸药使下行。木通降心火由小肠出，草梢泄脾火径达肾茎。黄柏、生地滋肾阴而凉血解热，苍白二术燥脾湿而运动中枢。肿由血郁，川芎行血中之气。痛由肝实，犀角凉心而清肝。合之以清热利湿，消肿止痛也。

当归拈痛汤 湿热诸病。东垣。

治湿热相搏，肢节烦痛，肩背沉重，或遍身疼痛，或脚气肿痛，脚膝生疮，脓水不绝，及湿热发黄，脉沉实紧数动滑者。湿则肿，热则痛。足膝疮肿，湿热下注也。发黄，湿热薰蒸脾胃也。脚气多主水湿，亦有夹风、夹寒之异。湿热胜而为病，或成水泡疮，或成赤肿，或毒，或如疝气攻上引下，均可用此汤损益为治。凡手足前廉属阳明，后廉属太阳，外廉属少阳，内廉属厥阴，内前廉属太阴，内后廉属少阴。以臂贴身垂下，大指居前、小指居后定之。手足病者，当分是何经络，用本经药为引，行其血气自愈。太阳羌活、防风，阳明升麻、白芷、葛根，少阳柴胡，厥阴吴茱萸、川芎、青皮，太阴苍术、白芍，少阴独活、细辛。

茵陈酒炒　羌活　防风　升麻　葛根　苍术　白术　甘草炙　黄芩酒炒　苦参酒炒　知母酒炒　当归　猪苓　泽泻　空心服。一方加人参。

此足太阳、阳明药也。原文曰：羌活透关节，防风散风湿，为君。升、葛味薄引而上行，苦以发之；白术甘温和平，苍术辛温雄壮，健脾燥湿，为臣。湿热相合，肢节烦痛，苦参、黄芩、知母、茵陈苦寒以泄之，酒炒以为因用。血壅不流则为痛，当归辛温以散之。人参、甘草甘温补养正气，使苦寒不伤脾胃。治湿不利小便，非其治也，猪苓、泽泻甘淡咸平，导其留饮，为佐。上下分消其湿，使壅滞得宣通也。《玉机微义》曰：此方东垣本为治脚气湿热之剂，后人用治诸疮甚验。

禹功散 寒湿水疝。子和。

治寒湿水疝，阴囊肿胀，大小便不利。囊如水晶，阴汗不绝，谓之水疝。盖得之醉后而使内，湿热乘肾虚而流入也。大小便不通，湿郁为热而胀秘也。

黑牵牛四两　茴香一两，炒　为末。每一钱，姜汁调下。或加木香一两。

此足少阴、太阳药也。牵牛辛烈，能达右肾命门，走精隧，行水泄湿，兼通大肠风秘、气秘；茴香辛热温散，能暖丹田，祛小肠冷气，同入下焦以泄阴邪也。

升阳除湿防风汤 除湿升阳。东垣。

治大便闭塞，或里急后重，数至圊而不能便，或有白脓，或血。慎勿利之，利之则必至重病，反郁结而不通矣。以此汤升举其阳，则阴自降矣。昂按：通大便有用升麻者，即此意也。

苍术泄浸，四钱　防风二钱　茯苓　白术　芍药一钱　如胃寒泄泻肠鸣，加益智仁、半夏各五分，姜、枣煎。

此足太阴、阳明药也。苍术辛温燥烈，升清阳而开诸郁，故以为君。白术甘温，茯苓甘淡，佐之以健脾利湿。防风辛温，胜湿而升阳。白芍酸寒，敛阴而和脾也。刘宗厚曰：饮食入胃，输精心肺，气必上行，然后下降。若脾胃有伤，不能上升，反下流肝肾而成泄利者，法当填补中气，升之举之，不可疏下。此东垣发前人所未发也。此方见于《玉机微义》，《东垣十书》不载。

润燥之剂

《经》曰：诸涩枯涸，干劲皴揭，皆属于燥。乃肺与大肠阳明燥金之气也。金为生水之源，寒水生化之源绝，不能溉灌周身，荣养百骸，故枯槁而无润泽也。寒水，膀胱也。或因汗下亡津，或因房劳虚竭，或因服食金石，或因浓酒厚味，皆能助狂火而损真阴也。燥在外则皮肤皴揭，在内则津少烦渴，在上则咽焦鼻干，在下则肠枯便秘，在手足则痿弱无力，在脉则细涩而微，皆阴血为火热所伤也。治宜甘寒滋润之剂，甘能生血，寒能胜热，润能去燥，使金旺而水生，则火平而燥退矣。《素问》曰：燥乃阳明秋金之化，《经》曰：金水者，生成之终始。又曰：水位之下，金气承之。盖物之化从于生，物之成从于杀。造化之道，生杀之气，犹权衡之不可轻重也。生之重，杀之轻，则气殚散而不收；杀之重，生之轻，则气敛涩而不通。敛涩则伤其分布之政，不惟生气不得升，而杀气亦不得降。《经》曰：逆秋气则太阴不收，肺气焦满。

琼玉膏 干咳。申先生。

治干咳嗽。有声无痰，谓之干咳。脾中有湿则生痰，病不由于脾，故无痰。肺中有火则咳，病本于肺，火盛津枯，故干咳。

地黄四斤　茯苓十二两　人参六两　白蜜二斤　先将地黄熬汁去渣，入蜜炼稠，再将参、苓为末，和入磁罐，封，水煮半日，白汤化服。臞仙加琥珀、沉香各五钱，自云奇妙。琥珀降肺宁心，沉香以升降诸气。

此手太阴药也。地黄滋阴生水，水能制火。白蜜甘凉性润，润能去燥。金为水母，土为金母，故用参、苓补土生金。盖人参益肺气而泻火，茯苓清肺热而生津也。茯苓色白入肺，能渗湿热，湿热去则津生。

炙甘草汤 益血生津。仲景，

治伤寒脉结代，心动悸，及肺痿咳唾多，心中温温液液者。脉动而中止，能自还者曰结，不能自还曰代，血气虚衰不能相续也。心中动悸，真气内虚也。按伤寒脉结代，与杂病不同，与此汤补气血而复脉。肺气虚则成痿，胃中津液之上供者，悉从燥热化为涎沫，故浊唾多。《宝鉴》用治呃逆。

甘草炙，四两　生姜　桂枝三两　人参　阿胶蛤粉炒，二两　生地黄一斤　麦冬去心　麻仁半斤，研　大枣十二枚　水酒各半煎，内阿胶烊化服。

此手足太阴药也。人参、麦冬、甘草、大枣益中气而复脉，生地、阿胶助营血而宁心，麻仁润滑以缓脾胃，姜、桂辛温以散余邪，加清酒以助药力也。《圣济经》云：津液散为枯，五脏痿弱，营卫涸流，湿剂所以润之，麻仁、麦冬、阿胶、地黄之甘润经益血，复脉通心也。喻嘉言曰：此仲景伤寒门中之圣方也。《千金翼》用治虚劳，《外台》用治肺痿，究竟本方所治亦何止二病哉！《外台》所取在于益肺气之虚，润肺金之燥。至于桂枝辛热，似有不宜，不知桂枝能通营卫，致津液，则肺气能转输涎沫以渐而下，尤为要紧，所以云治心中温温液液也。《玉机微义》曰：肺痿如咳久声哑、声嘶、咯血，此属阴虚火热甚也。吐涎沫而不咳不渴，必遗尿、小便数，以上虚不能制下，此肺中冷也，必眩、多涎唾，用炙甘草干姜汤以温之。肺痿涎唾多、心中温温液液者，用炙甘草汤，此补虚劳也，亦与补阴虚火热不同。故肺痿有寒热之异。甘草干姜汤：炙甘草四两，干姜二两。

麦门冬汤 降火利咽。《金匮》。

治火逆上气，咽喉不利。《论》曰：止逆下气，此汤主之。

麦门冬七升　半夏一升　人参三两　甘草二两　大枣十二枚　粳米三合

此手太阴、足阳明药也。喻嘉言曰：此胃中津液干枯，虚火上炎之证，用寒凉药而火反升，徒知与火相争，知母、贝母屡施不应，不知胃者肺之母气也。仲景于麦冬、人参、粳米、甘草、大枣大补中气、大生津液队中，增入半夏之辛温一味，用以利咽下气，此非半夏之功，

实善用半夏之功，擅古今未有之奇矣。按：半夏亦脾胃药，能燥能润，以能行水
故燥，以味辛故润也。仲景治咽痛不眠，皆屡用之。今人率以为燥而疑之，则误矣。

活血润燥生津汤 内燥。丹溪。

治内燥津液枯少。内燥，血液少也。火炎水干，故津液枯少。

当归　白芍　熟地黄—钱　天冬　麦冬　栝蒌八分　桃仁研　红花
五分

此手太阴、足厥阴药也。归、芍、地黄滋阴可以生血，栝蒌、二
冬润燥兼能生津，桃仁、红花活血又可润燥。分用各有专能，合用更
互相济。

清燥汤 清金润燥。东垣。

治肺金受湿热之邪，痿躄喘促，胸满少食，色白毛败，头眩体重，
身痛肢倦，口渴便秘。《经》曰：肺也者，相傅之官也，治节出焉。火盛克金，则肺
热叶焦，气无所主，而失其治节，故肢体或纵或缩而成痿躄也。火上逆肺，故喘促。肺主皮
毛，故色白毛败。湿热填于膈中，故胸满，壅于阳明则少食，上升于头则眩，注于身则体重，
流于关节则身痛。肺受火伤，天气不能下降，膀胱绝其化源，故口渴便赤。

黄芪钱半　苍术炒，—钱　白术炒　陈皮　泽泻五分　人参　茯苓　升
麻三分　当归酒洗　生地黄　麦冬　甘草炙　神曲炒　黄柏酒炒　猪苓二分
柴胡　黄连炒，—分　五味子九粒　每服五钱。

此手足太阴、阳明药也。肺属辛金而主气，大肠属庚金而主津，
燥金受湿热之邪，则寒水膀胱。生化之源绝，源绝则肾水亏，金不能生水。
而痿躄诸症作矣。金者，水之母也；气者，水之源也。黄芪益元气而
实皮毛，故以为君。二术、参、苓、甘、橘、神曲健脾燥湿，理气化
滞，所以运动其土，土者金之母也。麦冬、五味保肺以生津，当归、
生地滋阴而养血，黄柏、黄连燥湿而清热，黄柏合苍术，名二妙散，治痿正药。
加牛膝，名三妙散。升麻、柴胡所以升清，猪苓、泽泻所以降浊，使湿热
从小便出，则燥金肃清，肺为高清之脏。水出高源，而诸证平矣。喻嘉言曰：
燥与湿相反者也。方名清燥，而以去湿为首务，非东垣具过人之识，不及此矣。朱丹溪曰：
今世风病，大率与诸痿证混同论治。古圣论风痿，条目不同，治法亦异。夫风病外感，善行
数变，其病多实，发表行滞，有何不可？诸痿起于肺热，传入五脏，散为诸证。其昏惑瘛疭
瞀闷，暴病郁冒，蒙昧暴喑，皆属于火。其四肢不举，足痿舌强，痰涎有声，皆属于土。悉
是湿热之病，当作诸痿论治，大抵只宜用补养，若以外感风邪治之，宁免实实虚虚之祸乎？

或曰：《内经》治痿独取阳明，何也？曰：只"诸痿生于肺热"一语，已见大意。金体燥而居上，主气，畏火者也。土性湿而居中，主四肢，畏木者也。嗜欲不节，则水失所养，火寡于畏而侮所胜，肺得火邪而热矣。肺受热邪则金失所养，木寡于畏而侮所不胜，脾得木邪而伤矣。肺热则不能管摄一身，脾虚则四肢不为人用，而诸痿之病作矣。泻南方则肺金清而东方不实，何脾伤之有？补北方则心火降而肺金不虚，何肺热之有？故阳明实则宗筋润，能束骨而利机关矣。治痿大法，无过于此。

滋燥养荣汤 <small>血虚风燥。</small>

治火烁肺金，**血虚外燥，皮肤皴揭，筋急爪枯，或大便风秘。**<small>肺主皮毛，肝主筋爪。肝血不足，风热胜而金燥，故外见皮毛枯槁，肌肤燥痒，内有筋急、便秘之证。</small>

当归<small>酒洗，一钱</small>　生地黄　熟地黄　芍药<small>炒</small>　黄芩<small>酒炒</small>　秦艽<small>一钱</small>　防风　甘草<small>五分</small>

此手太阴、足厥阴药也。前证为血虚而水涸，当归润燥养血，为君。二地滋肾水而补肝，芍药泻肝火而益血，为臣。黄芩清肺热，能养阴退阳。艽、防散肝风，为风药润剂。<small>风能生燥，艽、防味辛能润。</small>又秦艽能养血荣筋，防风乃血药之使。<small>吐血、治崩，皆用为使。</small>甘草甘平泻火，入润剂则补阴血，为佐使也。

搜风顺气丸 <small>风秘气秘。</small>

治中风风秘、气秘，便溺阻隔，遍身虚痒，脉来浮数。亦治肠风下血，中风瘫痪。<small>风秘者风生燥也，气秘者气滞也，故大便不通。燥则血涩，津液不行，故遍身虚痒。脉浮为风，脉数为热，风热流入大肠，无所施泄则下血。</small>

大黄<small>九蒸九晒，五两</small>　大麻仁　郁李仁<small>去皮</small>　山药<small>酒蒸</small>　山茱肉　车前子　牛膝<small>酒蒸，二两</small>　菟丝子<small>酒洗</small>　独活　防风　槟榔　枳壳<small>麸炒，一两</small>　蜜丸。

此手足阳明药也。大黄苦寒峻猛，能下燥结而祛瘀热，加以蒸晒则性稍和缓，故以为君。麻仁滑利，李仁甘润，并能入大肠而润燥通幽。车前利水，牛膝下行，又能益肝肾而不走元气。<small>牛膝引药下行，车前子利小便而不走气。</small>燥本于风，独活、防风之辛以润肾而搜风。滞由于气，枳壳、槟榔之苦以破滞而顺气。数药未免攻散，故又用山药益气固脾，山茱温肝补肾，菟丝益阳强阴，以补助之也。<small>本方云：久服百病皆除。喻嘉言曰：药有偏峻，可暂用以搜风润燥顺气，不可久服。</small>

润肠丸 风秘血秘。东垣。

治肠胃有伏火，大便秘涩，全不思食，风结血结。风结即风秘，由风搏肺脏，传于大肠，或素有风病等亦多秘。气秘由气不升降。血秘由亡血血虚，津液不足。热秘由大肠热结。冷秘由冷气横于肠胃，凝阴固结，津液不通，非燥粪也。仲景曰：脉浮而数，能食不大便者，此为实，名曰阳结。脉沉而迟，不能食，身体重，大便反硬，名曰阴结。李东垣曰：实秘、热秘即阳结也，宜散之。虚秘冷秘，即阴结也，宜温之。

大黄 归尾 羌活五钱 桃仁研 大麻仁去壳，一两 蜜丸。一方有防风，风湿加秦艽、皂角子烧存性用。

此手足阳明药也。归尾、桃仁润燥活血，羌活搜风散邪，大黄破结通幽，麻仁滑肠利窍。血和风疏，肠胃得润，则自然通利矣。朱丹溪曰：古方通大便，皆用降气品剂，盖肺气不降，则难传送，用枳壳、沉香、诃子、杏仁等是也。又老人、虚人、风人津液少而秘者宜滑之，用胡麻、麻仁、阿胶等是也。如妄以峻药逐之，则津液走，气血耗，虽暂通而即秘矣，必变生他证。

本方加防风、皂角仁，蜜丸，名"活血润燥丸"，治同。皂角得湿则滑，湿滑则燥结自除。本方去羌活，加升麻、红花、生熟二地，名"润燥汤"，俱东垣方。治同。加升麻者，能升始能降也。又方：大黄煨熟，当归酒浸，枳实炒，等分，蜜丸，亦名"润肠丸"，治痔病肛门燥涩。

通幽汤 噎塞便秘。东垣。

治幽门不通，上冲吸门，噎塞不开，气不得下，大便艰难，名曰"下脘不通，治在幽门"。下脘即幽门，胃之下口也。人身上下有七门，皆下冲上也。幽门上冲吸门，吸门即会厌，气喉上掩饮食者也。冲其吸入之气，不得下归肝肾，为阴火相拒，故膈噎不通。浊阴不得下降，而大便干燥不行。胃之湿与阴火俱在其中，则腹胀作矣。治在幽门，使幽门通利，泄其阴火，润其燥血，生其新血，则幽门通，吸门亦不受邪，膈噎得开，胀满俱去矣。是浊阴得下归地也。

当归身 升麻 桃仁研 红花 甘草炙，一钱 生地黄 熟地黄五分 或加槟榔末五分。本方加大黄、麻仁，名"当归润肠汤"，治同。

此手足阳明药也。当归、二地滋阴以养血，桃仁、红花润燥而行血，槟榔下坠而破气滞。加升麻者，天地之道，能升而后能降，清阳不升，则浊阴不降，《经》所谓"地气上为云，天气下为雨"也。李东垣曰：肾开窍于二阴。《经》曰：大便难者，取足少阴。夫肾主五液，津液足则大便如常。若饥饱劳役损伤胃气，反食辛热味厚之物而助火邪，火伏血中，耗损真阴，津液亏少，故大便燥结。少阴不得大便，以辛润之；太阴不得大便，以苦泄之。阳结者散之，阴结者温之，伤食者以苦泄之，血燥者以桃仁、酒制大黄通之，风燥者以麻仁加大黄利之，气涩者郁李仁、枳实、皂角仁润之。不可概用牵牛、巴豆之类下之，损其津液，燥结愈甚，遂成不救。

韭汁牛乳饮 翻胃血燥。丹溪。

治胃脘有死血，干燥枯槁，食下作痛，翻胃便秘。胃脘有死血者，嗜酒食辛，躁暴多怒，积久而成瘀热也。枯槁者，血聚则肝气燥，燥热故槁也。瘀血阻碍，故食下作痛，翻胃而吐出也。瘀血不去，新血不生，故肠枯而便秘。膈噎翻胃，多因气血两虚，胃槁、胃冷而成。饮可下而食不可下，槁在吸门，即喉间之会厌也。食下胃脘痛，须臾吐出，槁在贲门，胃之上口也，此上焦名"噎"。食下良久吐出，槁在幽门，胃之下口也，此中焦名"膈"。朝食暮吐，槁在阑门，小肠下口也，此下焦名"反胃"。又有寒痰、瘀血、食积壅塞胃口者，或补，或消，或润，宜随病论治。

韭菜汁 牛乳 等分，时时呷之。有痰阻者，加姜汁。本方去牛乳，加陈酒，治血膈。韭汁专消瘀血。

此足阳明药也。韭汁辛温，益胃消瘀。牛乳甘温，润燥养血。瘀去则胃无阻，血润则大肠通，而食得下矣。朱丹溪曰：翻胃膈噎，大便燥结，宜牛、羊乳时时咽之，兼服四物汤为上策。不可服人乳，人乳有五味之毒、七情之火也。昂按：膈噎不通，服香燥药取快一时，破气而燥血，是速其死也。不如少服药，饮牛乳，加韭汁或姜汁，或陈酒为佳。丹溪禁用香燥药，所言补血、益阴、润燥、和胃、调中，却无其方，可以意会。治膈噎诸药，韭汁散瘀，竹沥、姜汁消痰，童便降火，人乳、牛乳润燥补血，芦根汁止呕，茅根汁凉血，甘蔗汁和胃，荸荠消食，驴尿杀虫。或加烧酒、米醋、白蜜和诸汁顿服，亦佳。

黄芪汤 生津去燥。《本事》

治心中烦躁，不生津液，不思饮食。

黄芪 熟地黄 芍药 五味子 麦冬三两 天冬 人参 甘草三钱 茯苓一两 每服三钱，加乌梅、姜、枣煎。

此手足太阴药也。黄芪、人参补气，熟地、芍药补血，乌梅、五味敛耗生津，天冬、麦冬泻火补水，茯苓淡以利湿，甘草甘以和中。湿去气运，则脾和而思食，津生而燥退矣。

消渴方 消渴。丹溪。

治渴证胃热，善消水谷。渴而多饮为上消，肺热也。多食善饥为中消，胃热也。渴而小便数、有膏为下消，肾热也。皆火盛而水衰也。《经曰》：二阳结谓之消。二阳者，阳明也。手阳明大肠主津，病消则目黄口干，是津不足也。足阳明胃主血，热则消谷善饥，是血中伏火，血不足也。未传能食者，必发脑疽痈疽。不能食者，必传中满鼓胀。皆不治之证。

气分渴者，喜饮冷水，宜寒凉渗剂以清其热。血分渴者，喜饮热水，宜甘温酸剂以滋其阴。上轻、中重、下危，如上、中平则不传下。肾消小便甜者为重。水生于甘而死于咸，小便本咸而反甘，是生气泄，脾气下陷入肾中，为土克水也。

黄连　天花粉　生地汁　藕汁　牛乳将黄连、花粉为末，调服。或加姜汁、蜂蜜为膏，噙化。

此手足太阴、阳明药也。《经》曰：心移热于肺，传为膈消。火盛灼金，不能生水，故令燥渴。黄连苦寒以泻心火，生地大寒以生肾水，花粉、藕汁降火生津，牛乳补血润以去燥。火退燥除，津生血旺，则渴自止矣。黄连、花粉止渴生津，渴证要药，单用亦可治之。

地黄饮子 消渴烦躁。《易简》

治消渴烦躁，咽干面赤。咽干，肾火上炎也。面赤，阳明郁热也。烦属于心，燥属于肾。

人参　黄芪蜜炙　甘草炙　生地黄　熟地黄　天冬　麦冬　枇杷叶蜜炙　石斛　泽泻　枳壳麸炒，等分　每服三钱。

此手足太阴、阳明药也。喻嘉言曰：此方生精补血，润燥止渴。佐以泽泻、枳壳疏导二腑，泽泻泻膀胱之火，枳壳宽大肠之气。使小腑清利，则心火下降，心与小肠相表里。大腑流畅，则肺经润泽。肺与大肠相表里。宿热既除，其渴自止矣。嘉言又曰：人参白虎汤专治渴证气分燥热，此汤专治血分燥热，竹叶黄芪汤兼治气血燥热，宜辨证而用之。附：竹叶黄芪汤：淡竹叶、生地黄各二钱，当归、川芎、芍药、麦冬、黄芩炒、人参、黄芪、甘草、半夏、石膏煅各一钱，治消渴血气两虚，胃火盛而作渴。

白茯苓丸 肾消。

治肾消，两腿渐细，腰脚无力。此因中消之后，胃热入肾，消烁肾脂，令肾枯槁，故致此疾。按：肾消即下消，乃上消、中消之传变，饮一溲二，溲如膏油。王注曰：肺主气，肺无病则气能管束津液，其精微者荣养筋骨血脉，余者为溲。肺病则津液无气管摄，而精微者亦随溲下如膏油也。

茯苓　黄连　花粉　萆薢　熟地黄　覆盆子　人参　玄参—两　石斛　蛇床子七钱五分　鸡肶胵音皮鸱，即鸡肶皮。三十具，微炒　蜜丸，磁石汤送下。

此足少阴药也。茯苓降心火而交肾，黄连清脾火而泻心，石斛平胃热而涩肾，能壮筋骨，疗风痹脚弱。熟地、玄参生肾水，覆盆、蛇床固肾精，人参补气，花粉生津，萆薢清热利湿。肶胵，鸡之脾也，能消水谷，通小肠、膀胱而止便数，善治膈消。磁石色黑入肾，补肾益精，故假之为使也。喻嘉言曰：友人病消渴，后渴少止，反加躁急，足膝痿弱，余主是丸加犀角。有医曰：肾病而以黄连、犀角治心，毋乃倒乎？余曰：肾者胃之关也。胃热下传于肾，则关门大开，心之阳火得以直降于肾，火灼肾，躁不能需，余用犀角、黄连对治其下降之阳光，宁为倒乎？服之果效。再服六味地黄丸加犀角，而肌泽病起矣。

桑白皮等汁十味煎 久嗽肺痿。许仁则。

治气嗽经久，将成肺痿，乍寒乍热，唾涕稠黏，喘息气上，唇口焦干，亦有唾血者，渐觉瘦悴，小便赤少，色败毛耸，此亦成蒸。及久嗽成肺痈，唾悉成脓，出无多少。

桑白皮—升　地骨皮三升，二味合煎，取汁三升　生地汁五升　生麦冬汁二升　生葛根汁　竹沥三升　生姜汁　白蜜　枣膏—升　牛酥三合　以麦冬、生地、葛根、竹沥、姜汁和煎减半，再内桑皮、地骨汁和煎三分减一，再入酥、蜜、枣膏，搅勿停手，煎如饴糖。夜卧时取一胡桃大含之，稍加至鸡子大，或昼日，丸服亦得。

此手太阴药也。桑皮泻肺行水，麦冬补肺生津，地骨退热除蒸，竹沥清痰养血，生姜祛寒而温胃，枣膏补土以生金，地汁、葛汁甘寒以除大热，白蜜、牛酥甘润以止久嗽也。

治久嗽方 久嗽。《千金》。

白蜜—斤　生姜二斤，取汁　先秤铜铫知斤两讫，纳蜜、姜汁，微火熬，令姜汁尽，惟有蜜斤两在则止。每含如枣大一丸，日三服。

此手太阴药也。白蜜滑能润肺，生姜辛能散寒。宋洪迈有痰疾，晚对，上谕以胡桃三枚、姜三片，卧时嚼服，即饮汤，复嚼姜、桃如前数，静卧必愈。迈如旨服，久而痰消嗽止，亦同此意。朱丹溪曰：阴分嗽者，多属阴虚，治宜知母止嗽，勿用生姜，以其辛散故也。

猪膏酒 筋极。

治过劳四肢，筋液耗竭，数数转筋，爪甲皆痛，不能久立，名曰筋极。肝主筋。筋极，六极之一也。《经》曰：阳气者，精则养神，柔则养筋。筋骨过劳，耗其津液，不能荣养，故劲急而筋数转筋。爪甲者，筋之余。筋属木，犹木枯则枝叶皆萎也。不能久立，筋衰不能束骨也。

猪脂　姜汁各二升，熬取三升，再入酒　酒五合　分三服。

此足厥阴药也。津竭筋枯，非草木之药卒能责效。猪膏润能养筋，姜汁辛能润燥，酒和血而性善行，取易达于四肢也。

本方除姜汁，加乱发煎，发消药成，名"猪膏发煎"，_{仲景}。治诸黄，令病从小便出。本方除姜汁，加金银花，煮酒饮，治疮疥最良。

麻仁苏子粥 _{产妇老人便秘。《本事方》。}

治产后大便不通，_{许叔微曰：妇人产后有三种疾，郁冒则多汗，多汗则大便秘，故难于用药。}及老人风秘。

大麻仁　紫苏子　等分，洗净，合研，再用水研取汁煮粥啜。

此手阳明药也。麻仁阳明正药，滑肠润燥，利便除风。苏子兼走太阴，润肺通肠，和血下气。行而不峻，缓而能通，故老人、产妇气血不足者所宜用也。_{许叔微曰：一妇年八十四，忽腹痛、头痛，恶心不食。医皆议补脾治风，清利头目。服药虽愈，全不进食，其家忧惶。予辨前药皆误，此是老人风秘，脏腑壅滞，聚于胸中，则腹胀恶心，不思饮食；上至于颠，则头痛不清也。令作此粥，两啜而气泄，下结粪如椒者十余枚，渐得通利，不药而愈矣。}

卷下

泻火之剂

火者，气之不得其平者也。五脏六腑各得其平，则荣卫冲和，经脉调畅，何火之有？一失其常度，则冲射搏击而为火矣。故丹溪曰：气有余便是火也。有本经自病者，如忿怒生肝火，劳倦生脾火之类是也。有五行相克者，如心火太盛，必克肺金，肝火太盛，必克脾土之类是也。有脏腑相移者，如肝移热于胆则口苦，心移热于小肠则淋闭之类是也。又有他经相移者，有数经合病者。相火起于肝肾，虚火由于劳损，实火生于亢害，燥火本乎血虚，湿火因于湿热，郁火由于遏抑。又有无名之火，无经络可寻，无脉证可辨，致有暴病、暴死者。诸病之中，火病为多，不可以不加察也。有以泻为泻者，大黄、芒硝、芩、连、栀、柏之类是也。有以散为泻者，羌、防、柴、葛升阳散火之类者也。有以滋为泻者，地黄、天冬、玄参、知母之类壮水之主、以制阳光是也。有以补为泻者，参、芪、甘草泻火之圣药是也。

黄连解毒汤 <small>三焦实火。相传此方为太仓公火剂，而崔氏治刘护军，又云其自制者。</small>

治一切火热，表里俱盛，狂躁烦心，口燥咽干，大热干呕，错语不眠，吐血衄血，热甚发斑。<small>毒即火邪也。邪入于阳则狂，心为热所扰则烦，躁则烦之甚也。口燥咽干，火盛津枯也。干呕，热毒上逆也。错语，热昏其神也。不眠，阴未得复。伤寒吐血衄血者，当汗不汗，蕴热逼血上行也。发斑，热毒入胃也。崔尚书曰：胃有燥粪，令人错语。邪热盛亦令人错语。若秘而错语者，宜承气汤；通而错语者，宜黄连解毒汤。</small>

黄连　黄芩　黄柏　栀子　等分。

此手足阳明、手少阳药也。三焦积热，邪火妄行，故用黄芩泻肺火于上焦，黄连泻脾火于中焦。<small>王海藏曰：黄连泻心，实泻脾也。子能令母实，实则泻其子。</small>黄柏泻肾火于下焦，栀子通泻三焦之火从膀胱出。盖阳盛则阴衰，火盛则水衰，故用大苦大寒之药抑阳而扶阴，泻其亢甚之火而救其欲绝之水也，然非实热不可轻投。<small>刘河间曰：伤寒表热极甚，身痛、头疼不</small>

可忍，或眩或呕，里有微热，不可发汗吐下，拟以小柴胡、天水、凉膈之类和解，恐不能退其热势之甚；或大下后、再三下后，热势尚甚，本气损虚，而脉不能实，拟更下之恐脱而立死，不下亦热极而死；或湿热内余，小便赤涩，大便溏泄，频并少而急痛者，必欲作痢也，并宜黄连解毒汤。

本方去栀子，名"柏皮汤"，治三焦实热。用粥丸，名"三补丸"，治三焦有火，嗌燥喉干，二便闭结，及湿痰夜热。《经》曰：壮火食气，少火生气。故少火宜升，壮火宜降。今以黄芩泻上，黄连泻中，黄柏泻下，则壮火降而少火升，气得生而血得养，三焦皆受益矣。本方去芩、连加甘草，名"栀子柏皮汤"，仲景。治伤寒发黄身热。发黄，胃有瘀热，宜下之。发热，为热未作实。盖寒湿之证难于得热，热则势外出而不内入矣，故不必发汗、利小便，用栀子清肌表、黄柏泻膀胱以和解之。按伤寒发黄，有在太阳膀胱者，与阳明瘀热在胃者不同，故仲景亦有"不可下，当于寒湿中求之"之说。若瘀热在里，亦有"用麻黄、连翘、赤小豆汤发汗利水"之剂者，方见《伤寒论》。本方去黄柏、栀子，加酒浸大黄，名"三黄泻心汤"，《金匮》。治心下痞热，心气不足，吐血衄血。大黄用酒蒸晒九次，蜜丸，名"三黄丸"，治三焦积热，头项肿痛，目赤口疮，心膈烦躁，大便秘结，小便赤涩，及消渴羸瘦。消渴羸瘦，由于火炎水干。或问：心气不足而吐衄，何以不补心而反泻心？丹溪曰：少阴不足，亢阳无辅，致阴血妄行，故用大黄泻其亢害之火。又心本不足，肺肝各受火邪而病作，故用黄芩救肺，黄连救肝。肺者阴之主，肝者心之母、血之舍也，肺肝火退，则血归经而自安矣。寇宗奭曰：以苦泄其热，就以苦补其心，盖一举而两得之。吴鹤皋曰：治病必求其本。阳毒上攻出血，则热为本，血为标，能去其热，则血不治而自归经矣。李士材曰：古人用大黄治虚劳吐血，意甚深微。盖浊阴不降，则清阳不升；瘀血不去，则新血不生也。昂按：此乃伤寒外感移热而吐衄，故用三黄寒泻之剂。若虚寒内伤吐衄而误服此，则杀人矣。杨仁斋曰：血遇热则宣流，故止血多用凉药。然亦有气虚挟寒，营气虚散，血亦错行，所谓"阳虚阴必走"是已。法当温中，使血自归经，宜理中汤加木香、七气汤加川芎，或甘草干姜汤，甚效。本方加石膏、淡豉、麻黄，名"三黄石膏汤"。别见"表里门"。本方水丸，名"三黄金花丸"，治中外诸热，寝汗咬牙，梦语惊悸，吐衄淋秘，劳嗽骨蒸。本方加大黄，名"栀子金花丸"，去栀子，加大黄，名"大金花丸"，治略同。

附子泻心汤 伤寒痞满。仲景。

治伤寒心下痞，而复恶寒汗出者。伤寒心下满硬而痛者，为结胸，为实；硬满而不痛者，为痞，为虚。《经》曰：心下痞，按之软，关脉浮者，大黄黄连泻心汤。心下痞而复恶寒汗出者，附子泻心汤。大抵诸痞皆热，故攻之多寒剂，此加附子，恐三黄重损其阳，非补虚也。或下后复汗，或下后阳虚，故恶寒汗出。诸泻心汤皆治伤寒痞满，满在心胸不在胃也。若杂病痞满，有寒热虚实之不同。《保命集》云：脾不能行气于四脏，结而不散则为痞。伤寒之痞，从外之内，故宜苦泄。杂病之痞，从内之外，故宜辛散。

大黄二两　黄连　黄芩一两　附子一枚，炮，去皮，破，别煮取汁。

此足太阳、手少阴药也。吴鹤皋曰：心下痞，故用三黄以泻痞。恶寒汗出，故用附子以固阳。非三黄不能去痞热，无附子恐三黄益损其阳，寒热并用，斯为有制之兵矣。喻嘉言曰：此邪热既盛、真阳复虚之证，故于三黄汤内加附子汁，共成倾痞之功。《金匮》有大黄附子汤，亦同此意。大黄、细辛各二两，附子一枚炮，治胁下偏痛，发热，脉弦紧，此寒也，以温药下之。阳中有阴，当以温药下其寒，后人罕识其指。有用寒药而治热痞，大黄、黄连之类也。有阴阳不和而痞，用寒热药者，大黄、黄连加附子之类也。有阴盛阳虚而痞，用辛热多而寒药少者，半夏、生姜、甘草泻心之类也。《经》又曰：伤寒大下后，复发汗，心下痞，恶寒者，表未解也。当先解表，乃可攻痞，解表桂枝汤，攻里大黄黄连泻心汤。《经》又曰：本以下之，故心下痞，与泻心汤。痞不解，口渴而烦躁，小便不利者，五苓散主之，此有停饮故也。李东垣曰：酒积杂病，下之太过，亦作痞伤，盖下多亡阴，阴者脾胃水谷之阴也。胸中之气因虚下陷于心之分野，故致心下痞，宜升胃气，以血药兼之。若全用气药导之，则痞益甚，甚而复下之，气愈下降，必变为中满膨胀，非其治也。按脾无积血，心下不痞，故须兼血药。

本方去附子，名"三黄泻心汤"，见前。再去黄芩，名"大黄黄连泻心汤"，仲景。治伤寒心下痞，按之濡，关上脉浮。沉为实热，浮为虚热。《经》曰：按之自濡，但气痞耳。周扬俊曰：以非痰饮结聚，故无取半夏、生姜也。《活人》云：结胸与痞，关脉须皆沉。若关脉浮而结者，三黄以泻肝。李时珍曰：仲景治心气不足，吐衄血者，用泻心汤，实泻心包、肝、脾、胃四经血中之伏火也。又治心下痞满，按之软者，用泻心汤，亦泻脾胃之湿热，非泻心也。病发于阴而反下之则痞满，乃寒伤营血，邪结上焦，胃之上脘在心，故曰泻心。《经》曰：太阴所至为痞满。又曰：浊气在上，则生䐜胀是已。病发于阳而反下之则结胸，乃热邪陷入血分，亦在上脘，故大陷胸汤、丸皆用大黄，亦泻脾胃血分之邪而散其热也。若结胸在气分，只用小陷胸汤；痞满在气分，只用半夏泻心汤。按发阳、发阴，诸解不同，终成疑案。李氏则以寒伤为阴病，热陷为阳病，然仲景所用皆寒药，未尝有所分也。周扬俊则谓总属下早致然，似为近理。

半夏泻心汤 伤寒虚痞。仲景。

治伤寒下之早，胸满而不痛者为痞，身寒而呕，饮食不下，非柴胡证。《经》曰：伤寒五六日，呕发而热，柴胡证具，而以他药下之，柴胡证仍在者，复与柴胡汤。此虽已下之，不为逆，必蒸蒸而振，却发热汗出而解。若心下满而硬痛者，此为结胸也，大陷胸汤主之。若满而不痛者，此为痞，柴胡不中与也，宜半夏泻心汤。凡用泻心者，皆属误下之证，此传经热邪也。

半夏半升　黄连一两　黄芩　甘草炙　人参　干姜三两　大枣十二枚

此手少阴、足太阴药也。成氏曰：否而不泰为痞。苦先入心，泻心者必以苦，故以黄连为君，黄芩为臣，以降阳而升阴也。辛走气，散痞者必以辛，故以半夏、干姜为佐，以分阴而行阳也。欲通上下、交阴阳者，必和其中，故以人参、甘草、大枣为使，以补脾而和中，已下之后，脾气必虚。则痞热消而大汗以解矣。旧注云：此方药味，盖本理中、人参、黄芩汤方。王海藏曰：外证全是下证，而脉反细不可下者，泻心汤主之。脉有力者，黄连泻心汤；脉无力者，半夏泻心汤。喻嘉言曰：诸泻心汤，原以涤饮，此证因呕，故推半夏为君。程郊倩曰：痞虽虚邪，然表气入里，怫郁于心阳之分，寒亦成热矣。寒已成热，则不能外出，而热非实，秽又不能下行，唯用苦寒从其部而泻之。仍虑下焦之阴邪上入，兼辛热以温之。阴阳两解，不攻痞而痞自救，所以寒热互用。若阴痞不关阳郁，即郁而未成热，只是上下阴阳部分拒格而成，泻心之法概不可用。又曰：人皆曰汗多亡阳，不知下多亦亡阳，以亡阴中之阳，故曰亡阳耳。下焦之阳骤虚，气必上逆，则上焦之阳反因而成实，以火气不下行故也。治多泻上补下，心君得苦寒而安，则反能从阳引之入阴，故芩、连、栀子泻亦成补。若汗不相因，有虚无实，温补犹恐不足，前法一无所用矣。

本方除人参，再加甘草一两合前四两，名"甘草泻心汤"，仲景。治伤寒中风，医反下之，下痢谷不化，腹中雷鸣，心下痞硬而满，干呕心烦，医复下之，其痞益甚。此非结热，但以胃虚客气上逆，故使硬也。为下后使里虚胃弱，内损阴气，故加甘草以和中益胃，复真阴，退虚热。大要痞满下利者为虚，便闭者为实。按：甘草甘令人满，故中满证忌之。而《别录》、甄权并云甘草能除满，以脾健运则满除也。观仲景用以消痞，岂非取其散满哉！又按：此乃伤寒之下利肠鸣也。杂证肠鸣，亦多属脾胃虚。《经》云：脾胃虚则肠鸣腹满。又云：中气不足，肠为之苦鸣。宜参、术补剂，加甘草、芩、连、枳实、干姜等。丹溪又曰：腹中水鸣，乃火激动其水也，宜二陈汤加芩、连、栀子。李梴曰：自利旧分阴证、阳证，又分协热、协寒，而治法相同。阳证下利，亦必里虚而表热乘之，虽太阳初证下利亦然，与表邪传里协热下利无异。至于阴即协寒，其证尤显。所以云阳证下利，误温则发黄出斑而死。此等支离处，尤当详辨。本方加生姜四两，名"生姜泻心汤"，仲景。治汗解后胃中不和，心下痞硬，干噫嗳同食臭，完谷不化，胁下有水气，腹中雷鸣下利。客气上逆，伏饮搏膈，故痞硬。中气不和，故干嗳。胃虚火盛，邪热不杀谷，故完谷不化。胁下有水气，土弱不能制水，故腹中雷鸣下利，谓之协热利。为汗后胃虚，外损阳气，故加生姜以散邪涤饮，益胃复阳。刘河间曰：泻而水谷变色者为热，不变色而澄彻清冷者为寒。若肛门燥涩，小便黄赤，水谷虽不变，犹为热也。此由火性急速，食下即出，无容克化，所谓"邪热不杀谷"也。本方除黄芩、大枣，加枳实、厚朴、麦芽、白术、茯苓，蒸饼糊丸，名"枳实消痞丸"。东垣。别见"消导门"。

白虎汤 肺胃实热。仲景。

治伤寒脉浮滑，表有热，里有寒，浮为在表，滑为在里。里寒指伤寒，即病热之本因也。及三阳合病，脉浮大，腹满身重，难以转侧，口不仁而面垢，谵语遗尿，发汗则谵语，下之则头上生汗，手足逆冷，自汗出者。腹满身重，口不仁，谵语，阳明证也。面垢，少阳证也。遗尿，太阳证也。三证之中，阳明为多，属表里有邪。发表则燥热益甚，故谵语。攻里则阴气下竭，而虚阳上脱，必额汗出而手足逆冷。若自汗出者，三阳热甚也，与此汤以解内外之热。通治阳明病，脉洪大而长，不恶寒，反恶热，头痛，自汗，口渴，舌胎，目痛，鼻干，不得卧，心烦躁乱，日晡潮热，或阳毒发斑，胃热诸病。邪热盛，故脉洪大。热在表而浅，邪恶正，故恶寒。热入里而深，邪甚无畏，故不恶寒，反恶热。中风有汗，伤寒无汗。传入阳明则有汗，谓之热越，故阳明病法多汗。里热故作渴。阳明主肌肉，故肌热。脉交额中，故目痛。脉侠鼻，金燥故鼻干。胃不和，故卧不安。人之阳气，昼日行阳二十五度，平旦属少阳，日中属太阳，日晡属阳明。伤寒证中，日晡潮热为胃实，无虚证。胃热失下则发斑。

石膏一斤 知母六两 甘草二两 粳米六合 先煮石膏数十沸，味淡难出。再投药、米，米熟汤成，温服。

此足阳明、手太阴药也。热淫于内，以苦发之，故以知母苦寒为君。热则伤气，必以甘寒为助，故以石膏为臣。石膏、滑石味皆甘寒，凡药带甘者，皆泻中有补。津液内烁，故以甘草、粳米甘平益气缓之为使，不致伤胃也。又烦出于肺，躁出于肾，石膏清肺而泻胃火，知母清肺而泻肾火，甘草和中而泻心脾之火。或泻其子，肺。或泻其母，心。不专治阳明气分热也。石膏、甘草不但清里，兼能发表，然必实热方可用。或有血虚身热，脾虚发热，及阴盛格阳，面赤烦躁，类白虎汤证，误投之不可救也。按：白虎证脉洪大有力，类白虎证脉大而虚，以此为辨。又按：阴盛格阳，阳盛格阴，二证至为难辨。盖阴盛极而格阳于外，外热而内寒；阳盛极而格阴于外，外冷而内热。《经》所谓"重阴必阳，重阳必阴。重寒则热，重热则寒"是也。当于小便分之，便清者，外虽燥热，而中必寒；便赤者，外虽厥冷，而内实热。再看口干燥润，及舌胎浅深。盖舌为心苗，应南方火，邪在表则未生胎，邪入里津液搏结则生胎。而滑胎白者，丹田有热，胸中有寒，邪在半表半里也。热入渐深，则燥而涩。热聚于胃则黄，宜承气与白虎。若热病口干舌黑，及肾水刑于心火，热益深而病笃矣。然亦有胎黑属寒者，舌无芒刺，口有津液也，又当用温补之剂，尤宜细辨。李东垣曰：邪在阳明，肺受火剋，故用辛寒以清肺，所以有"白虎"之名。白虎，西方金神也。吴鹤皋曰：如秋金之令行，则夏火之炎退。成氏曰：立秋后不可服，为大寒之剂。易老曰：有是病则投是药，苟拘于时，何以措手？若以白虎为大寒，承气又何以行于冬令乎？太阳发热无汗而渴，忌白虎，表未解也。阳明汗多而渴，忌五苓、猪苓，津液大耗也。

本方加人参三两，名"人参白虎汤"，仲景。治伤寒渴欲饮水，无表证者。白虎解热，人参生津。凡身发热为热在表，渴欲饮水为热在里。身热饮水表里俱有热，身凉不渴表里俱无热。欲饮水者，不可不与，不可过与。恣饮则有水结胸、心下悸、喘咳、哕噎、肿胀、癃秘、下利诸变证。亦治伤寒无大热，口燥渴，心烦，背微恶寒者。背为阳。背恶寒、口中和，少阴病也，宜附子汤。今热未退而微恶寒，为表未全罢，尚属太阳，然燥渴心烦为里热已炽，与白虎汤解表邪、清里热，加人参补气生津。太阳病在表故恶寒，少阳在半表半里亦微恶寒，阳明在里故不恶寒、反恶热。间有恶寒者，与太阳合病也。许叔微曰：仲景云伤寒吐下后，七八日不解，表里俱热，大渴燥烦者，白虎加人参汤主之。又云脉浮滑，此表有热，里有寒，白虎加人参汤主之。又云伤寒脉浮，发热无汗，其表不解，不可与白虎。林亿校正谓：于此表里差矣。余谓不然。大抵白虎能除伤寒中渴、表里发热，前后二证，或云表里俱热，或云表热里寒，皆可服之。一种发热无汗，其表不解，全是麻黄与葛根证，安可行白虎也？亦治太阳中暍，音椰，暑也。身热汗出，恶寒足冷，脉微而渴。身热恶寒为在表，足冷脉微又不可表。亦治火伤肺胃，传为膈消。喻嘉言曰：肺消以地黄丸治其血分，肾消以白虎汤治其气分。病不能除，医之罪也。本方加苍术，名"白虎苍术汤"，治湿温脉沉细者。沉细属湿，先受暑，后受湿，暑湿相搏，名湿温。其证胫冷，腹满，头痛，身痛，多汗，渴而谵语。李东垣曰：动而伤暑，火热伤气，辛苦之人得之，宜人参白虎汤。静而伤暑，湿胜身重，安乐之人多得之，宜白虎苍术汤。本方加桂枝，名"桂枝白虎汤"，《金匮》。治温疟但热无寒，骨节疼痛，时呕。本方加柴胡、黄芩、半夏，名"柴胡石膏汤"，治暑嗽喘渴。本方除粳米，加人参，名"化斑汤"，治胃热发斑、脉虚者。

竹叶石膏汤 肺胃虚热。仲景。

治伤寒解后，虚羸少气，气逆欲吐。伤寒解后，余热未尽，津液不足，故虚羸少气。虚热上逆，故欲吐。亦治伤暑发渴、脉虚。

竹叶二把　石膏一斤　人参三两　甘草炙，二两　麦冬一升　半夏半升　粳米半升　加姜煎。

此手太阴、足阳明药也。竹叶、石膏之辛寒以散余热，竹叶能止喘促、气逆上冲。人参、甘草、麦冬、粳米之甘平以益肺安胃，补虚生津，半夏之辛温以豁痰止呕。故去热而不损其真，导逆而能益其气也。

又方：竹叶、石膏、木通、薄荷、桔梗、甘草，亦名"竹叶石膏汤"，治胃实火盛而作渴。李士材曰：阳明外实则用柴、葛以解肌，阳明内实则用承气以攻下。此云胃实，非有停滞，但阳焰胜耳。火旺则金困，故以竹叶泻火，以桔梗救金，薄荷升火于上，木通泄火于下，甘草、石膏直入戊土而清其中，三焦火平则炎蒸退，而津液生矣。外实，经也。内实，腑也。戊土，胃也。

升阳散火汤 火郁。东垣。

治肌热表热，四肢发热，骨髓中热，热如火燎，扪之烙手。此病多因血虚得之，及胃虚过食冷物，抑遏阳气于脾土，并宜服此。脾主四肢，四肢热，即五心烦热也。火性上行，若郁而不达，则反以销烁真阴，而肌肤筋骨皆为之热也。若饮食填塞至阴，则清阳不得上行，故不能传化也。《经》曰：火郁发之。至阴，脾也。

柴胡八钱　防风二钱五分　葛根　升麻　羌活　独活　人参　白芍五钱　炙甘草三钱　生甘草二钱　每服五钱，加姜、枣煎。

此手足少阳药也。柴胡以发少阳之火，为君。升、葛以发阳明之火，羌、防以发太阳之火，独活以发少阴之火，为臣。此皆味薄气轻上行之药，所以升举其阳，使三焦畅遂，而火邪皆散矣。人参、甘草益脾土而泻热，芍药泻脾火而敛阴，且酸敛甘缓，散中有收，不致有损阴气，为佐使也。吴鹤皋曰：《经》曰：少火生气。天非此火不能生物，人非此火不能有生，扬之则光，遏之则灭。今为饮食抑遏，则生道几乎息矣。使清阳出于上窍，则浊阴自归下窍，而饮食传化无抑遏之患矣。东垣圣于脾胃，治之必主升阳，俗医知降而不知升，是扑其少火也，安望其卫生耶？降，谓泻也。又云：古人用辛散者必用酸收，故桂枝汤中亦用芍药，犹兵家之节制也。

本方除人参、独活，加葱白，名"火郁汤"，治同。火郁者，内热外寒，脉沉而数，火郁无焰，故外寒。沉为在里，沉而数，知为内热也。

陶节庵升阳散火汤 人参、白术，茯神、甘草、陈皮、麦冬、当归、芍药、柴胡、黄芩。加姜枣，金器煎。治伤寒叉手冒心，寻衣摸床，谵语昏沉，不省人事。节庵曰：俗医不识，误认风证，不知此乃肝热乘肺，元气虚衰，不能主持，名撮空证。小便利者可治。有痰，加姜炒半夏。大便燥实，谵语发渴，加大黄。泄泻加白术、升麻。阳虚，故叉手自冒其心。热昏其神，故寻衣摸床。小便利，则肺气犹降，膀胱犹能化气，而肾水未枯，故可治。昂按：此病非升散之证，方中仅柴胡一味，

难尽"升散"之名，而节庵以此方名之，何欤？

凉膈散《局方》。

治心火上盛，中焦燥实，烦躁口渴，目赤头眩，口疮唇裂，吐血衄血，大小便秘，诸风瘛疭，胃热发斑发狂，及小儿惊急，痘疮黑陷。上证皆上中二焦之火为之患也。

连翘四两　大黄酒浸　芒硝　甘草二两　栀子炒黑　黄芩酒炒　薄荷一两　为末，每服三钱，加竹叶、生蜜煎。叶生竹上，故治上焦。

此上中二焦泻火药也。热淫于内，治以咸寒，佐以苦甘。故以连翘、黄芩、竹叶、薄荷升散于上，而以大黄、芒硝之猛力推荡其中，使上升下行，而膈自清矣。用甘草、生蜜者，病在膈，甘以缓之也。李东垣曰：易老法减大黄、芒硝，加桔梗、竹叶，治胸膈与六经之热。以手足少阳俱下胸膈，同相火游行一身之表，乃至高之分，故用桔梗之剂浮而上之，以去胸膈六经之热也。重病用前方，轻者用此方。喻嘉言曰：按中风证大势，风木合君相二火主病，古方用凉膈散居多，如转舌膏用凉膈散加菖蒲、远志，活命金丹用凉膈散加青黛、蓝根。盖风火上炎，胸膈正燎原之地，所以清心宁神。转舌、活命，凉膈之功居多，不可以宜通肠胃经訾之也。按转舌膏散心经之蕴热，活命丹散肝经之郁火也。潘思敬曰：仲景调胃承气汤，后人一变加连翘、栀子、黄芩、薄荷，谓之凉膈散。至河间，又变加川芎、归、芍、白术、防风、荆芥、麻黄、桔梗、石膏、滑石，谓之防风通圣散。古之复方也，桔梗为药中舟楫。

当归龙荟丸 肝胆火。《宣明》。

治一切肝胆之火，神志不宁，惊悸搐搦，躁扰狂越，头晕目眩，耳鸣耳聋，胸膈痞塞，咽嗌不利，肠胃燥涩，两胁痛引少腹，肝移热于肺而咳嗽。肝属风木，主筋、主怒、主惊，故搐搦惊狂，皆属肝火。目为肝窍，胆脉络于耳，二经火盛，故目眩耳鸣。心脉挟咽历膈，肾脉贯膈循喉咙，水衰火盛，故膈咽不利。两胁少腹皆肝胆经所循，故相引而痛。五脏六腑皆有咳，然必传以与肺，肝之移邪则为肝咳。亦治盗汗。盗汗属热，此与当归六黄汤同意。

当归酒洗　龙胆草酒炒　栀子炒黑　黄连炒　黄柏炒　黄芩炒，一两　大黄酒浸　青黛水飞　芦荟五钱　木香二钱　麝香五分　蜜丸，姜汤下。

此足厥阴、手足少阳药也。肝木为生火之本，肝火盛则诸经之火相因而起，为病不止一端矣。故以龙胆、青黛直入本经而折之，而以大黄、芩、连、栀、柏通平上下三焦之火也。黄芩泻肺火，黄连泻心火，黄柏泻肾火，大黄泻脾胃火，栀子泻三焦火。芦荟大苦大寒，气臊入肝，能引诸药同入厥阴，先平其甚者，而诸经之火无不渐平矣。诸药苦寒已甚，当归辛温，能入厥阴，和血而补阴，故以为君。少加木香、麝香者，取其行气通窍也，然非实火不可轻投。

龙胆泻肝汤 肝胆火。《局方》。

治肝胆经实火湿热，胁痛耳聋，胆溢口苦，筋痿阴汗，阴肿阴痛，白浊溲血。胁者肝胆之部也，火盛故作痛。胆脉络于耳，故聋。肝者将军之官也，谋虑出焉。胆者中正之官也，决断出焉。胆虚数谋虑而不能决，胆气上溢，故口为之苦。肝主筋，湿热胜，故筋痿。肝脉络于阴器，故或汗，或肿，或痛。白浊、溲血，皆肝火也。

龙胆草 酒炒　黄芩 炒　栀子 酒炒　泽泻　木通　车前子　当归 酒洗
生地黄 酒炒　柴胡　甘草 生用

此足厥阴、少阳药也。龙胆泻厥阴之热，柴胡平少阳之热，胆。黄芩、栀子清肺与三焦之热以佐之。泽泻泻肾经之湿，木通、车前泻小肠、膀胱之湿以佐之。然皆苦寒下泻之药，故用归、地以养血而补肝，用甘草以缓中而不使伤胃，为臣使也。东垣无黄芩、栀子、甘草，亦名"龙胆泻肝汤"，治前阴热痒臊臭。此因饮酒，风、湿、热合于下焦为邪。厥阴肝脉络于阴器，柴胡入肝为引。泽泻、车前、木通利小便亦除臊气，所谓"在下者因而竭之"。生地、龙胆苦寒以泻湿热。肝主血，当归以滋肝血不足也。一方除当归、生地、木通、泽泻、车前，加人参、五味、犬冬、麦冬、黄连、知母，亦名"龙胆泻肝汤"，治筋痿挛急，口苦爪枯，亦治前证。加人参者，扶土所以抑木。用二冬、五味者，清金亦以平木，润燥所以养筋。用黄连、知母者，上以泻心火，下以泻肾火，一为肝子，一为肝母也。

左金丸 肝火。又名萸连丸。

治肝火燥盛，左胁作痛，吞酸吐酸，筋疝痞结。肝火盛则胁痛。吞酸吐酸，亦由肝火上干肺胃，从木之化，故酸。厥阴之脉络阴器，寒湿干之，则成筋疝。肝木过盛，克制脾土，则成痞结。亦治噤口痢，汤药入口即吐。本方加糯米一撮，浓煎，但得三匙下咽，即不得吐矣。

黄连 六两，姜汁炒　吴茱萸 一两，盐水泡　水丸。

此足厥阴药也。肝实则作痛，心者肝之子，实则泻其子，故用黄连泻心清火为君，使火不克金，金能制木，则肝平矣。吴茱辛热，能入厥阴，肝。行气解郁，又能引热下行，故以为反佐。一寒一热，寒者正治，热者从治。以热治热，从其性而治之，亦曰反治。故能相济以立功也。肝居于左，肺处于右。左金者，谓使金令得行于左而平肝也。李东垣曰：《病机》曰：诸呕吐酸，皆属于热。此上焦受外来客邪也。以杂病论之，呕吐酸水者，甚则酸水浸其心次，令牙酸不能相对，以大辛热剂疗之必减。若以《病机》作热攻之误矣。或问：吞酸，《素问》以为热，东垣以为寒，何也？丹溪曰：吐酸与吞酸不同。吐酸吐出酸水如醋，平时津液随上升之气郁而成积，湿中生热，故随木化，遂作酸味，非热而何？其有郁之久伏于肠胃之间，咯不得上，咽不得下，肌表得风寒，则内热愈郁，而酸味刺心。肌表温暖，腠理开发，或香热汤丸，津液得行，亦可暂解，非寒而何？《素问》言热，言其本也；东垣言寒，言其末也。余尝治吞酸，用黄连、茱萸制炒，随时令迭为佐使，苍术、茯苓为辅，汤浸蒸饼为丸吞之，仍教粝食蔬菜自养，则病易安。丹溪之论，亦未畅尽。总之，此证有寒有热，不可执一。戴氏曰：房劳肾虚之人，胸膈多有隐痛，此肾虚不能纳气、气虚不能生血之故。气与血犹水也，盛则流畅，虚则鲜有不滞者，所以作痛，宜破故纸之类补肾，芎、归之类补血。若作寻常胁痛治则殆矣。

　　本方加炒芩、苍术、陈皮，亦名"茱连丸"，治同。本方加芍药等分为丸，名"戊己丸"，治热痢热泻。热泻者，粪黄肛涩也。戊为胃土，己为脾土。加芍药伐肝泻木，使不克脾土。本方除吴茱萸，加附子一两，名"连附六一汤"，治胃脘痛，寒因热用也。本方用黄连一味，吴茱萸汤浸一宿为丸，名"抑青丸"，大泻肝火，治左胁作痛。单黄连煎服，名"泻心汤"，治心热。

　　泻青丸肝火。钱乙。

　　治肝火郁热，不能安卧，多惊多怒，筋痿不起，目赤肿病。肝属风木，木盛生火，故发热多甚于寅卯木旺之时，按之在肉之下，骨之上，为肝热。肝胆之经，行于两胁，风火干之，故卧不安。肝在志为怒，故多怒。肝虚胆怯，故多惊。肝主筋，逢热则纵，故痿。目为肝窍，风热发于目，故肿痛。

　　龙胆草　山栀炒黑　大黄酒蒸　川芎　当归酒洗　羌活　防风　等分，蜜丸，竹叶汤下。

　　此足厥阴、少阳药也。肝者将军之官，风淫火炽，不易平也。龙胆、大黄苦寒味厚，沉阴下行，直入厥阴而散泻之，所以抑其怒而折之使下也。羌活气雄，防风善散，故能搜肝风而散肝火，所以从其性而升之于上也。少阳火郁多烦躁，栀子能散三焦郁火，而使邪热从小便下行。少阳火实多头痛目赤，川芎能上行头目而逐风邪，且川芎、当归乃血分之药，能养肝血而润肝燥。血虚故肝燥，肝燥故多怒多惊。又皆血中气药，辛能散而温能和，兼以培之也。一泻一散一补，同为平肝之剂，故曰"泻青"。五脏之中，惟肝常有余，散之即所以补之，以木喜条达故也。然必壮实之人方可施用。余子容曰：时医多执肝常有余之说，举手便云平肝。按《圣济经》云：原四时之所化始于木，究十二经之所养始于春。女子受娠一月，是厥阴肝经养之。肝者乃春阳发动之始，万物生化之源，故戒怒养阳，使先天之气相生于无穷，是摄生之切要也，不可泥于前说。昂按：此说本之《内经》，《六节脏象论》曰：所谓得五行时之胜，各以气命其脏，求其胜也，皆归始春。盖春属肝木，乃吾身升生之气，此气若有不充，则四脏何所禀承？如春无所生，则夏长、秋收、冬藏者何物乎？五行之中，惟木有发荣畅茂之象，水火金土皆无是也。花叶苦葱，艳丽而可爱，结果成实，食之以全生，皆此木也。使天地而无木，则世界黯淡其无色矣。由是言之，培之养之犹恐不暇，而尚欲剪之伐之乎？故养血和肝，使火不上炎，则心气和平，而百骸皆理，不特养身之要道，亦养德之切务也。昂又按：世医多云肝有泻无补，不知六味地黄丸、七宝美髯丹等剂皆补肝之药也，人特习而不察耳。《外台秘要》曰：五行、五脏皆互相生，肝虽处中，而为脏首，位在甲乙，怀养怀仁，故应春而生也，为心之母，余脏循次而生焉。心为主主神，四脏为四邻。四邻有忧，主必怀忧。四邻和平，则王有悦，悦则营卫不错，忧则经络生患。心不受邪，所病者惟忧乐能致也。肺为风府、呼吸之门，诸脏萦乱，气息皆形，谁能出不由户耳？若风热盛，心忧则头痛，过忧则心烦。寒盛必热，热盛必寒，倚伏之道也。但平风热，抑狂邪，而营卫自然通泰矣。

泻黄散 <small>脾火。</small>

治脾胃伏火，口燥唇干，口疮口臭，烦渴易饥，热在肌肉。口为脾窍，唇者脾之外候。口燥唇干，口疮口臭，皆属脾火。脾热故烦渴易饥，病名中消。脾主肌肉，故热在肉分。轻按重按皆不热，不轻不重乃得之，过夜尤甚者，为脾热。实热宜此汤及调胃承气，虚热宜补中益气汤。按：面上热，身前热，一身尽热，狂而妄言妄见，皆足阳明。肩背热，及足外廉、胫踝后热，皆足太阳。口热舌干，中热而喘，足下热而痛，皆足少阴。肩上热，项似拔，耳前热若寒，皆手太阳。身热肤痛，手少阴。洒淅寒热，手太阴。掌中热，手太阴、少阴、厥阴。热而筋纵不收，阴痿，足阳明、厥阴。又曰：胃居脐上，胃热则脐以上热；肠居脐下，肠热则脐以下热。肝胆居胁，肝胆热则胁亦热；肺居胸背，肺热则胸背亦热。肾居腰，肾热则腰亦热。可类推也。

防风<small>四两</small> 藿香<small>七钱</small> 山栀<small>炒黑，一两</small> 石膏<small>五钱</small> 甘草<small>二钱</small> 上末，微炒香，蜜酒调服。

此足太阴、阳明药也。山栀清心肺之火，使屈曲下行从小便出。藿香理脾肺之气，去上焦壅热，辟恶调中。石膏大寒泻热，兼能解肌。甘草甘平和中，又能泻火。重用防风者，取其升浮能发脾中伏火，又能于土中泻木也。木盛尅土，防风能散肝火。吴鹤皋曰：或问脾中伏火，何以不用黄连？余曰：燥矣。又问：既恶燥，何以用防风？余曰：东垣有言，防风乃风药中润剂也。李东垣曰：泻黄散非泻脾也，脾中泻肺也。实则泻其子，以脾为生肺之上源，故用石膏、栀子之类。

钱乙泻黄散 白芷、防风、升麻、枳壳、黄芩各钱半，石斛一钱二分，半夏一钱，甘草七分。治同前证，或唇口皱瞤燥裂。脾之华在唇。瞤，动也，风也。皴裂，火也。白芷、升麻皆阳明药，防风祛风而散脾火，燥在唇口，故从其性而升发之也。黄芩泻中上之热，枳壳利中上之气。半夏能燥能润，发表开郁。石斛清脾平胃，退热补虚。甘草和脾，兼能泄火，亦"火郁发之"之义。治口病诸药：脾热则口甘，生地、芍药、黄连泻脾，神曲、莱菔消食郁。肝热则口酸，黄连、龙胆泻肝。心热则口苦，柴胡、龙胆、黄芩、黄连泻心。肺热则口辛，黄芩、栀子泻肺，芍药泻脾，麦冬清心。肾热则口咸，知母、乌贼骨泻肾。胃热则口淡，茯苓、白术、半夏、生姜燥脾胜湿。口涩，黄芩泻火，葛根生津，防风、薄荷疏风，栝楼、茯苓行痰。

清胃散 胃火牙痛。东垣。

治胃有积热，上下牙痛，牵引头脑，满面发热，其牙喜寒恶热，或牙龈溃烂，或牙宣出血，或唇口、颊腮肿痛。足阳明胃脉循鼻外，入上齿中，侠口环唇，循颊车，上耳前，主上牙龈，喜寒饮而恶热。手阳明大肠脉上颈贯颊，入下齿，侠口，主下牙龈，喜热饮而恶寒。足阳明别络脑，故脑痛。阳明之脉营于面，故面热。二经热盛，故唇口、齿、颊病而肿痛也。齿为骨，属肾。牙宣，牙龈出血，或齿缝出血也，亦名齿衄，乃肾病。若血多而涌出不止，为阳明热盛，以阳明多气多血也。唇属脾胃大肠经，燥则干，热则裂，风则瞤，寒则揭，若肿皱裂如蚕茧，名曰茧唇。唇舌者，肌肉之本也，人中平满者，为唇反，唇反者肉先死。

生地黄　牡丹皮　黄连　当归　升麻　一方加石膏。

此足阳明药也。黄连泻心火，亦泻脾火，脾为心子，而与胃相表里者也。当归和血，生地、丹皮凉血，以养阴而退阳也。石膏泻阳明之大热，升麻升阳明之清阳，清升热降，则肿消而痛止矣。薛新甫曰：湿热盛而牙痛者承气汤，轻者清胃散。大肠热而龈肿痛者清胃散，甚者调胃汤。六郁而痛者越鞠丸，中气虚而痛者补中益气汤，思虑伤脾而痛者归脾汤。肾经虚热而痛者六味丸，肾经虚寒而痛者还少丹，重则八味丸。其属风热者独活散、茵陈散，风寒入脑者羌活附子汤。当临时制宜。附：独活散：独活、羌活、川芎、防风各五钱，细辛、荆芥、薄荷、生地各二钱，每服三钱。

甘露饮 胃中湿热。《局方》。

治胃中湿热，口臭喉疮，齿龈宣露，及吐衄齿血。胃之窍在口，其脉上齿侠鼻，湿热内盛，故口臭口疮。阳热怫郁胃中，越出于口鼻，故吐血衄血。齿属少阴肾，龈属阳明胃。二经有热，则齿龈、齿缝出血，名齿衄，或牙龈袒脱、齿根宣露也。

生地黄　熟地黄　天冬　麦冬　石斛　茵陈　黄芩　枳壳　枇杷叶　甘草　等分，每服五钱。一方加桂、苓，名"桂苓甘露饮"。《本事方》加犀角，云如此甚有道理。犀角凉心泻肝，清胃中大热。

此足阳明、少阴药也。烦热多属于虚，二地、二冬、甘草、石斛之甘治肾胃之虚热，泻而兼补也。茵陈、黄芩之苦寒折热而去湿。火热上行为患，故又以枳壳、枇杷叶抑而降之也。

河间桂苓甘露饮　滑石四两，石膏、寒水石、甘草各二两，白术、茯苓、泽泻各一两，猪苓、肉桂各五钱，每服五钱。治中暑受湿，引饮过多，头痛烦渴，湿热便秘。此亦五苓、六一之合剂也，以清六腑之热。张子和去猪苓，减三石一半，加人参、干葛各一两、藿香五钱、木香一分，每服三钱，亦名"桂苓甘露饮"，治伏暑烦渴，脉虚水逆。渴欲饮水，水入即吐，名水逆。

泻白散 肺火。钱乙。

治肺火皮肤蒸热，洒淅寒热，日晡尤甚，喘嗽气急。皮肤蒸热，肺主皮毛也。洒淅寒热，邪在肤腠也。日晡尤甚，金旺于酉也。肺苦气上逆，故咳嗽喘急。轻按即得，重按全无，是热在皮毛。日西尤甚为肺热。

桑白皮　地骨皮一钱　甘草五分　粳米百粒　易老加黄连。

此手太阴药也。桑白皮甘益元气之不足，辛泻肺气之有余，除痰止嗽。性善行水泻火，故能除痰，痰除则嗽止。地骨皮寒泻肺中之伏火，淡泄肝肾之虚热，凉血退蒸。肝木盛能生火，火盛则克金，肾为肺子，实则泻其子。甘草泻火而益脾，粳米清肺而补胃，土为金母，虚则补其母。并能泻热从小便出。肺主西方，故曰"泻白"。李时珍曰：此泻肺诸方之准绳也。泻白散泻肺经气分之火，黄芩一物汤、丹溪青金丸泻肺经血分之火。清金丸即黄芩炒为末，水丸。

本方加人参、五味、茯苓、青皮、陈皮，亦名"加减泻白散"，东垣。治咳嗽喘急呕吐。本方加知母、黄芩、桔梗、青皮、陈皮，亦名"加减泻白散"，《宝鉴》。治咳而气喘，烦热口渴，胸膈不利。本方除甘草、粳米，加黄芩、知母、麦冬、五味、桔梗，亦名"加减泻白散"，罗谦甫。治过饮伤肺，气出腥臭，唾涕稠黏，嗌喉不利，口苦干燥。原文云：桑皮、地骨味苦微寒，降肺中伏火而补气，为君。黄芩、知母苦寒，治气出腥臭，清金利气，为臣。五味酸温以收肺气，麦冬苦寒治唾涕稠黏，口苦干燥，为佐。桔梗辛温轻浮，治痰逆，利咽膈，为使也。

导赤散 心小肠火。钱乙。

治小肠有火，便赤淋痛，面赤狂躁，口糜舌疮，咬牙口渴。心与小肠相表里，心热则小肠亦热，故便赤淋痛。心属君火，是五脏六腑火之主，故诸经之热皆应于心。面赤烦躁，咬牙口渴，皆心热也。舌为心苗，若心火上炎，燻蒸于口，则口糜舌疮。轻手按至皮毛之下，肌肉之上则热，日中尤甚，是热在血脉，为心热。朱丹溪曰：五脏各有火，五志激之，其火随起。若诸寒病，必身犯寒气，口食寒物，非若诸火病自内作者。

生地黄　木通　甘草梢　淡竹叶　等分，煎。

此手少阴、太阳药也。生地凉心血，竹叶清心气，叶生竹上，故清上焦。木通降心火入小肠，君火宜木通，相火宜泽泻，行水虽同，所用各别。君，心火也；相，肾火也。草梢达茎中而止痛，便赤淋痛。以共导丙丁之火由小水而出也。小肠为丙火，心为丁火。心热泻小肠，釜底抽薪之义也。易老用导赤散合五苓散治口糜，神效。《经》曰：膀胱移热于小肠，膈肠不便，上为口糜。亦有用理中汤加附子者，因脾胃虚衰之火被逼上炎，故用参、术、甘草补其土，姜、附散其寒，则火得所助，接引退舍矣。《纲目》曰：心气热则上窜，宜导赤散。肾气虚则下窜，宜地黄丸。

莲子清心饮 心火淋浊。《局方》。

治忧思抑郁，发热烦躁，或酒色过度，火盛克金，口苦咽干，渐成消渴，遗精淋浊，遇劳即发，四肢倦怠，五心烦热，夜静昼甚，及女人崩带。烦躁、遗精、淋浊者，心虚而有热也。心火妄动，则不能下交于肾，故元精失守也。遇劳则发为劳淋，劳则动其心火也。昼热者，阳虚也。崩中，由损伤冲任，气血俱虚。《经》曰：阴虚阳搏谓之崩。由阴虚而阳搏之，血得热而妄行也。带者，病本于带脉而得名，赤属血，白属气。由阴虚阳竭，荣气不升，卫气下陷，或湿痰、湿热蕴积而下流也。

石莲肉　人参　黄芪　茯苓　柴胡三钱　黄芩炒　地骨皮　麦冬　车前子　甘草炙，二钱　空心服。

此手足少阴、足少阳、太阴药也。参、芪、甘草所以补阳虚而泻火，东垣曰：参、芪、甘草，泻火之圣药。助气化而达州都。膀胱也，气化则能出。地骨退肝肾之虚热，柴胡散肝胆之火邪，黄芩、麦冬清热于心肺上焦，茯苓、车前利湿于膀胱下部，中以石莲清心火而交心肾，则诸证悉退也。

导赤各半汤 伤寒心热。节庵。

治伤寒后心下不硬，腹中不满，二便如常，身无寒热，渐变神昏不语，或睡中独语，目赤口干，不饮水，与粥则咽，不与勿思，形如醉人，名"越经证"。伤寒不硬不满，二便如常，病不在脐也。神昏、睡语，不思食，形如醉人，此邪热传于手少阴心也，心火上而逼肺也。邪热入里，故目赤舌干。邪热在阴，故不渴。此证自足而传手经，故曰"越经"。

黄连　黄芩　犀角　知母　山栀　滑石　麦冬　人参　甘草　茯神　加灯心、姜、枣煎。

此手少阴、太阴、太阳药也。陈来章曰：热入心经，凉之以黄连、犀角、栀子。心移热于小肠，泄之以滑石、甘草、灯心。心热上逼于肺，清之以黄芩、栀子、麦冬。然邪之越经而传于心者，以心神本不足也，故又加人参、茯神以补之。昂按：伤寒传邪，手足原无界限，故仲景亦有泻心数汤，而麻黄、桂枝，先正以为皆肺药也。此汤泻心肺之邪热从小肠、膀胱出，故亦曰"导赤"。其与泻心异者，以无痞硬之证也。

普济消毒饮 大头天行。东垣。

治大头天行。初觉憎寒体重，次传头面肿盛，目不能开，上喘，咽喉不利，口渴舌燥。俗云：大头天行，亲戚不相访问，染者多不救。泰和间多病此者，医以承气加蓝根下之，稍缓，翌日如故，下之又缓，终莫能愈，渐至危笃。东垣视之曰：夫身半以上天之气也，身半以下地之气也。此邪热客于心肺之间，上攻头面而为肿盛，以承气泻胃中之实热，是为诛伐无过。病以适至其所为，故遂处此方，全活甚众，遂名"普济消毒饮子"。

黄芩酒炒　黄连酒炒，五钱　陈皮去白　甘草生用　玄参二钱　连翘　板蓝根　马勃　鼠黏子　薄荷一钱　僵蚕　升麻七分　柴胡　桔梗二钱　为末，汤调，时时服之。或蜜拌为丸，嚼化。一方无薄荷，有人参三钱。亦有加大黄治便秘者，或酒浸，或煨用。

此手太阴、少阴、足少阳、阳明药也。芩、连苦寒，泻心肺之热，为君。玄参苦寒，橘红苦辛，甘草甘寒，泻火补气，为臣。连翘、薄荷、鼠黏辛苦而平，蓝根甘寒，马勃、僵蚕苦平，散肿消毒定喘，为佐。升麻、柴胡苦平，行少阳、阳明二经之阳气不得伸；桔梗辛温，为舟楫不令下行，为使也。此解本之东垣，而犹加删润。然《十书》中无此方，见于《准绳》。

清震汤 雷头风。河间。

治雷头风，头面疙瘩肿痛，憎寒壮热，状如伤寒。一云头如雷鸣，风动作声也。李东垣曰：病在三阳，不可过用寒药重剂诛伐无过，处清震汤治之。三阳之气皆会于头额，从额至颠络脑后者属太阳，从额至鼻下面者属阳明，从头角下耳中、耳之前后者属少阳。

升麻　苍术五钱　荷叶一枚

此足阳明药也。升麻性阳，味甘气升，能解百毒。苍术辛烈，燥湿强脾，能辟瘴疠。此《局方》升麻汤也。荷叶色青气香，形仰象震，震仰盂，为雷，述类象形以治之。能助胃中清阳上行。用甘温辛散之药以升发之，使其邪从上越，且固胃气，使邪不传里也。

紫雪 一切火热。《局方》。

治内外烦热不解，狂易叫走，发斑发黄，口疮脚气，瘴毒蛊毒，热毒药毒，及小儿惊痫。

黄金百两　寒水石　石膏　滑石　磁石水煮，三斤，捣，煎去渣，入后药　升麻　玄参一斤　甘草炙，半斤　犀角　羚羊角　沉香　木香五两　丁香一两，并捣剉，入前药汁中煎，去渣，入后药　朴硝　硝石各二斤，提净，入前药汁中微火煎，不住手将桃木搅，候汁欲凝，再加入后二味　辰砂三两，研细　麝香当门子一两二钱，研细，入前药拌匀　合成退火气。冷水调服，每一二钱。《本事方》无黄金。

此手足少阴、足厥阴、阳明药也。寒水石、石膏、滑石、硝石以泻诸经之火而兼利水，为君。磁石、玄参以滋肾水而兼补阴，为臣。犀角、羚角以清心宁肝，升麻、甘草以升阳解毒，沉香、木香以温胃调气，麝香以透骨通窍，丹砂、黄金以镇惊安魂，泻心肝之热，为佐使。诸药用气，硝独用质者，以其水卤结成，性峻而易消，以泻火而散结也。

人参清肌散 午前虚热。

治午前潮热，气虚无汗。热发午前，阳虚而阴火乘之也。火燥热郁，故无汗。《经》曰：阳气有余，为身热无汗；阴气有余，为多汗身寒；阴阳有余，则无汗而寒。按此有余，乃病邪有余，即不足也。阴阳和则无病，过中则皆病也。《经》又曰：阳盛生外热，阴盛生内寒。皆亢则为害，非真阴真阳盛也。

人参　白术　茯苓　甘草炙　半夏曲　当归　赤芍药　柴胡　干葛

加姜、枣煎。

此足少阳、阳明药也。四君以补阳虚，参、术、苓、甘。归、芍以调阴血，半夏和胃而行痰，柴、葛升阳而退热。盖以甘温泻火，甘温能退大热。酸寒活血，即敛血也。辛甘解肌。有汗宜实表，无汗宜解肌。此之无汗与伤寒无汗不同，故但解其肌热，而不必发出其汗也。

前药各一两，加黄芩五钱，每服三钱，加姜枣煎，名"人参散"，许叔微。治邪热客于经络，痰嗽烦热，头痛目昏，盗汗倦怠，一切血热虚劳。喻嘉言曰：此邪热浅在经络，未深入脏腑，虽用柴、葛之轻，全借参、术之力，以达其邪。又恐邪入痰隧，用茯苓、半夏兼动其痰，合之当归、赤芍、黄芩并治其血中之热。止用三钱为剂，盖方成知约，庶敢用柴胡、干葛耳。此叔微一种苦心，特为发之。

白术除湿汤 午后发热。东垣。

治午后发热，背恶风，四肢沉困，小便色黄。又治汗后发热。午后发热，热在阴分，阳陷阴中也。背为阳，腹为阴。背恶风者，阳不足也。脾主四肢，四肢沉困，湿胜而脾不运也。小便黄，湿兼热也。汗后而热不退，阳虚也。

人参　赤茯苓　甘草炙　柴胡五钱　白术一两　生地黄　地骨皮　知母　泽泻七钱　每服五钱。如有刺痛，加当归七钱。小便利，减苓、泻一半。

此足太阴、少阴、少阳药也。阳陷阴中，热在血分，故以生地滋其少阴，而以知母、地骨泻血中之伏火也。柴胡升阳以解其肌，阳陷阴中，故以柴胡提出其阳。苓、泻利湿兼清其热，参、术、甘草益气助脾。气足阳升虚热自退，脾运而湿亦除矣。方名"除湿"，而治在退热，欲热从湿中而下降也。

清骨散 骨蒸。

治骨蒸劳热。火炎水竭，真阴销铄，故肌骨之间蒸蒸而热也。李东垣曰：昼热夜静者，是阳气旺于阳分也。昼静夜热者，是阳气下陷入阴中也，名曰"热入血室"。昼夜俱热，是重阳无阴也，当亟泻其阳，峻补其阴。昼病则在气，夜病则在血。

银柴胡钱半　胡黄连　秦艽　鳖甲童便炙　地骨　青蒿　知母一钱　甘草炙，五分

此足少阳、厥阴药也。地骨皮、黄连、知母之苦寒，能除阴分之热，而平之于内。柴胡、青蒿、秦艽之辛寒，能除肝胆之热，而散之于表。鳖阴类而甲属骨，能引诸药入骨而补阴。甘草甘平，能和诸药

而退虚热也。

石膏散《外台》。

治劳热骨蒸，四肢微瘦，有汗，脉长者。劳热之证，不尽属阴虚，亦有阳邪入里，传为骨蒸，令人先寒后热，渐成羸瘦者。有汗，胃实也；脉长，阳明证也。

石膏，研细。每夕新汲水服方寸匕，取热退为度。

此足阳明药也。石膏大寒质重，能入里降火；味辛气轻，能透表解肌；虽寒而甘，能缓脾益气。火劳有实热者，非此不为功，故《外台秘要》《名医录》皆载之。《玄珠》曰：五行六气，水特其一耳。一水既亏，岂能胜五火哉！医不知邪气未除，便用补剂，邪气得补，遂入经络，至死不悟。夫凉剂能清火养阴，热剂能补火燥水，理易明也。劳为热证明矣，尚可补乎？惟无热、无积之人，脉微无力，方可补之。必察其胃中及右肾二火果亏，后用补剂可也。《证治要诀》云：治虚劳独用热药者，犹釜中无水而进火也；过用冷药者，犹釜下无火而添水也。非徒无益，而反害之。

二母散

治肺劳有热，不能服补气之剂者。肺虚挟火，或咳嗽发热，阴虚已甚，再服补阳之药，则火益亢而阴愈亏，故有虽病虚劳不能服温补药者。

知母炒　贝母炒　等分，为末服。古方二母各一两，加巴霜十粒，姜三片，临卧白汤嚼服。治咳嗽痰喘，必利下寒痰。

此手太阴药也。火旺铄金，肺虚劳热，能受温补者易治，不能受温补者难治。故又设此法以滋阴，用贝母化痰泻肺火，知母滋肾清肺金，取其苦能泄热，寒能胜热，润能去燥也。二母皆润燥之药。

利膈汤　膈热咽痛。《本事》。

治脾肺火热，虚烦上壅咽痛生疮。十二经脉惟足太阳在表，别下项，不历膈咽，余经皆循喉咙历膈，或实热上攻，或虚火妄行，痰涎结聚，则成咽痛咽疮。实火宜升之散之，若虚火宜用人参、姜、附辛热之药，多有过服寒凉而病反甚者。张子和曰：《经》何以言一阴一阳结为喉痹？盖君相二火独胜，则热结正络，故痛且速也。嗌干嗌痛，咽肿颔肿，舌本强，皆君火也。惟喉痹痛急速，相火也。君火，人火也；相火，龙火也。

薄荷　荆芥　防风　桔梗　甘草　牛蒡子炒　人参　等分或为末，每服二钱，或加僵蚕。其气清化，能散相火逆结之痰。

此手太阴、少阴药也。咽痛咽疮，由于火郁。桔梗、甘草，甘桔汤也，辛苦散寒，甘平除热，为清膈利咽之要药。加薄荷、荆芥、防风以散火除风，加牛蒡子以润肠解毒。火者元气之贼，正气虚则邪火炽，故又加人参以补虚退热。喻氏曰：此方清上焦壅热，全用辛凉轻清之味，不用苦寒下降之药，较凉膈散更胜。

甘桔汤《金匮》名桔梗汤。

治少阴咽痛喉痹，肺痈吐脓，干咳无痰，火郁在肺。手少阴心脉侠咽，足少阴肾脉循喉咙，火炎则痛。《经》曰：一阴一阳结谓之喉痹。一阴，少阴君火；一阳，少阳相火也。肺痈者，《金匮》云：热之所过，血为之凝滞，蓄结痈脓，吐如米粥，始萌可救，脓成难治。火郁在肺，则干咳无痰。亦治心脏发咳，咳则心痛，喉中介介如梗状。

甘草二两　桔梗一两　或等分。王好古加法：失音加诃子，声不出加半夏，上气加陈皮，涎嗽加知母、贝母，咳渴加五味，酒毒加葛根，少气加人参，呕加半夏、生姜，吐脓血加紫菀，肺痿加阿胶，胸膈不利加枳壳，痞满加枳实，目赤加栀子、大黄，面肿加茯苓，肤痛加黄芪，发斑加荆芥、防风，痰毒加牛蒡子、大黄，不得眠加栀子。昂按：观海藏之所加，而用药之大较亦可识矣。

此手太阴、少阴药也。甘草甘平解毒而泻火，桔梗苦辛清肺而利膈，又能开提血气，表散寒邪，排脓血而补内漏，故治咽痛喉痹，肺痈咳嗽。取其辛苦散寒、甘平除热也。《金匮》曰：咳而胸满振寒，咽干不渴，时出浊唾腥臭，为肺痈，此汤主之。喻嘉言曰：此上提之法，乘其新起，提其败血，或从唾出，足以杀其毒。此因胸满振寒不渴，病尚在表，用此升提肺气。若势已入里，又当引之从胃入肠，此法不中用矣。《纲目》曰：喉痹恶寒，为寒闭于外，热郁于内，忌用胆矾酸寒等剂点喉，使阳郁不得伸。又忌硝、黄等寒剂下之，使阳邪陷里。宜用表药提其阳升以助阳也。如不恶寒，脉滑实者，又当用寒剂下之，酸剂收之也。《外台秘要》曰：五脏之尊，心虽为主，而肺居其上。肺为华盖，下覆四脏，合天之德，通达风气，性爱温而恶寒。心火更炎，上蒸其肺，金被火伤，则叶萎倚着于肝，肝皮痒则嗽。因心肝虚弱不能传阳于下焦，遂至正阳俱跻，变成嗽矣。肺主皮毛，遇寒则栗而栗起。肺嗽因痿倚着于肝而成病，由木能扣金与鸣也，先养肺抑心肝虚热，和其肾则愈矣。

本方除桔梗，名"甘草汤"，《金匮》。治同。本方加防风，名"甘桔防风汤"，治同。本方加防风、荆芥、连翘，名"如圣汤"，宋仁宗。治上焦风热。本方加连翘、薄荷、竹叶、栀子、黄芩，名"桔梗汤"，治上焦壅热，喉痹热肿。又方：桔梗、桑皮、贝母、栝蒌、当归、枳壳、苡仁、防己—作防风各五分，黄芪七分，杏仁、百合、甘草各三分，加姜煎，亦名"桔梗汤"，《济生》。治肺痈吐脓，嗌干多渴。如大便闭加大黄，小便赤加木通。本方加诃子，名"诃子清音汤"，加童便服，治中风不语。肺属金，主音，金空则有声。风痰壅塞，则不能言。诃子敛肺清痰，散逆破结，桔梗利肺气，甘草和元气，童便降火润肺，或加木通以利机窍也。足少阴肾脉侠舌本，足太阴脾连舌本，手少阴心别脉系舌本，三经虚则痰涎塞其脉道，舌不转运而不能言。或三脉亡血，舌无血荣养而喑。舌喑者，中风不能转运之类，而咽喉音声如故。喉喑者，劳嗽失音之类，而舌本则能转运言语也。本方除甘草，加枳壳，名"枳桔汤"，治胸中痞塞，噫气吐酸，或咳。枳壳、桔梗苦下气而散痞，寒消热而除咳。《活人》云：伤寒应发汗，反下之，遂成痞，枳实理中丸最良。审知是痞，先用枳桔汤尤妙，缘桔梗、枳壳行气下膈也。

玄参升麻汤 清咽散斑。《活人》。

治发斑咽痛。发斑者，阳明胃热也。咽痛者，少阴相火也。

玄参　升麻　甘草　等分。

此足阳明、少阴药也。升麻能入阳明，升阳而解毒。玄参能入少阴，壮水以制火。甘草甘平，能散能和。故上可以利咽，而内可以散斑也。

本方除玄参，加犀角、射干、黄芩、人参，名"阳毒升麻汤"，治阳毒发斑，头项背痛，狂躁骂詈，咽肿吐血，温服取汗。

消斑青黛饮 节庵。

治伤寒热邪传里，里实表虚，阳毒发斑。血热不散，蒸于皮肤则为斑，轻如疹子，重若锦纹。紫黑者，热极而胃烂也，多死。此或因阳证误投热药，或因下早表热乘虚入胃，或因下迟热留胃中，皆发斑。斑证有六：曰伤寒发斑，或下早或下迟也；曰温毒发斑，冬令感寒至春始发也；曰热病发斑，冬令感寒至夏乃发也；曰时气发斑，天疫时行之气也。治略相同。曰内伤发斑，先因伤暑，次食凉物，逼其暑火浮游于表也，宜加香薷、扁豆。曰阴证发斑，元气大虚，寒伏于下，逼其无根失守之火上腾燻肺，传于皮肤，淡红而稀少也，宜大建中汤，误投寒剂则殆矣。

青黛　黄连　犀角　石膏　知母　玄参　栀子　生地黄　柴胡　人参　甘草　加姜枣煎，入苦酒醋也。一匙和服。大便实者，去人参，加大黄。

此足阳明药也。发斑虽由胃热，亦诸经之火有以助之。青黛、黄连以清肝火，栀子以清心肺之火，玄参、知母、生地以清肾火，犀角、石膏以清胃火。此皆大寒而能解郁热之毒者。引以柴胡，使达肌表；柴胡清少阳相火。使以姜、枣，以和营卫。其用人参、甘草者，以和胃也，胃虚故热毒乘虚入里，而发于肌肉也。加苦酒者，其酸收之义乎？

玉屑无忧散 风缠咽喉。陈无择。

治缠喉风痹，咽喉肿痛，咽物有碍，或风涎壅滞，口舌生疮，大人酒症，小儿奶癣；及骨屑哽塞。

玄参　黄连　荆芥　贯众　山豆根　茯苓　甘草　砂仁　滑石五钱　硼砂　寒水石三钱　为末，每一钱，先挑入口，徐以清水咽下。能除三尸，去八邪，辟瘟疗渴。硼砂、玄参最能生津，凡泻火利水之药皆能疗渴。

此足阳明、少阴药也。玄参、黄连、寒水石清火，贯众、山豆根解毒，滑石、茯苓利水，砂仁、硼砂软坚，并能消骨哽。荆芥散结，甘草和中，故能统治诸证也。朱丹溪曰：咽痛必用荆芥，虚火上炎法用玄参。又有阴气大虚，虚火游行无制，客于咽喉，遂成咽痛。脉必浮大，重取必涩，宜浓煎人参汤细细呷之，如用清降之药立毙。

香连丸 热痢。《直指》。

治下痢赤白，脓血相杂，里急后重。湿热之积，干于血分则赤，干于气分则白。赤白兼下者，气血俱病也。后重里急者，气滞不通也。按里急后重，有因火热者，有因气滞者，有因积滞者，有因气虚者，有因血虚者，当审证论治。

黄连二十两，吴茱萸十两同炒，去茱萸用　木香四两八钱，不见火　醋糊丸，米饮下。一方等分，蜜丸。一方加甘草八两，黄连用蜜水拌，蒸晒九次，入木香为丸。

此手足阳明药也。痢为饮食不节，寒暑所伤，湿热蒸郁而成。黄连苦燥湿，寒胜热，直折心脾之火，故以为君。用吴茱同炒者，取其能利大肠壅气，痢乃脾病传于大肠。且以杀大寒之性也。里急由于气滞，木香辛行气，温和脾，能通利三焦，泄肺以平肝，使木邪不克脾土，气行而滞亦去也。一寒一热，一阴一阳，有相济之妙，《经》所谓"热因寒用、寒因热用"也。痢疾初起忌用，为黄连厚胃涩肠也。《原病式》曰：或言下痢白为寒者，误也。寒则不能消谷，何由反化为脓也？爆郁为白，属肺金也。泄痢皆兼于湿，湿热甚于肠胃之内，致气液不得宣通，使烦渴不止。下痢赤白，俗言寒热相兼，其说尤误。寒热异气，岂能俱甚于肠胃而同为痢乎？各随五脏之部而见其色，其本则一出于热，但分浅深而已。或曰：何故服辛热之药亦有愈者？曰：为能开发郁结，使气液宣通，流湿润燥，气和而已。莫若用辛苦寒之药微加辛热佐之，如钱氏香连丸之类是也。昂按：刘说固是，然病亦有寒热合邪者。

本方加石莲肉，治噤口痢。本方倍大黄，治热痢积滞。本方加吴茱萸、肉豆蔻，乌梅汤丸；本方加诃子、龙骨，名"黄连丸"，《宣明》。并治痢疾断下。石莲清心火，开胃口。大黄泻胃热，荡积滞。吴茱利壅气。肉蔻、诃子、乌梅、龙骨皆涩大肠。

白头翁汤 热利。仲景。

治伤寒热利下重，欲饮水者。此伤寒转利之证也，仲景见于《厥阴篇》。欲饮水与渴不同，渴但津干，欲水是阴分为火所灼，欲得凉以解之也，不可过与。利与痢不同，利者泻也。阳热之利与阴寒不同，阴利宜理中、四逆温脏；阳利粪色必焦黄，热臭，出作声，脐下必热，得凉药则止。《原病式》曰：泻，白为寒，赤黄红黑皆为热也。

白头翁二两　秦皮　黄连　黄柏三两

此足阳明、少阴、厥阴药也。白头翁苦寒，能入阳明血分而凉血止澼。秦皮苦寒性涩，能凉肝益肾而固下焦。渍水色青，故能入肝除热。黄连凉心清肝，黄柏泻火补水，并能燥湿止利而厚肠。取其寒能胜热、苦能坚肾、涩能断下也。成无己曰：肾欲坚，急食苦以坚之。利则下焦虚，故以纯苦之剂坚之。徐忠可曰：此主热利下重，乃热伤气，气下陷而重也。陷下则伤阴，阴伤则血热，虽后重而不用调气之药，病不在气耳。周扬俊曰：邪传厥阴，少阳其表也，脏腑相连，于法禁下，故但谋去其热，热除则利自止矣。

肾热汤 肾热耳聋。《千金》。

治肾热耳流脓血，不闻人声。耳为肾窍，舌为心窍，以舌非孔窍，故心亦寄窍于耳。十二经中，除足太阴、手厥阴，其余十经皆入络耳中。肾治内之阴，心治外之阳。清净精明之气上走空窍，而听斯聪矣。若二经不调，阴阳不和，或烦劳阴虚，或卫气不下循经脉，或得于风邪，或经脏积热，或大怒气逆，或湿饮痰膈，或热聚不散流出脓血，或风邪搏结成核塞耳，皆令暴聋。宜通耳调气安肾之剂。心寄窍于耳，故梦寐之中能闻声。

磁石煅红，淬七次　牡蛎盐水煮，煅粉　白术炒，五两　麦冬　芍药四两
甘草一两　生地黄汁　葱白一升　大枣十五枚　分三服。

此足少阴药也。磁石体重，辛咸色黑，补肾祛热，通耳明目，故以为君。牡蛎咸寒，软痰破结；生地大寒，泻火滋肾；麦冬甘寒，补肺清金；肺为肾母，又声属金。王太仆曰：肺虚则少气不能报息而耳聋。白芍酸寒，平肝和血。《经》曰：肝病气逆，则耳聋不聪。又曰：耳得血而能听。皆能生水而制火，退热而敛阴。白术、甘草、大枣补脾之品，益土气正以退肾邪也。

土能防水。《经》曰：头痛耳鸣，九窍不利，肠胃之所生也。**数品皆固本之药，使精气充足，邪热自退，耳窍自通。加葱白者，以引肾气上通于耳也。**

辛夷散 严氏。

治鼻生瘜肉，气息不通，不闻香臭。鼻为肺窍，气清则鼻通，气热则鼻塞。湿热盛甚，蒸于肺门则生瘜肉，犹湿地得热而生芝茵也。

辛夷　白芷　升麻　藁本　防风　川芎　细辛　木通　甘草 等分为末，每服三钱，茶调下。外用烧矾为末，加硇砂少许，吹鼻中，能消化之。

此手太阴、足阳明药也。经曰：天气通于肺。若肠胃无痰火积热，则平常上升皆清气也。由燥火内焚，风寒外束，血气壅滞，故内生瘜肉而鼻气不通也。辛夷、升麻、白芷辛温轻浮，能引胃中清气上行头脑。防风、藁本辛温雄壮，亦能上入巅顶胜湿祛风。细辛散热破结，通精气而利九窍。川芎补肝润燥，散诸郁而助清阳。此皆利窍升清、散热除湿之药。木通通中，茶清寒苦，以下行泻火。甘草和中，又以缓其辛散也。李时珍曰：肺开窍于鼻，阳明胃脉侠鼻上行，脑为元神之腑，鼻为命门之窍，人之中气不足，清阳不升，则头为之倾，九窍为之不利。

苍耳散 风热鼻渊。无择。

治鼻渊。鼻流独涕不止曰鼻渊，乃风热烁脑而液下渗也。《经》曰：脑渗为涕。又曰：胆移热于脑，则辛颏鼻渊。颏即山根。辛颏，酸痛也。《原病式》曰：如以火烁金，热极则反化为水。肝热甚则出泣，心热甚则出汗，脾热甚则出涎，肺热甚则出涕，肾热甚则出唾，皆火热盛极销烁以致之也。

白芷一两 **薄荷　辛夷**五钱 **苍耳子**炒，二钱半 **为末。食前葱、茶汤调下二钱。**

此手太阴、足阳明药也。凡头面之疾，皆由清阳不升，浊阴逆上所致。白芷主手足阳明，上行头面，通窍表汗，除湿散风。辛夷通九窍，散风热，能助胃中清阳上行头脑。苍耳疏风散湿，上通脑顶，外达皮肤。薄荷泄肺疏肝，清利头目。葱白升阳通气，茶清苦寒下行。使清升浊降，风热散而脑液自固矣。

除痰之剂

痰之源不一：有因热而生痰者，有因痰而生热者，有因气而生者，有因风而生者，有因寒而生者，有因湿而生者，有因暑而生者，有因惊而生者，有多食而成者，有伤冷物而成者，有嗜酒而成者，有脾虚而成者。俗云：百病皆由痰起。然《内经》有"饮"字而无"痰"字，至仲景始立五饮之名，而痰饮居其一。庞安常曰：善治痰者，不治痰而治气，气顺则一身津液亦随气而顺矣。《准绳》云：痰之生，由于脾气不足，不能致精于肺，而淤以成者也。治痰宜先补脾，脾复健运之常，而痰自化矣。肾虚不能制水，水泛为痰，是无火之痰，痰清而稀。阴虚火动，火结为痰，是有火之痰，痰稠而浊。痰证初起，发热头痛，类外感表证；久则朝咳夜重，又类阴火内伤；走注肢节疼痛，又类风证，但肌色如故，脉滑不匀为异。

二陈汤 湿痰。《局方》。

治一切痰饮为病，咳嗽胀满，呕吐恶心，头眩心悸。脾虚不能健运，则生痰饮。稠者为痰，稀者为饮，水湿其本也。得火则结为痰，随气升降。在肺则咳，在胃则呕，在头则眩，在心则悸，在背则冷，在胁则胀，其变不可胜穷也。

半夏姜制，二钱 陈皮去白 茯苓一钱 甘草五分 加姜煎。姜能制半夏之毒。陈皮、半夏贵其陈久，则无燥散之患，故名"二陈"。治痰通用二陈。风痰加南星、白附、皂角、竹沥，寒痰加半夏、姜汁，火痰加石膏、青黛，湿痰加苍术、白术，燥痰加栝蒌、杏仁，食痰加山楂、麦芽、神曲，老痰加枳实、海浮石、芒硝，气痰加香附、枳壳，胁痰在皮里膜外加白芥子，四肢痰加竹沥。

此足太阴、阳明药也。半夏辛温，体滑性燥，行水利痰，为君。痰因气滞，气顺则痰降，故以橘红利气；痰由湿生，湿去则痰消，故以茯苓渗湿，为臣。中不和则痰涎聚，又以甘草和中补土，为佐也。或曰：有痰而渴，宜去半夏，代以贝母、栝楼。吴鹤皋曰：渴而喜饮水者易之。渴而不能饮水者，虽渴犹宜半夏也。此湿为本，热为标，湿极而兼胜己之化，非真象也。按：贝母寒润主肺家燥痰，半夏温燥主脾家湿痰，虽俱化痰，而寒温燥润各异，脱或误施，贻害匪浅，用者宜审之。有血不足，阴火上逆，肺受火伤，肃清之令不得下行，由是津液浑浊，生痰不生血者，名燥痰，当用润剂，如地黄、门冬、枸杞之类，滋阴降火，而痰自清。若投二陈，立见危殆。有痰饮流入四肢，肩背酸痛，手足罢软，误以为风，则非其治，宜导痰汤，加木香、姜黄。大凡痰饮变生诸证，当以治饮为先，饮消则诸证自愈。如头风眉棱骨痛，投以风药不效，投以痰药见功。又如眼赤羞明，与之凉药不瘥，投以痰剂获愈。凡此之类，不一而足。有人坐处吐痰满地，不甚稠黏，只是沫多，此气虚不能摄涎，不可用利药，宜六君子加益智仁一钱以摄之。

本方加人参、白术，名"六君子汤"，治气虚有痰。本方去茯苓、甘草，名"陈皮半夏汤"；再加桔梗，名"桔梗半夏汤"。本方去陈皮、甘草，名"半夏茯苓汤"；再加生姜，名"小半夏加茯苓汤"。《金匮》。并治水气呕恶。本方加黄芩，名"茯苓半夏汤"，《宣明》。治热痰。本方加黄连、栀子、生姜，名"二陈加栀连生姜汤"，治膈上热痰，令人呕吐；去生姜，治嘈杂。本方加砂仁、枳壳，名"砂枳二陈汤"，行痰利气。本方加胆星、枳实，名"导痰汤"，治顽痰胶固，非二陈所能除者。加胆星以助半夏，加枳实以成冲墙倒壁之功。再加菖蒲，治惊悸健忘，怔忡不寐。导痰汤加木香、香附，名"顺气导痰汤"，治痰结胸满，喘咳上气。本方加枳实、栝蒌、菔子、山楂、神曲，治食积痰嗽发热。本方加苍术、枳壳、片子姜黄、名"加味二陈汤"，仁斋。治痰攻眼肿，并酒家手臂重痛麻木。本方除甘草，加干姜，姜汁糊丸，名"温中化痰丸"，《宝鉴》。治胸膈寒痰不快。本方除茯苓、甘草，加黄连、曲糊丸，姜汤下，名"三圣丸"，治痰火嘈杂，心悬如饥。单用陈皮生姜，名"橘皮汤"，《金匮》。治干呕哕及手足厥者。单用半夏、姜汁，名"生姜半夏汤"，《金匮》。治似喘不喘，似呕不呕，似哕不哕，心中愦愦然无奈者。本方半夏醋煮，除陈皮，姜汁丸，名消暑丸。见"暑门"。

润下丸 膈痰。即二贤散。

治膈中痰饮。

广陈皮去白，八两，盐水浸洗　甘草二两，蜜炙　蒸饼糊丸。或将陈皮盐水煮烂，晒干，同甘草为末，名"二贤散"，姜汤下。湿胜加星、夏，火盛加芩、连。

此足太阴、阳明药也。陈皮燥湿而利气，湿去则痰涸，气顺则痰行。食盐润下而软坚，润下则痰降，软坚则痰消。痰在膈中，故用甘草引之入胃，甘草经蜜炙能健脾调胃，脾胃健则痰自行矣。虚弱人慎用。朱丹溪曰：胃气亦赖痰以养，攻尽则虚而愈虚。

桂苓甘术汤 痰饮。《金匮》。

治心下有痰饮，胸胁支满，目眩。稀者为饮，稠者为痰。痰饮积于厥阴心包，则胸胁支满。痰饮阻其胸中之阳，水精不能上布，故目眩。

茯苓四两　桂枝　白术三两　甘草二两

此足太阴药也。喻嘉言曰：茯苓治痰饮，伐肾邪，渗水道。桂枝通阳气，开经络，和营卫。白术燥痰水，除胀满，治风眩。甘草得茯苓则不资满而反泄满，故《本草》曰：甘草能下气除烦满。此证为痰饮阻抑其阳，故用阳药以升阳而化气也。《金匮》曰：短气有微饮者，当从小便去之，桂苓甘术汤主之，肾气丸亦主之。按：肾气丸亦通阳行水之药也。

清气化痰汤 热痰。

治热痰。热痰者，痰因火盛也。痰即有形之火，火即无形之痰。痰随火而升降，火引痰而横行，变生诸证，不可纪极。火借气于五脏，痰借液于五脏，气有余则为火，液有余则为痰，故治痰者必降其火，治火者必顺其气也。

半夏姜制　胆星两半　橘红　枳实麸炒　杏仁去皮尖　栝蒌仁去油　黄芩酒炒　茯苓一两　姜汁糊丸，淡姜汤下。

此手足太阴之药，治痰火之通剂也。气能发火，火能役痰。半夏、南星以燥湿气，黄芩、栝蒌以平热气，陈皮以顺里气，杏仁以降逆气，枳实以破积气，茯苓以行水气。水湿火热皆生痰之本也。盖气之亢而为火，犹民之反而为贼，贼平则还为良民而复其业矣。火退则还为正气而安其位矣，故化痰必以清气为先也。

顺气消食化痰丸 食痰。《瑞竹堂》。

治酒食生痰，胸膈膨闷，五更咳嗽。过饮则脾湿，多食辛热油腻之物，皆能生痰。壅于胸膈，故满闷。五更咳嗽，由胃有食积，至此时火气流入肺中，故嗽。

半夏姜制　胆星一斤　青皮　陈皮去白　莱菔子生用　苏子沉水者，炒　山楂炒　麦芽炒　神曲炒　葛根　杏仁去皮尖，炒　香附制，各一两　姜汁和蒸饼糊丸。一方半夏、南星各一斤，白矾、皂角、生姜各一斤，同煮至南星无白点为度，去皂角、姜，切，同晒干用。

此手足太阴药也。痰由湿生，半夏、南星所以燥湿。痰由气升，苏子、菔子、杏仁所以降气。痰由气滞，青皮、陈皮、香附所以导滞。痰因于酒食，葛根、神曲所以解酒，山楂、麦芽所以化食。湿去食消，则痰不生，气顺则咳嗽止。痰滞既去，满闷自除也。久嗽有痰者，燥脾化痰。无痰者，清金降火。盖外感久则郁热，内伤久则火炎，俱要开郁润痰。其七情气逆者，顺气为先。停水宿食者，分导为要。气血虚者，补之敛之，不宜妄用涩剂。

清肺饮 痰嗽。

治痰湿气逆而咳嗽。肺受火伤，则气逆而为咳。脾有停湿，则生痰而作嗽。病有五脏六腑之殊，而其要皆归于肺，以肺为五脏华盖，下通膀胱，外达皮毛，为气之主而出声也。大法新嗽脉浮为表邪，宜发散；脉实为内热，宜清利；脉濡散为肺虚，宜温补。久嗽曾经解利，以致肺胃俱虚，饮食不进，宜温中助胃兼治嗽药。《素问》曰：肺之能令人咳何也？曰：五脏六腑皆令人咳，非独肺也。皮毛者，肺之合也。皮毛先受邪气，邪气以从其合也。五脏各以其时受病，非其时，各传以与之。有自外得者，肺主皮毛，风寒暑湿之邪自皮毛入，内传脏腑而为嗽也。有自内发者，七情饥饱，内有所伤，则邪气上逆，肺为气出入之道，故五脏之邪上蒸于肺而为嗽也。然风寒暑湿有不为嗽者，盖所感者重，不留于皮毛，径伤脏腑，而成伤寒温热诸证。七情亦有不为嗽者，盖病尚浅，只在本脏，未传入肺。所以伤寒以有嗽为轻，而七情饥饱之嗽必久而后发也。

杏仁去皮尖 贝母 茯苓一钱 桔梗 甘草 五味子 橘红五分 加姜煎，食远服。若春时伤风咳嗽，鼻流清涕，宜清解，加防风、薄荷、紫苏、炒芩。夏多火热，宜清降，加桑皮、麦冬、黄芩、知母、石膏。秋多湿热，宜清热利湿，加苍术、桑皮、防风、栀、芩。冬多风寒，宜解表行痰，加麻黄、桂枝、干姜、生姜、半夏、防风。火嗽加青黛、栝蒌、海石；食积痰加香附、山楂、枳实；湿痰除贝母，加半夏、南星；燥痰加栝蒌、知母、天冬。午前嗽属胃火，宜清胃，加石膏、黄连。午后嗽属阴虚，宜滋阴降火，加芎、归、芍、地、知、柏、二冬、竹沥，姜汁传送。黄昏嗽为火浮于肺，不可用凉药，宜五倍、五味、诃子敛而降之。劳嗽见血，多是肺受热邪，宜加归、芍、阿胶、天冬、知母、款冬、紫菀之类。久嗽肺虚，加参、芪，如肺热，去人参，用沙参可也。

此手太阴之药，治嗽之通剂也。杏仁解肌散寒，降气润燥。贝母清火散结，润肺化痰。五味敛肺而宁嗽，茯苓除湿而理脾。橘红行气，甘草和中。桔梗清肺利膈，载药上浮，而又能开壅发表也。

金沸草散 伤风咳嗽。《活人》。

治肺经伤风，头目昏痛，咳嗽多痰。风盛则气壅，气壅则痰生，故头目昏痛而咳嗽。《直指方》云：咳嗽感风者，鼻塞声重；伤冷者，凄清怯寒。挟热为焦烦，受湿为缠滞，瘀血则膈间腥闷，停水则心下怔忡。或实或虚，痰之黄白，唾之稀稠，从可知也。

旋覆花即金沸草 前胡 细辛一钱 荆芥钱半 赤茯苓六分 半夏五分

甘草炙，三分　加姜、枣煎。《局方》加麻黄、赤芍，无赤茯、细辛。《玉机微义》曰：《局方》辛平，《活人》辛温。如满闷，加枳壳、桔梗。有热，加柴胡、黄芩。头痛，加川芎。

此手太阴药也。风热上壅，荆芥辛轻发汗而散风。痰涎内结，前胡、旋覆消痰而降气，半夏燥痰而散逆。甘草发散而缓中，茯苓行水，细辛温经。盖痰必挟火而兼湿，故下气利湿而证自平。茯苓用赤者，入血分而泻丙丁也。小肠为丙火，心为丁火。《三因方》云：一妇人牙痛，治疗不效，口颊皆肿，以金沸草散大剂煎汤，燻漱而愈。

百花膏 痰嗽。《济生》。

治喘嗽不已，或痰中有血。虚人尤宜。

百合、款冬花，等分，蜜丸，龙眼大。食后、临卧姜汤下，或噙化。加紫菀、百部、乌梅，名"加味百花膏"，治同。煎服亦可。

此手太阴药也。款冬泻热下气，清血除痰。百合润肺宁心，补中益气。并为理嗽要药。

三仙丹 气痰。《百一方》。

治中脘气滞，痰涎不利。按气滞不通为气痰，走注攻刺亦曰气痰。

南星曲　半夏曲四两　香附二两　糊丸，姜汤下。

此足阳明、手足太阴药也。星、夏以燥肺胃之痰，香附以快三焦之气，使气行则痰行也。《玉机微义》曰：此方与《局方》四七汤、《指迷》茯苓丸，皆行痰而兼用气药，即严氏"气顺则痰自下"之意。然紫苏、枳壳肺气药也，厚朴脾胃气药也，香附肝气药也，随脏气而用，不可分。又云：严氏以人之七情郁结，气滞生痰，气道通利，痰自降下。又有原有积痰，其气因痰而结滞者，必先逐去痰结，则气自行，岂可专主一说？有一咳痰即出者，脾湿胜而痰滑也，宜半夏、南星、皂角之属燥其脾，若利气之剂所当忌也。有连咳痰不出者，肺燥胜而痰涩也，宜枳壳、紫苏、杏仁之属利其肺，若燥脾之剂所当忌也。

半夏天麻白术汤 痰厥头痛。东垣。

治脾胃内伤，眼黑头眩，头痛如裂，身重如山，恶心烦闷，四肢厥冷，谓之足太阴痰厥头痛。痰厥者，湿痰厥逆而上也。痰逆则上实，故令头痛、目眩、眼前见黑色也。东垣曰：太阴头痛必有痰也，少阴头痛足寒而气逆也。太阴、少阴二经虽不上头，然痰与气逆壅于膈中，头上气不得畅而为痛也。

半夏姜制　麦芽钱半　神曲炒　白术炒，一钱　苍术泔浸　人参　黄芪

蜜制　陈皮　茯苓　泽泻　天麻五分　干姜三分　黄柏二分，酒洗　每服五钱。

此足太阴药也。痰厥头痛，非半夏不能除。半夏燥痰而能和胃。头旋眼黑，虚风内作，非天麻不能定。天麻有风不动，名定风草。黄芪、人参甘温，可以泻火，亦可以补中。二术甘苦而温，可以除痰，亦可以益气。去湿故除痰，健脾故益气。苓、泻泻热导水，陈皮调气升阳。神曲消食，荡胃中滞气。麦芽化结，助戊己运行。胃为戊土，脾为己土。干姜辛热，以涤中寒。黄柏苦寒，酒洗以疗少火在泉发躁也。李东垣曰：夫风从上受之，风寒伤上，邪从外入，令人头痛身重恶寒，此伤寒头痛也。头痛耳鸣，九窍不利，肠胃之所生，乃气虚头痛也。心烦头痛者，过在手太阳、少阴，乃湿热头痛也。如气上不下，头痛巅疾者，下虚上实也，过在足太阴、少阴，甚则入肾，寒湿头痛也。如头半寒痛者，先取手少阳、阳明，次取足少阳、阳明，此偏头痛也。有厥逆头痛者，所犯大寒，内至骨髓，髓者以脑为主，脑逆故令头痛，齿亦痛。有真头痛者，甚则脑尽痛，手足寒至节，死不治。头痛每以风药治之者，高巅之上唯风可到，味之薄者阴中之阳，乃自地升天者也。太阳头痛，恶风寒，脉浮紧，川芎、羌活、独活、麻黄之类为主。少阳头痛，脉弦细，往来寒热，柴胡、黄芩为主。阳明头痛，自汗，发热恶寒，脉浮缓长实者，升麻、葛根、白芷、石膏为主。太阴头痛，必有痰体重，或腹痛，为痰癖，其脉沉缓，苍术、半夏、南星为主。少阴头痛，三阴三阳经不流行而足寒气逆，为寒厥，其脉沉细，麻黄附子细辛汤主之。厥阴头顶痛，或吐涎沫，厥冷，脉浮缓，吴茱萸汤主之。血虚头痛，当归、川芎为主。气虚头痛，人参、黄芪为主。气血俱虚头痛，补中益气汤，少加川芎、蔓荆子、细辛。清空膏，风湿头痛药也。白术半夏天麻汤，痰厥头痛药也。羌活附子汤，厥逆头痛药也。如湿气在头者，以苦吐之，不可执方而治。昂按：以苦吐之，瓜蒂散、浓茶之类是也。

茯苓丸 停痰臂痛。《指迷方》。

治痰停中脘，两臂疼痛。饮伏于内，停滞中脘，脾主四肢，脾滞而气不下，故上行攻臂，其脉沉细者是也。

半夏曲一两　茯苓一两，乳拌　枳壳五钱，麸炒　风化硝二钱半，如一时未易成，但以朴硝撒于盘中，少时盛水置当风处，即干，如芒硝，刮取亦可用　姜汁糊丸，姜汤下。

此足太阴、阳明药也。半夏燥湿，茯苓渗水，枳壳行气，化硝软坚，去坚痰。生姜制半夏之毒而除痰，使痰行气通，臂痛自止矣。喻嘉言曰：痰药虽多，此方甚效。痰饮流入四肢，令人肩背酸痛，两手罢软，误以为风，则非其治。宜导痰汤加木香、姜黄各五分。轻者《指迷》茯苓丸，重者控涎丹。外有血虚不能荣筋而致臂痛，宜蠲痹、四物汤各半帖和服。

控涎丹 痰涎。一名妙应丸。《三因方》。

治人忽患胸背、手足、腰项筋骨牵引钓痛，走易不定，或手足冷痹，气脉不通。此乃痰涎在胸膈上下，误认瘫痪，非也。

甘遂去心 大戟去皮 白芥子 等分为末，糊丸。临卧姜汤服五七丸至十丸，痰猛加丸数。脚气，加槟榔、木瓜、松脂、卷柏。惊痰，加朱砂、全蝎。惊气成块，加穿山甲、鳖甲、延胡索、蓬术。热痰加盆硝，寒痰加胡椒、丁香、姜、桂。

此手足太阳、太阴药也。十枣汤加减，行水例药，亦厉剂。李时珍曰：痰涎为物，随气升降，无处不到。入心则迷，成癫痫。入肺则塞窍，为喘咳、背冷。入肝则膈痛干呕，寒热往来。入经络则麻痹疼痛，入筋骨则牵引钓痛，入皮肉则瘰疬痈肿。陈无择《三因方》并以控涎丹主之，殊有奇效，此乃治痰之本。痰之本，水也，湿也，得气与火则结为痰。大戟能泄脏腑水湿，甘遂能行经隧水湿，直达水气所结之处，以攻决为用。白芥子能散皮里膜外痰气，唯善用者能收奇功也。

三子养亲汤 气痰。韩懋。

治老人气实痰盛，喘满懒食。痰不自动，因火而动，气有余便是火。气盛上涌故喘，痰火塞胸故懒食。

紫苏子沉水者 白芥子 莱菔子 各微炒、研，煎服。或等分，或看病所主为君。

此手足太阴药也。白芥子除痰，紫苏子行气，莱菔子消食。然皆行气豁痰之药，气行则火降，而痰消矣。吴鹤皋曰：治痰先理气，此治标耳，终不若二陈能健脾去湿，有治本之功也。李士材曰：治病先攻其甚，若气实而喘，则气反为本，痰反为标矣。是在智者神而明之，若气虚者非所宜也。

涤痰汤 风痰。严氏。

治中风痰迷心窍，舌强不能言。心在窍为舌，心别脉系舌根，脾脉连舌本、散舌下，肾脉侠舌本。三脉虚则痰涎乘虚闭其脉道，故舌不能转运言语也。若三脉亡血，不能荣养而喑者，又当加补血药。风痰塞其经络，舌强不能言，其证为重。若壅热上攻，舌肿不能转者，其证为轻。

半夏姜制 胆星二钱五分 橘红 枳实 茯苓二钱 人参 菖蒲一钱 竹茹七分 甘草五分 加姜煎。

此手少阴、足太阴药也。心脾不足，风邪乘之，而痰与火塞其经络，故舌本强而难语也。人参、茯苓、甘草补心益脾而泻火，陈皮、南星、半夏利气燥湿而祛痰，菖蒲开窍通心，枳实破痰利膈，竹茹清燥开郁，使痰消火降，则经通而舌柔矣。喻嘉言曰：此证最急，此药最缓，有两不相当之势。审其属实，用此汤调下牛黄丸；审其属虚，用此汤调下二丹丸，庶足开痰通窍。附：二丹丸：丹参、熟地、天冬两半、麦冬、茯神、甘草一两、丹砂、人参、菖蒲、远志五钱，蜜丸。安神养血，清热息风，服之得睡。有风中心脾者，有痰塞心窍者，有风寒壅滞者，致舌本木强，又有气虚、血虚、肾虚及老人暴不能言者，宜十全大补汤加菖蒲远志。

礞石滚痰丸 王隐君。

治实热老痰，怪证百病。风木太过，克制脾土，气不运化，积滞生痰，壅塞上中二焦，回薄肠胃曲折之处，谓之老痰。变生百病，不可测识，非寻常药饵所能疗也，此丸主之。

青礞石一两　沉香五钱　大黄酒蒸　黄芩八两　先将礞石打碎，用焰硝一两，同入瓦罐，盐泥固济，晒干，火煅，石色如金为度。研末，和诸药水丸。量人虚实服之，姜汤送下。服后仰卧，令药在胸膈之间，除逐上焦痰滞，不宜饮水行动。昂按：凡药必先入胃，然后能分布于某经某络。胃乃人身分金之炉也，安有长在膈中而可以见功者乎？若云膈药必须在膈，将治头痛之药亦必令之上驻于头耶？吐痰水上，以礞石末掺之，痰即随下，故为利痰圣药。礞石煅过无金星者不堪用，陈久者佳，新煅者火毒硝毒未除。

此手足太阴、阳明药也。礞石剽悍之性，能攻陈积伏历之痰。大黄荡热去实，以开下行之路。黄芩泻肺凉心，以平上僭之火。沉香能升降诸气，上至天而下至泉，以导诸药为使也。然乃峻剂，非体实者不可轻投。王隐君曰：痰证古今未详，方书虽有五饮、诸饮之异，而究莫知其为病之源。或头风作眩，目运耳鸣；或口眼蠕动，眉棱耳轮痛痒；或四肢游风肿硬，似疼非疼；或为齿类痒痛，牙齿浮而痛痒；或嗳气吞酸，心下嘈杂，或痛或哕；或咽嗌不利，咯之不出，咽之不下，其痰似墨，有如破絮、桃胶、蚬肉之状；或心下如停冰铁，心气冷痛；或梦寐奇怪之状；或足腕酸软，腰背骨节卒痛；或四肢筋骨疼痛难以名状，并无常处，以致手臂麻痛，状若风湿；或脊上一条如线之寒起者；或浑身习习如卧芒刺者；或眼黏湿痒，口糜舌烂喉痹等证；或绕项结核，状若瘰疬；或胸腹间如有二气交纽，噎息烦闷，有如烟火上冲，头面烘热；或为失志癫痫；或中风瘫痪；或劳瘵荏苒之疾；或风毒脚气；或心下怔忡，如畏人捕；或喘嗽呕吐，或呕冷涎绿水黑汁；甚为肺痈、肠毒便脓、挛跛。内外为病百端，皆痰所致，其状不同，难以尽述。盖津液既凝为痰，不复周润三焦，故口燥咽干，大便秘结，面如枯骨，毛发焦槁，妇人则因此月水不通。若能逐去败痰，自然服饵有效。余用滚痰丸，以愈诸疾不可胜数，特相传于世云。

本方加玄明粉一两，朱砂为衣，治同。本方减大黄、黄芩各六两，加橘红、半夏各二两，甘草一两，竹沥、姜汁为丸，名"竹沥达痰丸"，治同，力稍和缓。单用礞石一味，制如前法，名"夺命丹"，_{杨氏}。薄荷自然汁，蜜调温服，治小儿急慢惊风，痰涎壅盛，药不得下，命在须臾。

牛黄丸 _{风沫惊痰。}

治风痫迷闷，涎潮抽掣。风痫或因母腹中受惊，或因大惊而得。盖小儿神气尚弱，惊则神不守舍，舍空则痰涎归之，以致痰迷心窍。或感风寒暑湿，或饮食不节，逆干脏气，郁而生涎，闭塞诸经，厥而乃成。或数日一发，或一日数发。发则眩仆倒地，昏不知人，瘛疭抽掣，口目㖞邪，或随脏气作六畜之声。

胆星　全蝎_{去足，焙}　蝉蜕_{二钱五分}　牛黄　白附子　僵蚕_{洗，焙}　防风　天麻_{钱半}　麝香_{五分}　煮枣肉和水银_{五分}，细研，入药末为丸。荆芥、姜汤下。

此手少阴、足太阴、厥阴药也。牛黄清心解热，开窍利痰。天麻、防风、南星、全蝎辛散之味，僵蚕、蝉蜕清化之品，白附头面之药，_{去头面之游风}。皆能搜肝风而散痰结。麝香通窍，水银劫痰。引以姜、芥者，亦以逐风而行痰也。按：牛黄丸之方颇多，互有异同，然大要在于搜风化痰、宁心通窍，多用冰、麝、牛、雄、金、珠、犀、珀。若中脏者宜之，如中腑、中血脉者，反能引风入骨。此方药味颇简，故姑录之，以概其余也。喻嘉言曰：牛黄丸与苏合丸异治。热阻关窍，宜牛黄丸，寒阻关窍，宜苏合丸。若手撒、口开、遗尿等死证，急用参、附峻补，间有生者，若牛黄、苏合入口即毙。

辰砂散 _{风痰癫痫。《灵苑》。}

治风痰诸痫，癫狂心疾。诸痫因惊恐忧怒，火盛于心，痰塞心窍。发时卒倒，搐掣，叫吼，吐涎，食顷乃醒。身热脉浮在表者阳痫，属六腑，易治；身冷脉沉在里者阴痫，属五脏，难治。其实痰火与惊而已，癫狂亦出于此。

辰砂_{光明者，一两}　乳香_{光莹者}　枣仁_{五钱，炒}　温酒调下，恣饮沉醉，听睡一二日勿动，万一惊寤不可复治。

此手少阴药也。辰砂镇心泻心火，乳香入心散瘀血，枣仁补肝胆而宁心。

本方加人参一两，蜜丸，弹丸大，名"宁志膏"。《本事》。每服一丸，薄荷汤下，治同。

白金丸 痰血迷心。

治癫狂失心。癫多喜笑，尚知畏惧，证属不足；狂多忿怒，人不能制，证属有余。此病多因惊忧，痰血塞于心窍所致。《难经》曰：诸阳为狂，诸阴为癫。喜属心，怒属肝。二经皆火有余之地也。

白矾三两 郁金七两 薄荷糊丸。

此手少阴药也。白矾酸咸，能软顽痰。郁金苦辛，能去恶血。痰血去则心窍开，而疾已矣。

青州白丸子 风痰。

治风痰涌盛，呕吐涎沫，口眼㖞邪，手足瘫痪，小儿惊风，皆风痰壅塞经络。及痰盛泄泻。肥人滑泄，多属之痰。脉滑责之痰，不食不饥责之痰。

白附子生用 南星生用，二两 半夏水浸生衣，生用，七两 川乌去皮脐，生用，五钱 为末，绢袋盛之，水摆出粉，未尽，再搦再摆，以尽为度。贮磁盆，日暴夜露，春五日、夏三、秋七、冬十日，晒干。糯米糊丸，如绿豆大，每服二十丸，姜汤下。瘫痪酒下，惊风薄荷汤下三五丸。

此足厥阴、太阴药也。痰之生也，由风、由寒、由湿，故用半夏、南星之辛温以燥湿散寒，川乌、白附之辛热以温经逐风。浸而暴之者，杀其毒也。喻嘉言曰：此治风痰之上药也，然热痰迷窍者非所宜施。

星香散 风痰。

治中风痰盛，体肥不渴者。

胆星八钱 木香二钱 为末服。或加全蝎。

此足厥阴药也。南星燥痰之品，制以牛胆以杀其毒，且胆有益肝胆之功。肝胆之经属风木。佐以木香，取其行气以利痰也。木香能疏肝气，和脾气。肥而不渴，宜燥可知。加全蝎者，以散肝风也。中风体虚有痰者，宜四君子或六君子汤调下此散。

常山饮 劫痰截疟。《局方》。

疟久不已者，用此截之。疟初起不宜禁，禁则邪气未尽，变生他证，发久则可截之。

常山烧酒炒，二钱 草果煨 槟榔 知母 贝母一钱 乌梅二个 姜三

片　枣—枚　半酒半水煎，露一宿。日未出时，面东空心温服。渣用酒浸煎，待疟将发时先服。一方有良姜、甘草，无槟榔。一方加穿山甲、甘草。

此足少阴、太阴药也。古云：无痰不作疟。常山引吐行水，祛老痰积饮。槟榔下气破积，能消食行痰。阴阳不和则疟作。阳胜则热，阴胜则寒。知母滋阴，能治阳明独胜之火；草果辛热，能治太阴独胜之寒。贝母清火散结，泻热除痰。乌梅酸敛涩收，生津退热。敛阴故退热。合为截疟之剂也。赵以德曰：尝究《本草》，知母、草果、常山、甘草、乌梅、槟榔、穿山甲皆云治疟。集以成方者，为知母性寒，入足阳明，治独胜之热，使退就太阴；草果温燥，治足太阴独胜之寒，使退就阳明。二经和则无阴阳交错之变，是为君药。常山主寒热疟，吐胸中痰结，是为臣药。甘草和诸药，乌梅去痰，槟榔除痰癖、破滞气，是为佐药。穿山甲穴山而居，遇水而入，则是出入阴阳，贯穿经络于荣分，以破暑结之邪，为使药也。惟脾胃有郁痰者，用之收效。李士材曰：常山生用、多用则吐，与甘草同用，亦必吐。若酒浸炒透，但用钱许，每见奇功，未见其或吐也。世人泥于老人久病忌服之说，使良药见疑，沉疴难起，抑何愚耶！李时珍曰：常山、蜀漆劫痰截疟，须在发散表邪及提出阳分之后，用之得宜。得甘草则吐，得大黄则利，得乌梅、穿山甲则入肝，得小麦、竹叶则入心，得秫米、麻黄则入肺，得龙骨、附子则入肾，得草果、槟榔则入脾。盖无痰不作疟，一物之功亦在于驱逐痰水而已。蜀漆、常山苗也。日发为阳分，夜发为阴分。

截疟七宝饮 疟痰。《易简》。

治实疟久发不止，寸口脉弦滑浮大者。脉弦为肝风，滑为痰，浮为在表，大为阳。若脉沉涩微细者禁用。不问鬼疟、食疟，并皆治之。疟有经疟、脏疟、寒疟、风疟、温疟、暑疟、湿疟、痰疟、食疟、瘴疟、鬼疟之别。

常山酒炒　草果煨　槟榔　青皮　厚朴　陈皮　甘草　等分，用酒水各一钟，煎熟，丝绵盖之，露一宿。于当发之早，面东温服。疟正发时，不可服药。《经》曰：工不能治其已发，为其气逆也。若正发而服药，反能助寒助热。

此足少阳、太阴药也。常山能吐老痰积饮，槟榔能下食积痰结，草果能消太阴膏粱之痰，陈皮利气，厚朴平胃，青皮伐肝，疟为肝邪。皆为温散行痰之品。甘草入胃，佐常山以吐疟痰也。《玉机微义》曰：上方乃温脾燥烈之药，盖作脾寒治也。用之亦效者，值病人阴阳相并，脾气郁结，浊液凝痰闭塞中脘，因得燥热而以暂开，所以气通而疾止。若中气虚弱，内有郁火之人，复用燥热，愈劫愈虚，咎将谁执？杨仁斋曰：疟有水、有血，惟水饮所以作寒热，惟瘀血所以增寒热。常山能逐水固也，若是血证，当加五灵脂、桃仁为佐，入生姜、蜜同煎。苟无行血之品，何以收十全之功耶？《保命集》云：疟夜发者，乃邪气深远而入血分，为阴经有邪，宜加桃仁于桂麻汤中，发散血中之风寒。按：疟昼发属气，夜发属血。

消导之剂

消者，散其积也；导者，行其气也。脾虚不运，则气不流行。气不流行，则停滞而为积，或作泻痢，或成癥痞，以致饮食减少，五脏无所资禀，血气日以虚衰，因致危困者多矣。故必消而导之，轻则用和解之常剂，重必假峻下之汤丸。盖浊阴不降，则清阳不升，客垢不除，则真元不复。如戡定祸乱，然后可以致太平也。峻剂见攻里门。兹集缓攻、平治、消补兼施者，为消导之剂。

平胃散《局方》。

治脾有停湿，痰饮痞膈，宿食不消，满闷呕泻，及山岚瘴雾，不服水土。土湿太过，木邪乘所不胜而侮之，脾虚不能健运，故有痰食留滞中焦，致生痞满诸证。胃寒则呕，湿盛则泻。岚瘴水土之病，亦由胃虚，故感之也。

苍术泔浸，二钱　厚朴姜炒　陈皮去白　甘草炙，一钱　加姜枣煎。伤食加神曲、麦芽或枳实，湿胜加五苓，痰多加半夏，脾倦不思食加参、芪，痞闷加枳壳、木香，大便秘加大黄、芒硝，小便赤涩加苓、泻，伤寒头痛加葱、豉取微汗。

此足太阴、阳明药也。苍术辛烈，燥湿而强脾；厚朴苦温，除湿而散满；苦降能泻实满，辛温能散湿满。陈皮辛温，利气而行痰；甘草中州主药，能补能和，蜜炙为使。泄中有补，务令湿土底于和平也。

本方加藿香、半夏，名"藿香平胃散"，又名"不换金正气散"，《局方》。治胃寒腹痛呕吐，及瘴疫湿疟。再加人参、茯苓、草果、生姜、乌梅，名"人参养胃汤"，治外感风寒，内伤生冷，夹食停痰，岚瘴瘟疫，或饮食伤脾，发为痎疟。本方合二陈，加藿香，名"除湿汤"，治伤湿腹痛，身重足软，大便溏泻。本方加藁本、枳壳、桔梗，名"和解散"，《局方》。治四时伤寒头痛，烦躁自汗，咳嗽吐利。本方一两，加桑白皮一两，名"对金饮子"，治脾胃受湿，腹胀身重，饮食不进，肢酸肤肿。本方除苍术，加木香、草蔻、干姜、茯苓，名"厚朴温中汤"，治脾胃虚寒，心腹胀满，及秋冬客寒犯胃，时作疼痛。散以辛热，佐以苦甘，渗以甘淡，气温平和，痛自止矣。本方加麦芽、炒曲，名"加味平胃散"，治宿食不消，吞酸嗳臭。

枳术丸 健脾消食。洁古。

消痞除痰，健脾进食。消痞除痰，消也；健脾进食，补也。

白术二两，土蒸　枳实一两，麸炒　为末，荷叶包陈米饭煨干为丸。痞闷加陈皮，气滞加木香，伤食加麦芽、神曲。

此足太阴、阳明药也。李东垣曰：白术甘温，补脾胃之元气，其苦味除胃中湿热，利腰脐间血，过于枳实克化之药一倍。枳实苦寒，泄胃中痞闷，化胃中所伤。是先补其虚，而后化其伤，则不峻矣。荷叶中空色青，形仰象震，在人为少阳胆，生化之根蒂也。饮食入胃，营气上行，即少阳甲胆之气也。胃气、元气、谷气、甲胆上升之气，一也。食药感此气化，胃气何由不上升乎？烧饭与白术协力滋养谷气，补令胃厚，不至再伤，其利广矣。王安道曰：劳倦、饮食，虽俱为内伤，然劳倦伤诚不足矣，饮食伤又当于不足之中分其有余。夫饥饿不饮食者，胃中空虚，此为不足而伤也。饮食自倍，肠胃乃伤者，此不足之中兼有余而伤也。惟其不足故补益，惟其有余故消导。亦有物滞气伤，消补兼行者。亦有物滞气不伤，但须消导者。亦有不须消导，但须补益者。枳术丸之类，虽曰消导，固有补益之意焉。若所滞之物非枳术丸之力所能去者，备急丸、煮黄丸、瓜蒂散等，洁古、东垣亦未尝委之而勿用也。

本方作汤，名"枳术汤"，《金匮》。治水饮，心下坚大如盘，边如旋盘。心下，上焦阳分也，属气分之水。本方加半夏一两，名"半夏枳术丸"，治脾湿停痰及伤冷食。淋者加泽泻一两。本方加橘皮一两，名"橘皮枳术丸"，治饮食不消，气滞痞闷。本方加陈皮、半夏，名"橘半枳术丸"，健脾、消痞、化痰。本方加木香一两，名"木香枳术丸"，治气滞痞满。木香平肝行气，使木不克土。再加砂仁，名"香砂枳术丸"，破滞气，消饮食，强脾胃。如加干姜五钱，名"木香干姜枳术丸"，兼治气寒。再加人参、陈皮，名"木香人参干姜枳术丸"，开胃进食。本方加神曲、麦芽各一两，名"曲柏枳术丸"，治内伤饮食，或泄泻。本方加酒炒黄连、黄芩、大黄、炒神曲、橘红各一两，名"三黄枳术丸"，治伤肉食，湿面、辛热味厚之物，填塞闷乱不快。本方加茯苓五钱，干姜七钱，名"消饮丸"，治停饮胸满呕逆。

保和丸

治食积饮停，腹痛泄泻，痞满吐酸，积滞恶食，食疟下痢。伤于食饮，脾不运化，滞于肠胃，故有泄痢、食疟等证。伤而未甚，不欲攻以厉剂，惟以平和之品消而化之，故曰"保和"。李东垣曰：伤饮者，无形之气也，宜发汗，利小便，以导其湿。伤食者，有形之物也，轻则消化，或损其谷，重则方可吐下。《脉经》云：大肠有宿食，寒栗发热，有时如疟，轻则消导，重则下之，当求之"伤食门"。

山楂三两，去核，或云核亦有力　神曲炒　茯苓　半夏一两　陈皮　莱菔子微炒　连翘五钱　曲糊丸，麦芽汤下，或加麦芽入药亦可。

此足太阴、阳明药也。山楂酸温收缩之性，能消油腻腥膻之食。收缩故食消。神曲辛温蒸罨之物，能消酒食陈腐之积。菔子辛甘，下气而制面。麦芽咸温，消谷而软坚。坚积、坚痰。伤食必兼乎湿，茯苓补脾而渗湿。积久必郁为热，连翘散结而清热。半夏能润能燥，和胃而健脾。陈皮能降能升，调中而理气。此内伤而气未病者，但当消导，不须补益。大安丸加白术，则消补兼施也。

本方加白术、白芍，去半夏、菔子、连翘，蒸饼糊丸，名"小保和丸"，助脾进食。本方加白术二两，名"大安丸"，或加人参，治饮食不消，气虚邪微。本方加白术、香附、黄芩、黄连、厚朴、枳实，治积聚痞块。本方合越曲丸，扶脾开郁。

健脾丸 脾虚气弱。

治脾虚气弱，饮食不消。

人参　白术土炒，二两　陈皮　麦芽炒，二两　山楂去核，两半　枳实三两　神曲糊丸，米饮下。

此足太阴、阳明药也。脾胃者仓廪之官，胃虚则不能容受，故不嗜食。脾虚则不能运化，故有积滞。所以然者，由气虚也。参、术补气，陈皮利气，气运则脾健而胃强矣。山楂消肉食，麦芽消谷食，戊己不足，胃为戊土，脾为己土。故以二药助之使化。枳实力猛，能消积化痞，佐以参、术，则为功更捷，而又不致伤气也。夫脾胃受伤，则须补益；饮食难化，则宜消导。合斯二者，所以健脾也。

本方去山楂、麦芽，加茯苓、炙甘草，名"益气健脾丸"，治脾虚食少。本方去山楂、麦芽、陈皮，加当归、芍药、川芎、麦冬、柏子仁，名"养荣健脾丸"，治脾阴不足，饮食不为肌肤。血充然后肉长。本方去人参、枳实、麦芽，加香附、木香、半夏、茯苓、神曲、黄连、当归、芍药，一方无芍药。荷叶烧饭丸，名"理气健脾丸"，治脾胃虚弱，久泻久痢。本方去人参、山楂、麦芽，加神曲、川芎、香附，曲糊丸，名"舒郁健脾丸"，治脾气郁滞，饮食不消。本方去山楂、麦芽，加半夏、胆星、蛤粉、茯苓，神曲糊丸，名"化痰健脾丸"，治内伤挟痰。本方去人参、山楂、麦芽，加半夏、山栀、黄连，水丸，名"清火健脾丸"，治脾虚有火。本方去人参、山楂、麦芽，加木香、槟榔、厚朴、半夏、甘草，名"和中健脾丸"，治胃虚饥不欲食。再加人参，名"妙应丸"，治胃虚不能食，脏腑或结或泻。本方去山楂，加半夏、青皮、木香、砂仁、草蔻、干姜、炙甘草、茯苓、猪苓、泽泻、蒸饼丸，名"宽中进食丸"，东垣。补脾胃，进饮食。

枳实消痞丸 痞满。东垣。

治心下虚痞，恶食懒倦，右关脉弦。脾虚不运，故痞满恶食。脾主四肢，虚故懒倦。右关属脾，脉弦者，脾虚而木来侮之也。《经》曰：太阴所至为积饮痞膈。皆阴胜阳也。受病之脏，心与脾也。因而郁塞为痞者，火与湿也。盖心，阳火也，主血；脾，阴土也，主湿。凡伤其阳，则火拂郁而血凝；伤其阴，则土壅塞而湿聚。阴阳之分，施治之法，不可同也。

枳实麸炒 黄连姜汁炒，五钱 厚朴姜炒，四钱 半夏曲 麦芽炒 人参 白术土炒 茯苓三钱 甘草炙 干姜二钱 蒸饼糊丸。

此足太阴、阳明药也。枳实苦酸，行气破血；脾无积血，心下不痞。黄连苦寒，泻热开郁，并消痞之君药。厚朴苦降，散湿满而化食厚肠。麦芽咸温，助胃气而软坚破结。半夏燥痰湿而和胃，干姜去恶血而通关。开五脏六腑，通四肢关节。皆所以散而泻之也。参、术、苓、草甘温补脾，使气足脾运而痞自化，既以助散泻之力，又以固本使不伤真气也。《玉机微义》曰：此半夏泻心汤加减法也。内有枳术、四君、平胃等药，利湿消痞补虚之剂也。

痞气丸 脾积。东垣。

治脾积在于胃脘，大如盘，久不愈，令人四肢不收，或发黄疸，饮食不为肌肤。《金匮》云：坚而不移者名积，为脏病；推移不定者名聚，为腑病。按：痞病由阴伏阳蓄，气血不运而成，处心下，位中央，填塞痞满，皆土病也。与胀满有轻重之分，痞惟内觉满闷，胀满则外有胀急之形也，前人皆指误下所致。盖伤寒之病，由于误下，则里气虚，表邪乘虚入于心下。若杂病，亦有中气虚衰不能运化精微而成痞者，有饮食痰积不能施化而成痞者，有湿热太甚上乘心下而成痞者。古方用黄连、黄芩、枳实之苦以泄之，厚朴、半夏、生姜之辛以散之，人参、白术之甘苦温以补之，茯苓、泽泻之淡以渗之，惟宜上下分消其气，果有内实之证，庶可略施疏导。世人苦于痞塞，喜用利药，暂时通快，药过滋甚，皆不察夫下多亡阴之意也。

黄连八钱　厚朴五钱　吴茱萸三钱　白术土炒　黄芩二钱　茵陈酒炒
干姜炮　砂仁钱半　人参　茯苓　泽泻一钱　川乌炮　川椒炒，五钱　桂
巴豆霜四分　蜜丸，灯草汤下。

此足太阴、阳明药也。黄连泻热燥湿，治痞君药。仲景治痞满，诸泻心汤皆用之。厚朴、砂仁行气而散满，茵陈、苓、泻利水以实脾，黄芩清肺而养阴，椒、萸燥脾而逐冷，姜、桂、川乌补命火以生脾土，而姜、桂又能去瘀生新。痞多血病，黄连、枳实皆血分药。巴豆能消有形积滞，为斩关夺门之将，借之以为先驱。加参、术者，以补脾元正气，正旺然后可以祛邪也。洁古曰：养正积自除。李东垣曰：痞满皆血证也。下多亡阴，谓脾胃水谷之阴亡也。心主血，心虚而邪陷于血之分，故致心下痞，宜理脾胃，以血药治之。若全用气药，则痞益甚，而复下之，气愈下降，必变为中满鼓胀矣。世有用气药治痞而不效者，盖未明此理也。

本方除吴茱萸、白术、茯苓、泽泻、茵陈、川椒、砂仁，加菖蒲、茯神、丹参、红豆，名"伏梁丸"，治心积起脐上至心下，大如臂，令人烦心。本方除吴茱萸、砂仁、桂、术、黄芩、泽泻，加柴胡、莪术、皂角、昆布、甘草，名"肥气丸"，治肝积在左胁下，有头足，令人发咳，痎疟不已。本方除吴茱萸、白术、砂仁、黄芩、茵陈、泽泻，加紫菀、桔梗、天冬、白蔻、陈皮、青皮、三棱，名"息贲丸"，淡姜汤下，治肺积在右胁下，令人洒淅寒热，咳喘发肺痈。秋冬黄连减半。本方除吴茱萸、白术、砂仁、人参、干姜、川椒、黄芩、茵陈，加菖蒲、丁香、附子、苦楝、延胡索、独活、全蝎，名"贲豚丸"，淡盐汤下，治肾积发于小腹，上至心下，若豚状，上下无时，令人喘咳骨痿，及男子七疝，女子瘕聚带下。此东垣五积方也。虽有破滞消坚之药，多借人参之力赞助成功。《经》曰：大积大聚，其可犯也，衰其大半而止，过者死。吴鹤皋曰：五积丸非东垣之方也，故《医方考》中皆不录。

葛花解酲汤

专治酒积，或呕吐，或泄泻，痞塞头痛，小便不利。酒大热有毒，又水之所酿成，故热而兼湿，湿热积于肠胃，故见诸证。

葛花 豆蔻 砂仁一钱 木香一分 青皮 陈皮 人参 白术炒 茯苓四分 神曲炒 干姜 猪苓 泽泻三分

此手足阳明药也。过饮无度，湿热之毒积于肠胃。葛花独入阳明，令湿热从肌肉而解；豆蔻、砂仁皆辛散解酒，故以为君。神曲解酒而化食，木香、干姜调气而温中，青皮、陈皮除痰而疏滞，二苓、泽泻能驱湿热从小便出，乃内外分消之剂。饮多则中气伤，故又加参、术以补其气也。人参补气，最能解酒。李东垣曰：酒大热有毒，无形之物也。伤之只当发汗，次利小便，上下分消其湿气。今人或用酒癥丸大热之药下之，或用大黄、牵牛下之，是无形元气受伤，反损有形阴血，阴血愈虚，阳毒太旺，元气消亡，而虚损之病成矣。或曰：葛花解酒而发散，不如枳椇。枳椇一名鸡距，一名木蜜，经霜黄赤，而味甘，其叶入酒，酒化为水。门外植此木者，屋内酿酒多不佳。

鳖甲饮 严氏。

治疟久不愈，腹中结块，名曰"疟母"。疟久不愈为痎疟，多成癖于左胁之下，名曰疟母，乃肝之积也。疟属少阳胆经，胆与肝相表里，久疟属在血分，血亦肝所主也。当以鳖甲为君，视证虚实而施佐使之药。

鳖甲醋炙 白术土炒 黄芪 川芎 白芍酒炒 槟榔 草果面煨 厚朴 陈皮 甘草 等分，姜三片，枣一枚，乌梅少许，煎。

此足少阳、厥阴、太阴药也。久疟必由脾虚，白术补脾气，黄芪补肺气，使气足脾运，方能磨积也。川芎补肝而行血中气滞，芍药助脾而散肝经火邪，二药并和厥阴荣气，荣血调则阴阳和矣。阴阳争，故发寒发热。槟榔下气而攻积，草果暖胃而祛寒，厚朴消血而散满，陈皮理气而消痰，甘草和中而补土。鳖甲咸平属阴，色青入肝，专能益阴补虚，消热散结，故为痎疟之君药也。

收涩之剂

滑则气脱，脱则散而不收，必得酸涩之药，敛其耗散，而后发者可返，脱者可收也。如汗出亡阳，精滑不禁，泄痢不止，大便不固，小便自遗，久嗽亡津，此气脱也。若亡血不已，崩中暴下，诸大吐衄，此血脱也。《十剂》曰：涩可去脱，牡蛎、龙骨之属是也。气脱兼以气药；血脱兼以血药，亦兼气药，气者血之帅也。阳脱者见鬼，阴脱者目盲，此神脱也，当补阳助阴，非涩剂所能收也。

赤石脂禹余粮汤 止利。仲景。

治伤寒服汤药，下利不止，心中痞硬，服泻心汤已，复以他药下之，利不止，医以理中与之，利益甚。理中者理中焦，此利在下焦，赤石脂禹余粮汤主之。下焦主分别清浊。复利不止者，利其小便。利小水，所以实大肠也。

赤石脂　禹余粮　等分，杵碎煎。

此手阳明药也。涩可去脱，重可达下，石脂、余粮之涩以止脱，重以固下，甘以益气。李先知曰：下焦有病人难会，须用余粮、赤石脂。

桃花汤 少阴下利。仲景。

治少阴病二三日至四五日，腹痛，小便不利，下利不止，便脓血者。成氏曰：阳明下利、便脓血者，协热也。少阴下利、腹痛、便脓血者，下焦不约而里寒也。凡下利便脓血，身冷脉小者易治，身热脉大者难治。

赤石脂一斤　干姜一两　粳米一升

此足少阴药也。李时珍曰：赤石脂之重涩，入下焦血分而固脱；干姜之辛温，暖下焦气分而补虚；粳米之甘温，佐石脂、干姜而润肠胃也。朱丹溪曰：桃花汤主下焦血虚且寒，非干姜之温、石脂之重涩不能止血，用粳米之甘以引入肠胃。《准绳》曰：便脓血，热势下流也。成氏释为里寒，非也。桃花汤虽用干姜，然分两最微。石脂、粳米居多，以调正气、涩滑脱。佐以干姜，用辛以散之之义。诸便脓血，皆传经之热邪也。吴鹤皋曰：少阴肾水主禁固二便，为火所灼，克伐大肠庚金，故下利脓血。石脂寒能胜热，涩可收脱。用干姜者，假其辛热以从治。用粳米者，恐石脂性寒损胃也。聊摄之明，而犹昧此，况其下乎？注：成无己，聊摄人。程郊倩曰：此证终是火衰不能生土，未可指为传经之热邪也。不知此而漫云渗泄，肾防一彻，前后泄利，而阳神陷矣。昂按：成氏生于千载之后，而能昌明仲景之书，使后学有所循入，其功非小。奈何后起之士，动辄非之，成氏之死已久，安能起而辨其是非乎？如此证成氏以为寒，而王肯堂、吴鹤皋皆以为热。窃谓便脓血者固多属热，然岂无下焦虚寒，肠胃不固，而亦便脓血者乎？若以此为传经热邪，仲景当用寒剂以彻其热，而反用石脂固涩之药，使热闭于内而不得泄，岂非关门养盗，自贻伊戚也耶？观仲景之治协热利，如甘草泻心、生姜泻心、白头翁等汤，皆用芩、连、黄柏，而治下焦虚寒下利者，用赤石脂禹余粮汤，比类以观，斯可见矣。此证乃因虚以见寒，非大寒者，故不必用热药，惟用甘辛温之剂以镇固之耳。《本草》言，石脂性温，能益气、调中、固下，未闻寒能损胃也。若《准绳》则执"凡传经者皆属热邪"一语，遂以为热耳。程郊倩每以直中为寒邪，传经为热邪。古今相传二语，觉未尽然。不为无见，若学未深造，而轻议古人，多见其不知量也矣。

诃子散 泄泻脱肛。东垣。

治虚寒泄泻，米谷不化，肠鸣腹痛，脱肛，及作脓血，日夜无度。

御米壳去蒂，蜜炒，五分　诃子煨，去核，七分　干姜炮，六分　橘红五分

上末。空心服。

此手足阳明药也。御米壳酸涩微寒，固肾涩肠。诃子酸涩苦温，收脱住泻。炮姜辛热，能逐冷补阳。陈皮辛温，能升阳调气。以固气脱，亦可收形脱也。泄泻为气脱，脱肛为形脱。

河间诃子散　诃子一两，半生半煨　木香五钱　甘草二钱　黄连三钱

为末，每服三钱，用白术芍药汤调下。治泻久腹痛渐已，泻下渐少，以此止之。如不止，加厚朴一两，竭其余邪。木香、黄连，香连丸也。行气清火，止痢厚肠。甘草、芍药，甘芍汤也。甘缓酸收，和中止痛。加诃子涩以收脱，加白术补以强脾。厚朴除湿散满，平胃调中，故更借之以去余邪也。

真人养脏汤 泻痢脱肛。谦甫。

治泻痢日久，赤白已尽，虚寒脱肛。肛门为大肠之使，大肠受热受寒，皆能脱肛。大肠者，传导之官。肾者，作强之官。酒色过度，则肾虚而泄母气，肺因以虚，大肠气无所主，故脱肛。小儿血气未壮，老人血气已衰，皆易脱肛。亦治下痢赤白，脐腹疼痛，日夜无度。

罂粟壳去蒂，蜜炙，三两六钱　诃子面裹煨，一两二钱　肉豆蔻面裹煨，五钱木香二两四钱　肉桂八钱　人参　白术炒　当归六钱　白芍炒，一两六钱　生甘草一两八钱　每服四钱。脏寒甚，加附子。一方无当归。

此手足阳明药也。脱肛由于虚寒，故用参、术、甘草以补其虚，肉桂、肉蔻以祛其寒。木香温以调气，当归润以和血，芍药酸以收敛，诃子、罂壳则涩以止脱也。此虚寒脱肛之剂，宜大补元气，或加芎、归调血，及升、柴以升提之。又有气热、血热而肛反挺出者，宜用芩、连、槐、柏，或四物加升麻、柴胡、秦艽、防风之类。

附：

丹溪脱肛方　人参、黄芪、当归、川芎、升麻。此治气血两虚而脱肛者。

当归六黄汤 <small>血汗。</small>

治阴虚有火，盗汗发热。心之所藏于内者为血，发于外者为汗，汗乃心之液也。五脏六腑表里之阳，皆心主之以行其变化，随其阳气所在之处而生津，亦随其火扰所在之处泄而为汗，是汗尽由心出也。醒而出汗曰自汗，属阳虚；睡而出汗曰盗汗，属阴虚。汗者心之阳，寝者肾之阴，阴虚睡熟，卫外之阳乘虚陷入阴中，表液失其固卫，故濈濈然汗出。觉则阳气复，而汗止矣。因热邪乘阴虚而出者，汗必热；因寒邪乘阳虚而出者，汗必冷。有火者，谓有面赤、口干、唇燥、便赤、音重、脉数诸证。凡伤风、伤湿、中暑、风温、柔痓、气虚、血虚、脾虚、胃热、亡阳、痰饮、惊怖、劳役、房室、痈疡、产蓐等证，皆能令人出汗。《经》又云：饮食饱甚，汗出于胃。惊而夺精，汗出于心。持重远行，汗出于肾。疾走恐惧，汗出于肝。摇体劳苦，汗出于脾。凡头汗，左颧属肝，右颧属肺，鼻属脾，颐属肾，额属心。津液自胃脐旁达于外，为手足汗，有胃热、胃寒二证。自汗亦有属实者，故外感初证多自汗。

当归　生地黄　熟地黄　黄芩　黄柏　黄连<small>等分</small>　**黄芪**<small>加倍</small>

此手足少阴药也。盗汗由于阴虚，当归、二地所以滋阴。汗由火扰，黄芩、柏、连所以泻火。湿无热不作汗，湿得热蒸则令人汗出。汗出腠理不固，倍用黄芪所以固表。李时珍曰：当归六黄汤加麻黄根，治盗汗甚捷，盖其性能行周身肌表，引诸药至卫分而固腠理也。按此盗汗与伤寒盗汗不同：伤寒盗汗，邪在半表半里，故以和表为主，古法小柴胡加桂主之。此属阴虚，故以补阴为主。李士材曰：阴虚则元气有降而无升，而复用此苦寒肃杀之剂，得无犯虚虚之戒乎？惟火实气强者宜之，不然，苦寒损胃，祸弥深耳。《准绳》曰：阴虚阳必凑，故发热盗汗，当归六黄汤加地骨皮。阳虚阴必乘，故发厥自汗，黄芪建中汤，甚者加附子，或芪附汤。有湿热合郁，汗出不休，以风药胜其湿，甘药泄其热，羌活胜湿汤。有痰证冷汗自出，宜理气降痰，痰去则汗自止。有用固涩药汗愈不收，止可理心血，汗乃心之液，心失所养，不能摄血，故溢而为汗，宜大补黄芪汤加酸枣仁。有微热者更加石斛，下灵砂丹。王海藏曰：晋郎中童子盗汗七年，诸药不效。予与凉膈散、三黄丸，三日病已。盖肾主五液，化为五湿，肾水上行，乘心之虚，心火上炎而入肺，欺其不胜，皮毛以是而开，为汗出也。先以凉膈散泻胸中相火，次以三黄丸泻心火以助阴，则肾水还本脏，玄府闭而汗自已矣。玄府，汗孔也。

附：

扑汗法　白术、藁本、川芎各二钱半，米粉两半。为末。绢袋盛，周身扑之，治汗出不止。又方：龙骨、牡蛎、糯米等分，为末扑之。

牡蛎散 <small>阳虚自汗。</small>

治阳虚自汗。

牡蛎<small>煅，研</small>　**黄芪　麻黄根**<small>一钱</small>　**浮小麦**<small>百粒</small>　煎服。

此手太阴、少阴药也。陈来章曰：汗为心之液，心有火则汗不止。牡蛎、浮小麦之咸凉，去烦热而止汗。阳为阴之卫，阳气虚则卫不固。黄芪、麻黄根之甘温，走肌表而固卫。

柏子仁丸 阴虚盗汗。

治阴虚盗汗。

柏子仁炒、研，去油，二两　人参　白术　半夏　五味子　牡蛎　麻黄根一两　麦麸五钱　枣肉丸，米饮下五十丸，日三服。

此手足太阴、少阴药也。陈来章曰：心血虚则睡而汗出。柏子仁之甘辛平养心宁神，为君。牡蛎、麦麸之咸凉静躁收脱，为臣。五味酸敛涩收，半夏和胃燥湿，为佐。湿能作汗。麻黄根专走肌表，引人参、白术以固卫气，为使。

茯菟丹 遗精白浊。《局方》。

治遗精白浊，及强中消渴。心肾为水火之脏，法天施地生之道，心神伤则火动，火动不已则肾水受伤，肾主藏精，所受五脏六腑输至之精，皆不得藏而时下矣，故为遗精梦泄。戴氏曰：遗精有因用心过度，心不摄肾，以致失精者；有思色欲不遂，致精失位，梦泄而出者；有色欲太过，滑泄不禁者；亦有年壮气盛，久无色欲，精满而泄者。赤浊属血，由心、小肠属火也；白浊属气，由肺、大肠属金也。又曰：赤浊为心虚有热，因思虑而得；白浊由肾虚有寒，由嗜欲而得。渴证下消者名强中，肾水亏、心火亢也。

菟丝子十两　五味子八两　石莲肉　白茯苓三两　山药六两　将菟丝用酒浸，浸过余酒煮山药糊为丸。漏精盐汤下，赤浊灯心汤下，白浊茯苓汤下，消渴米饮下。

此手足少阴药也。菟丝辛甘和平，强阴益阳，能治精寒淋浊；五味滋肾生津，石莲清心止浊，山药健脾利湿，皆涩精固气之品也，茯苓能通心气于肾，利小便而不走气，取其淡渗，于补正中能泄肾邪也。

治浊固本丸 赤白浊。

治胃中湿热，渗入膀胱，下浊不止。淋病在溺窍，属肝、胆部；浊病在精窍，属肾、膀胱部。或由湿热，或由虚寒，大抵热者多而寒者少。赤属血，白属气。或由败精、瘀血壅塞窍道，痛涩异常，非是热淋，不可用淋药治。

莲须　黄连炒，二两　黄柏　益智仁　砂仁　半夏姜制　茯苓一两　猪苓二两　甘草炙，三两

此足少阴、太阳、太阴药也。精浊多由湿热与痰。黄连泻心火，

黄柏泻肾火，所以清热。二苓所以利湿，半夏所以除痰。湿热多由于郁滞，砂仁、益智辛温利气，又能固肾强脾，既以散留滞之气，且稍济连、柏之寒。甘草利中而补土，惟莲须之涩，则所以固其脱也。朱丹溪曰：巢氏《原病候论》曰：白浊者，由劳伤肾，肾气虚冷故也。历代宗其说，不惟白浊之理不明，所治之法亦误。不思《内经》本无"白浊"之名，惟言"少阴在泉，客胜，溲便变"；"少阳在泉，客胜，则溲白"，又言"思想无穷，入房太甚，发为白淫'，与"脾移热于肾，出白"。二者皆随溲而下，夫非白浊之源乎？《原病式》因举《内经》谓"诸病水液浑浊，皆属于热"，言"天气热则水浑浊，寒则清洁"，可谓发圣人之旨，以正千载之误矣。予尝闻先生论赤白浊，多因湿热下流膀胱而成，即《灵枢》所谓"中气不足，溲便为之变"是也。必先补中气使升举之，而后分其脏腑、气血、赤白、虚实以治。与夫其他邪热所伤者，固在泻热补虚。设肾气虚甚，或火光亢极者，则不宜过用寒凉之剂，必以反佐治之，要在权衡轻重而已。叶氏曰：遗滑多作肾虚，补涩之而罔效，不知由因脾胃湿热所乘，饮酒厚味痰火之人多有此疾。肾虽藏精，其精本于脾胃，饮食生化而输于肾，若脾胃受伤，湿热内郁，使中气淆而不清，则所输皆浊气，邪火扰动，水不得而安静，故令遗滑也。

水陆二仙丹 精浊。

治遗精、白浊。精与浊所出之窍不同。便浊即是膏淋，肝胆之火也。精浊乃精气滑出，不便亦然。此肾水不足，淫火燻蒸，故精离其位也。

金樱膏 取半黄者熬膏，一斤，熟则全甘而失涩味 **芡实** 一斤，蒸熟，为粉 和丸，盐酒下。

此足少阴药也。金樱、芡实甘能益精，润能滋阴，涩能止脱。一生于水，一生于山，故名"水陆二仙丹"。

金锁固精丸 滑精。

治精滑不禁。精滑者，火炎上而水趋下，心肾不交也。

沙苑蒺藜 炒 **芡实** 蒸 **莲须** 二两 **龙骨** 酥炙 **牡蛎** 盐水煮一日一夜，煅粉，一两 **莲子**粉糊为丸，盐汤下。

此足少阴药也。蒺藜补肾益精，莲子交通心肾，牡蛎清热补水，芡实固肾补脾，合之莲须、龙骨，皆涩精秘气之品，以止滑脱也。治遗精大法有五：心神浮越者，辰砂、磁石、龙骨之类镇之；痰饮迷心者，猪苓丸之类导之；思想伤阴者，洁古珍珠粉丸，黄柏、蛤粉等分，滋阴降火；思想伤阳者，谦甫鹿茸、苁蓉、菟丝等补阳；阴阳俱虚者，丹溪作心虚治，用珍珠粉丸、定志丸补之。附：《本事》猪苓丸：猪苓末二两，先将一半炒半夏，令黄，取半夏为末，糊丸。更用猪苓末一半同炒，微裂，砂瓶养之。申未间空心酒、盐汤任下。释曰：半夏有利性，猪苓导水，盖肾闭，导气使通之意也。定志丸，见"目门"。

人参樗皮散 ^{脏毒久痢。}

治脏毒挟热下血，久痢脓血不止。挟热者，谓挟客热及饮酒煎炙之热也。久痢不止，气虚也。

人参　樗根白皮^{东引者，去粗皮，醋炙}　等分为末，米饮或酒调下。

此手足阳明药也。人参之甘以补其气，樗皮之苦以燥其湿，寒以解其热，涩以收其脱，使虚者补而陷者升，亦劫剂也。^{初起勿用。}

桑螵蛸散 ^{便数。寇氏。}

治小便数而欠。数，便频也。欠，便短也。溺虽出于膀胱，然泌别者小肠也，小肠虚则便数，小肠热则便短。能安神魂，补心气，疗健忘。

人参　茯苓^{一用茯神}　远志　石菖蒲^{盐炒}　桑螵蛸^{盐水炒}　龙骨^煅　龟板^{酥炙，一方用鳖甲醋炙}　当归　等分为末。临卧服二钱，人参汤下。

此足少阴、手足太阴药也。虚则便数，故以螵蛸、龙骨固之。^{螵蛸补肾，龙骨涩精。}热则便欠，故以当归、龟板滋之。人参补心气，菖蒲开心窍，茯苓能通心气于肾，远志能通肾气于心，并能清心解热。心者小肠之合也，心补则小肠不虚，心清则小肠不热矣。

杀虫之剂

关尹子曰：人之一身，内包蛲蛔，外蒸虮虱。万物而依人身以为生者，是吾身一小天地也。蛲蛔为人所常有之虫，倘寒侵火迫，则不安其位，亦能为病。若饮食不慎，血气虚衰，又能变生诸虫，不可名状，如发瘕、鳖瘕、劳瘵、传尸之类，至于杀身灭门。虫之为患，若斯其酷也，是以先贤以法杀之，苟人不能杀虫，则虫必且杀人矣。

乌梅丸 ^{仲景。}

治伤寒厥阴证，寒厥吐蛔。伤寒脏厥者死。脏厥者，脉微而厥，至七八日肤冷发躁，无暂安时也。蛔厥者，蛔上入膈则烦，须臾复止，得食则呕而又烦，蛔闻食臭复出也。此为脏寒，当自吐蛔，与乌梅丸温脏安蛔。亦治胃腑发咳，咳而呕，呕甚则长虫出。亦主久痢。

乌梅^{三百个}　细辛　桂枝　人参　附子^炮　黄柏^{六两}　黄连^{一斤}　干姜^{十两}　川椒^{去汗}　当归^{四两}　苦酒^{醋也}　浸乌梅一宿，去核，蒸熟和药，

蜜丸。

此足阳明、厥阴药也。蛔得酸则伏，故以乌梅之酸伏之。蛔得苦则安，故以连、柏之苦安之。蛔因寒而动，故以桂、附、姜、椒温其中脏，而以细辛、当归润其肾肝。人参用以助脾，乌梅兼以敛肺。吐蛔，为胃寒之故，则成蛔厥，宜理中汤加炒川椒五粒、槟榔五分，吞乌梅丸。程郊倩曰：乌梅丸于辛酸入肝药中微加苦寒，纳上逆之阳邪而顺之使下也。名曰安蛔，实是安胃，故并主久痢，见阴阳不相顺接而下利之证，皆可以此方括之也。《经》曰：凡阴阳不相顺接便为厥。方时行曰：《经》曰：手之三阴，从腹走手；手之三阳，从手走头；足之三阳，从头走足；足之三阴，从足走腹。是三阴三阳俱相接于手足者也。阳气内陷，不与阴气相顺接，故手足逆冷也。

集效丸《三因》。

治虫啮腹痛，作止有时，或耕起来往。腹痛有作止者，虫啮则痛，不啮则止也。气耕往来者，虫不安于胃也。

大黄炒，两半　鹤虱炒　槟榔　诃子皮　芜荑炒　木香　干姜炒　附子七钱五分　蜜丸，食前乌梅汤下，妇人醋汤下。

此手足阳明药也。虫喜温恶酸而畏苦，故用姜、附之热以温之，乌梅、诃皮之酸伏之，大黄、槟榔、芜荑、鹤虱之苦以杀之，木香辛温以顺其气也。

雄槟丸 虫痛。

治腹痛胃痛，干痛有时。干痛者，不吐不泻而但痛也。有时者，淡食而饥则痛，厚味而饱则否，此为虫也。

雄黄　槟榔　白矾　等分，饭丸。每五分，食远服。

此手足阳明药也。雄黄之辛毒，槟榔之苦降，白矾之酸涩，皆杀虫之品也，故合用以治之。

化虫丸 肠胃诸虫。

治肠胃诸虫为患。肠胃之中无物不容，所以变生诸虫者，缘正气虚衰，或误食生虫之物，或湿热蒸郁而成，亦犹"物必先腐而后虫生"之义也。

鹤虱　胡粉炒　苦楝根东引未出土者　槟榔一两　芜荑　使君子五钱枯矾二钱五分　为末，酒煮面糊作丸。量人大小服之，一岁儿可五分。

此手足阳明药也。数药皆杀虫之品也，单用尚可治之，类萃为丸，而虫焉有不死者乎？吴鹤皋曰：古方杀虫，如雷丸、贯众、干漆、蜡矾、百部、铅灰之类，皆其所当用者也。有加附子、干姜者，壮正气也。加苦参、黄连者，虫得苦而伏也。加乌梅、诃子者，虫得酸而软也。加藜芦、瓜蒂者，欲其带虫吐出也。加芫花、黑丑者，欲其带虫泻下也。用雄黄、川楝、蛇床、樟脑、水银、槟榔者，治疳疥之虫也。用胡桐泪、莨菪子、韭子、蟾酥者，治䘌齿之虫也。用川槿皮、海桐皮者，治风癣之虫也。用青葙子、覆盆叶者，治九窍匿蚀之虫也。用败鼓心、桃符板、虎粪骨、死人枕、獭爪、鹳骨者，驱劳瘵之虫也。

使君子丸 虫积。

治虫胀腹痛，及食劳发黄，喜食茶米炭土等物。饮食停滞，湿热蒸郁，则生诸虫，至胀满啮痛，或发黄身肿。喜食生米、茶叶、土、炭者，虫之所嗜也。

使君子去壳，二两　南星姜制　槟榔一两　上药合炒。如喜食生米，用麦芽一斤炒；喜食茶叶，用茶叶炒；喜食炭土，用炭土炒。取药为末，蜜丸。每晨砂糖水下。

此手足阳明药也。使君子之甘，南星之毒，槟榔之苦，皆能杀虫。炒以诸物，因其所嗜。引以砂糖，诱之以甘也。

獭肝丸 传尸劳虫。《肘后》。

治鬼疰、传尸、劳瘵。此五疰之一，其证使人寒热，沉沉默默，不知所苦，而无处不恶，死后传人，乃至灭门。

獭肝一具，须从獭身取下，不尔多伪　阴干，为末。水服三钱，日三次。

此三阴药也。吴鹤皋曰：獭肝治鬼疰，此何以故？凡物恶人而僻处、昼伏而夜出者，皆阴类也，故假之以治阴疾。独用其肝者，肝为厥阴，藏魂之脏也。昂按：物之恶人僻处、昼伏夜出者，狐鼠皆然，不独獭。《本草》云：诸肝皆有叶数，惟獭肝一月一叶，其间又有退叶，独异于他兽，其所以能治鬼疰也欤。

消渴杀虫方《夷坚志》。

治消渴有虫。

苦楝根　取新白皮一握，切、焙，入麝香少许煎，空心服。虽困顿不妨。取下虫三四条，类蛔而色红，其渴乃止。

此阳明药也。消渴一证，有虫耗其精液而成者。盖饮醇食炙，积成胃热，湿热生虫，理固有之，临病宜谛审也。

明目之剂

目之在人，特五官之一耳，而古人立有专科。盖以余窍各主一脏或兼二脏，目虽为肝窍，而五脏六腑之精气，皆上注于目而为之精。精之窠为眼，骨之精为瞳子，筋之精为黑眼，血之精为络，气之精为白眼，肉之精为约束，裹撷筋骨气血之精而与脉并为系，上属于脑，后出于项中。此则眼具五脏六腑也，故其证多而方亦广。兹集限于篇章，故略录专治目疾者数方以备采用。其疏风、燥湿、泻火、养血之剂，可以通用者，则散见于各门。目有五轮：白睛为气轮，属肺金，故独坚；青睛为风轮，属肝木，内包膏汁，涵养瞳神；目角大小眦为血轮，大眦眦属心君火，大眦赤者为实火，小眦属心包相火，小眦赤者为虚火；两睑为肉轮，属脾土，土藏万物，故包四轮，开动为阳，为应用，闭静为阴则睡矣。目中有神膏，此由胆中渗润精汁积而成者，能涵养瞳神；有神水，先天真气所化，润泽之水也；有神光，原于命门，通于胆，发于心，是火之用也；有真血，肝中升运，滋目经络之血也；有真气，目之经络中往来生用之气，先天之元阳也；有真精，先后天元气所化精汁，起于肾，施于胆，而及瞳神也。目有坚壳数重，真血滋神水，神水包神膏，膏中一点青莹，乃胆肾所聚之精华，惟此一点鉴照万物，空阔无穷，为水轮，属肾水。人之邪正、寿夭、贵贱，皆可验目而得之，岂非人身之至宝也！

滋阴地黄丸 一名熟地黄丸。东垣。

治血弱气虚，不能养心，心火旺盛，肝木自实，瞳子散大，视物不清。肝为心母，子能令母实，故心火旺则肝木自实。肝主风，心主火，瞳子散大，乃风火摇动之微也。水不能制火，则清和之气乖乱，而精液随之走散矣。精液走则光华失，故视物不清也。《纲目》曰：心脉挟目系，肝脉连目系，手足少阳之脉络于目外小眦，风热从此道上攻头目，至偏头痛肿，瞳子散大，视物昏花，血虚阴弱故也。宜凉血养血、收火散火而除风热。

熟地黄 一两　生地黄 一方两半，一方七钱半　柴胡 八钱　黄芩 酒炒　当归 酒洗，五钱　天门冬　地骨皮　五味子　黄连 酒炒，三钱　人参　甘草 炙　枳壳 麸炒，二钱　蜜丸。茶清下，日二服。忌食辛热之物助火，寒冷之物损胃，使药不上行。

此手足少阴、足厥阴少阳药也。熟地、当归养血，生地、地骨凉血，黄芩泻肺火，黄连泻肝火，天冬清肺而滋肾，柴胡散肝而升阳，五味收耗而敛散，人参、甘草以益气补中，枳壳以利气行滞也。《本草》

云：枳实、枳壳皆能明目，故目疾方多用之。

加减驻景丸 补肝肾。《易简》。

治肝肾气虚，两目昏暗。目为肝窍，瞳子神光属肾，故肝肾虚则目昏暗也。

枸杞子　五味子　车前子炒，二两　楮实　川椒炒，一两　熟地黄当归五两　菟丝子八两，酒浸　蜜丸，酒下。本方除当归、五味、楮实、川椒，名"驻景丸"，治同。

此足少阴、厥阴药也。熟地、枸杞补肝滋肾，菟丝、楮实益精强阴，五味敛耗散而助金水，五味子酸咸居多，能敛肺金，滋肾水，收瞳人散大。当归和气血而益肝脾，肝藏血，脾统血，目得血而能视。川椒补火以逐下焦虚寒，车前利水而泻肝肾邪热也。车前子清肝明目，利小便而不走气，得此泻邪，则补药更为得力。张子和曰：目赤肿是厥阴肝经风热，利小便能去肝经风热。

定志丸 不能远视。《局方》。

治目不能远视，能近视者。王海藏曰：目能近视，责其有水；不能远视，责其无火。法宜补心。常服益心强志，能疗健忘。

远志　菖蒲二两　人参　茯苓一两　蜜丸，朱砂为衣。张子和方无菖蒲，加茯神、柏子仁、酸枣仁，亦名"定志丸"。酒糊丸，姜汤下，安魂定惊。

此手少阴药也。人参补心气，菖蒲开心窍，茯苓能交心气于肾，远志能通肾气于心。朱砂色赤，清肝镇心，心属离火，火旺则光能及远也。

地芝丸 不能近视。东垣。

治目能远视，不能近视。王海藏曰：目能远视，责其有火；不能近视，责其无水，法当补肾。

生地黄焙　天冬四两　枳壳炒　甘菊花去蒂，二两　蜜丸，茶清或酒下。用茶者，欲火热之下降。用酒者，欲药力之上行。

此足少阴药也。生地凉血生血，天冬润肺滋肾，枳壳宽肠去滞，甘菊降火除风。

人参益胃汤 内障。

治劳役，饮食不节，内障目病。内障者，睛里昏暗，与不病之眼无异，唯瞳人内有隐隐青白者。李东垣曰：五脏六腑之精气，皆禀受于脾胃，而上贯于目。脾者诸阴之首也，目者血气之宗也，故脾虚则五脏之精气皆失所司，不能归明于目矣。心者君火也，主神，宜静而安，相火代行其令。相火者包络也，主百脉，皆荣于目。既劳役运动，势乃妄行，及因邪气所并，则损其血脉，故诸病生焉。医者不理脾胃及养血安神，治标不治本，不明至理也。

黄芪　人参—两　甘草炙，八钱　白芍药炒　黄柏酒炒四次，三钱　蔓荆子二钱　每四钱，日二服。本方加升麻、葛根，名"益气聪明汤"。别见"补门"。

此足太阴、阳明药也。参、芪、甘草大补中气以强脾胃，蔓荆升清阳而通九窍，白芍入厥阴而和荣血，目得血而能视。黄柏除湿热而滋肾水。肾水足则目明。使精气足而清阳升，则脏腑和而障翳退矣。楼全善曰：治目不明，气虚而未脱，可于参、芪中微加连、柏。若气已脱，连、柏等凉药不可施矣。

消风养血汤 阳证赤肿。

治目赤肿痛。风热伤血则赤，风热作实则肿，风热攻注则痛。目外向面者为外眦，在内近鼻者为内眦。上为外眦，下为内眦。目痛，赤脉从上下者，为太阳证，宜温之散之；从下走者，为阳明证，宜寒之下之；从外走内者，为少阳证，宜和解之。

荆芥　蔓荆子　菊花　白芷　麻黄　防风　桃仁去皮、尖　红花酒炒　川芎五分　当归酒洗　白芍酒炒　草决明　石决明　甘草—钱

此足太阳、厥阴药也。荆芥、防风、麻黄、白芷、甘菊、蔓荆轻浮上升，并能消风散热。桃仁、红花、川芎、归、芍辛散酸收，并能养血去瘀。两决明皆除肝经风热，专治目疾。瘀去血活则肿消，风散热除则痛止。又目为肝窍，搜风养血，皆以和肝。加甘草者，亦以缓肝而止痛也。《保命集》云：目病在腑则为表，当除风散热；在脏则为里，当养血安神。暴发者为表易疗，久病者在里难治。

洗肝散 《局方》。

治风毒上攻，暴作赤肿，目痛难开，隐涩眵泪。凡目赤者，或大腑秘，脉实有力者，为有里证，宜微利之，泻青丸、洗肝散之类是也。眵，音鸱，眼脂。

薄荷　羌活　防风　当归　川芎　栀子　大黄　炙甘草　等分为末。每服二钱。无里证者，除栀子、大黄。

此足厥阴、阳明药也。肝属木而主目，木喜条达，风热郁于内，故用薄荷、羌、防以升之散之。肝藏血，故用当归、川芎以和之养之。大黄泻胃火而通燥结，栀子降心火而利小便，二便利则热毒下降而赤肿消。甘草缓肝气而和中州。

补肝散《局方》。

治肝虚目痛，筋脉疼痛，冷泪不止，羞明怕日，及夜则痛甚，点苦寒之药反剧。目白珠属阳，白珠痛者则昼甚。黑珠属阴，黑珠痛者则夜甚。

夏枯草五钱　香附一两　每服五钱，腊茶下。丹溪方：夏枯草、香附各二两，加甘草五钱。

此足厥阴药也。夏枯草遇夏至阴生则枯，盖禀纯阳之气，有补养厥阴血脉之功。夜痛及用苦寒药反甚者，夜与寒皆阴也，夏枯草能治之者，阳胜阴也。香附行气散肝，和中解郁，推陈致新，故用以为佐。

拨云退翳丸风热翳障，皇统间医官刘昌世传。

治风热障翳。翳膜有气血虚实，或夹痰挟湿，阴虚火动，七情六淫，种种不同。

当归两半　川芎　地骨皮　白蒺藜　密蒙花　甘菊花　羌活　荆芥　木贼一两　天花粉　蔓荆子　薄荷　枳实　甘草炙，五钱　川椒七钱五分　黄连　蛇蜕　蝉蜕三钱　蜜丸，每两作十丸。每服一丸，日三。翳者，米泔下。障暗，当归汤下。内障，木香汤下。

此足太阳、厥阴药也。羌活、荆芥、蔓荆、薄荷以升阳散风，当归、川芎以和肝养血，黄连、地骨、花粉清火热，枳实破滞气，川椒温下焦，木贼、蛇蜕、蝉蜕以退翳。密蒙、蒺藜、甘菊目家专药，以润肝补肾，泻火清金。炙草补中，以和诸药也。

石膏羌活散一切目疾。《宣明》。

治久患双目不明，远年近日内外气障风昏，拳毛倒睫，一切目疾。

羌活　荆芥　白芷　藁本　细辛　川芎　苍术　甘菊　密蒙花　菜子　麻子　木贼　黄芩　石膏　甘草　等分，为末。每服一二钱，食后、临卧蜜水调下，或茶清、米泔亦得。

此足太阳、阳明、厥阴药也。原文曰：羌活治脑热头风，藁本治正偏头痛，白芷清头目，川芎疗头风，荆芥治目中生疮，密蒙治羞明怕日，苍术明目暖水脏，木贼退障翳，麻子起拳毛，细辛、菜子起倒睫，黄芩、石膏洗心退热，甘菊降火除风，甘草调和诸药。

防风饮子倒睫拳毛。

治倒睫拳毛。倒睫拳毛，由目急皮缩之故也。盖伏热内攻，阴气外行，当去其内热并火邪，使眼皮缓则眼毛立出。

黄连炒　甘草炙　人参一钱　当归钱半　葛根　防风五分　细辛　蔓荆子三分　食后服，避风寒湿热。

此足太阴、阳明药也。参、甘以补其气，归身以濡其血，黄连以清其火，防、葛以散风热，细辛入少阴而润肾，蔓荆走头面而升阳。

本方除人参、当归、黄连，加黄芪、名"神效明目汤"，东垣。治前证兼赤烂昏痛，冷泪多眵。

又法：摘去拳毛，以虿血点数次即愈。

羊肝丸 内障。《类苑》。

治目疾内障。倪仲贤曰：《经》曰：心者五脏之专精，目者其窍也。又为肝窍。肾主骨，骨之精为神水，故肝木不平，内挟心火，为势妄行，火炎不制，神水受伤，上为内障，此五脏病也。诸脉皆属于目。相火者心包络也，主百脉，上荣于目，火盛则百脉沸腾，上为内障，此虚阳病也。膀胱、小肠、三焦、胆脉俱循于目，其精气亦上注于目之精，四腑一衰，则精气尽败，邪火乘之，上为内障，此六腑病也。神火黑眼皆法于阴，白眼赤脉皆法于阳，阴齐阳俟，故能为视。阴微不立，阳盛即淫。《经》曰：壮火食气，壮火散气。上为内障，此弱阴病也。四者皆为阴弱不能配阳也。

夜明砂淘净　蝉蜕　木贼去节　当归一两，酒洗　羊肝四两，煮或生用

以羊肝去筋膜，水煮捣烂和丸。

此足厥阴药也。蚊，食血之虫。夜明砂皆蚊眼也，故能散目中恶血而明目。蝙蝠食蚊而眼不化，其矢为夜明砂。木贼轻扬而善磨木，故能平肝散热而去障。蝉性善蜕，故能退翳。当归能入厥阴，养血而和肝。用羊肝者，羊性属火，取其气血之属能补气血，引诸药入肝以成功也。羊肝丸之方颇多，兹量录其一二。

济生羊肝丸 黄连一两，羖羊肝一具，去筋膜，生用，捣烂和丸。《本事方》煮烂捣用，治肝经有热，目赤睛痛，及内障青盲。《纲目》云：但是目疾及障翳青盲皆治，忌猪肉冷水。楼全善曰：诚哉河间之言！目盲耳聋，鼻不闻臭，舌不知味，手足不能运用者，皆由玄府闭塞，而神气出入升降之道路不通利也。故先贤治目昏花，如羊肝丸，用羊肝引黄连等药入肝，解肝中诸郁。盖肝主目，肝郁解则目之玄府通利而明矣。经曰：玄府者，汗空也。黄连之类解热郁也，椒目之类解湿郁也，芜蔚之类解气郁也，芎、归之类解血郁也，木贼之类解积郁也，羌活之类解经郁也，磁石之类解头目郁、坠邪气使下降也，蔓菁下气通中，理亦同也。蔓菁子蒸为末，酒调服，或加入药中。凡此诸剂，皆治气血郁结目昏之法。河间之言，信不诬矣。至于东垣、丹溪用参、芪补气血亦能明者，盖目主气血，盛则玄府得利，出入升降而明，虚则玄府无以出入升降而昏，此则必用参、芪、

四物等剂，助气血运行而明也。

兔矢汤 疮疹入眼。

治疮疹入眼，及昏暗障翳。

兔矢二钱，茶清调下，或吞服。须待疮疹瘥后服之。

此足厥阴、阳明药也。兔者明月之精，得金之气，其矢名明月砂，能解毒杀虫，故专能明目，又可兼治劳疳也。

二百味草花膏 赵谦。

治目赤流泪，或痛或痒，昼不能视，夜恶灯光。血热则目赤，肝热则多泪。热微则痒，热甚则痛。赤肿昏眊，故昼不能视。阳胜，故夜恶火光。

羖羊胆 蜂蜜 入蜜胆中，蒸熟，候干，细研为膏。每含少许，或点目中。又法：腊月入蜜胆中，纸笼套住，悬屋檐下，待霜出，扫取点眼。

此足少阳、厥阴药也。羊胆苦寒，益胆泻热。蜂蜜甘润，补中缓肝。曰"二百味草花膏"者，以羊食百草，蜂采百花也。李时珍曰：肝开窍于目，胆汁减则目暗。目者，肝之外候，胆之精华也，故诸胆皆治目疾。点、服说，云病有内外，治各不同：内疾既发，非服不除；外疾既成，非点不退。内疾始盛，治流不如塞源，伐枝不如去根，不服药而除者，未之见也。外障既成，如物污须濯，镜垢须磨，不点而去者，未之有也。若内障不服而外点，反激其火，动其血气，无益反损。若外障已成，虽服药不发不长，而所结不除。当内外夹攻，方尽其妙。

点眼方 阳证目疾。丹溪。

治目中百病。属阳证者。

黄连 人乳 浸点或煎点。或加朴硝。

此足厥阴药也。《衍义》曰：人心主血，肝藏血，目受血而能视。盖水入于经，其血乃成。又曰：上则为乳汁，下则为月水，故知乳汁即血也，用以点目，岂有不相宜者哉！昂按：加黄连者，以清心肝之火。

百点膏 东垣。

治翳遮瞳人，如云气障隔。

黄连二钱，以水一碗，煎至半碗，再入后药 当归 甘草六分 防风八分 蕤仁去皮尖，研三分 同熬滴水不散，去渣，入蜜少许，再煎少时。要病人净心点之，点至目微痛为度。一日五七点，使药力相续，故曰"百点"。临卧点尤妙。

此足厥阴药也。黄连泻火，防风散风，甘草和中，当归养血，蕤仁消风散热、益水生光。

圆明膏 内障生翳。东垣。

治内障生翳，及瞳子散大，因劳心过度，饮食失节。

柴胡　麻黄　黄连　生地五钱　归身三钱　甘草　诃子皮湿纸裹煨，二钱　以水二碗，先煮麻黄至一碗，去沫，入后药，同熬至滴水不散，去渣，入蜜少许，再熬，点之。

此足少阳、厥阴药也。柴胡、麻黄解表散邪，当归、生地和肝养血，黄连清肝火，甘草和中州。瞳子散大，故加诃子以收之也。

飞丝芒尘入目方 芒尘入目。

陈墨，浓磨，点之。

痈疡之剂

朱丹溪曰：痈疽皆因阴阳相滞而生。盖气阳也，血阴也。血行脉中，气行脉外，相并周流。寒与湿搏之，则凝滞而行迟，为不及；热与火搏之，则沸腾而行速，为太过。气得邪而郁，津液稠黏，为痰为饮，积久渗入脉中，血为之浊，此阴滞于阳也。血得邪而郁，隧道阻滞，或滞或结，积久渗出脉外，气为之乱，此阳滞于阴也。百病皆由于此，不止痈疽而已也。《内经》曰：荣气不从，逆于肉理，乃生痈肿。又曰：诸痛痒疮，皆属心火。外科方证至为繁多，兹取可通用者，量录数方，以备缓急。其余各证，各有专方，不能多录。若夫泻热解毒、活血托里之剂，多散见于诸门，惟在用者之圆神而已。

真人活命饮 消痈散毒。

治一切痈疽肿毒，初起未消者。

金银花三钱　陈皮去白　当归酒洗，钱半　防风七分　白芷　甘草节　贝母　天花粉　乳香一钱　没药二味另研，候药熟下　皂角刺五分　穿山甲三大片，锉，蛤粉炒，去粉用　用好酒煎。毒在上饱服，在下饥服。喜饮者，多饮酒以行药势。忌酸物、铁器。酸性收敛。凡药多忌铁。

此足阳明、厥阴药也。金银花散热解毒，痈疽圣药，故以为君。花粉清痰降火，白芷除湿祛风，并能排脓消肿；当归和阴而活血，陈皮燥湿而行气，防风泻肺疏肝，贝母利痰散结，甘草化毒和中，故以为臣。乳香调气托里护心，<small>能使毒气外出，不致内攻。</small>没药散瘀消肿定痛，故以为佐。穿山甲善走能散，皂角刺辛散剽锐，皆厥阴、阳明正药，能贯穿经络，直达病所而溃壅破坚，故以为使。加酒者，欲其通行周身，使无邪不散也。<small>此药当服于未溃之先，未成者散，已成者溃。若已溃后不可服。</small>

金银花酒 <small>痈疽初起。</small>

治一切痈疽恶疮，不问发在何处，或肺痈、肠痈，初起便服，奇效。<small>痈疽之生，始于喜怒忧乐之不时，饮食居处之不节，或金石草药之发动，寒暑燥湿之不调，致阴阳不平而蕴结，荣卫凝涩而腐溃。轻者起于六腑，浮达而为痈；重者发于五脏，沉涩而为疽。浅者为疖，实者为痈，深则为疽矣。发于外者，为背疽、脑疽、眉鬓等疽；发于内者，为肝痈、肺痈、肠脐等痈。外证易识，内证难明。太阳经虚从背而出，少阳经虚从鬓而出，阳明经虚从鬓而出，督脉经虚从脑而出。</small>

金银花<small>五两，干者亦可，不及生者力速</small> 甘草<small>一两</small> 水二碗，煎一碗，再入酒一碗略煎。分三服，一日一夜服尽。重者日二剂，服至大小肠通利，则药力到。外以生者捣烂，酒调，敷毒四围。

此足太阴、阳明药也。金银花寒能清热解毒，甘能养血补虚，为痈疮圣药。甘草亦扶胃解毒之上剂也。

本方用金银花二两，甘草一两，加黄芪四两，酒一升，重汤煮服，名"回毒金银花汤"，治痈疡色变紫黑者。

附：

忍冬膏 金银花<small>一名忍冬藤。</small>四月采鲜花，捣汁熬膏。茶、酒任点服。养阴退阳，补虚疗风，尤宜于火热炽盛之人，永无疔疽之患。窨酒亦佳。花叶同功，而花香尤胜。

蜡矾丸 <small>托里护心。李迅。</small>

治一切疮痈恶毒，先服此丸，护膜托里，使毒不攻心。或为毒虫、蛇、犬所伤，并宜服之。

黄蜡<small>二两</small> 白矾<small>一两</small> 先将蜡溶化，候少冷，入矾，和匀为丸。酒下，每服十丸二十丸，渐加至百丸，则有力。疮愈后服之亦佳。加雄黄，名"雄矾丸"，治蛊毒、蛇、犬、虫咬毒。

此手少阴药也。心为君主，不易受邪。凡患痈疽及蛇、犬所伤，毒上攻心，则命立倾矣。黄蜡甘温，白矾酸涩，并能固膜护心，解毒定痛，托里排脓，使毒气不致内攻，故为患诸证者所必用也。

托里散

治一切恶疮、发背、疔疽、便毒始发，脉弦洪实数，肿甚欲作脓者。脉弦洪实数，乃实热坚满之证，故宜下之。

金银花　当归—两　大黄　朴硝　花粉　连翘　牡蛎　皂角刺三钱　黄芩　赤芍—钱　每五钱，半酒半水煎。

此足阳明、厥阴药也。金银花清热解毒，疮痈主药。当归、赤芍调荣血，大黄、芒硝荡胃热。黄芩清肺火，牡蛎软坚痰。连翘、花粉散结排脓。角刺锋锐，直达病所而溃散之也。李东垣曰：疮疡及诸病面赤，虽伏火热，禁不得攻里，为阳气怫郁，邪气在经，宜发表以去之，故曰"火郁则发之"。虽大便数日不见，宜多攻其表，以发散阳气，少加润燥药以润之。如见风脉风证，只见风脉风证，只宜发表风药，便可以通利大便。若止干燥秘涩，尤宜润之，慎不可下。九窍不利，疮疡郁冒，皆不可下，汗之则愈。《纲目》曰：大便秘实，不知其气不降也，便以为实而行大黄；些少寒热，不知其血气不和也，便以为有外感而行表散。如此害人甚速。

救苦胜灵丹方　少阳阳明经毒。一名救苦化坚汤。东垣。

治瘰疬、马刀、挟瘿，从耳下或耳后下颈至肩，或入缺盆中，乃手足少阳经分，其瘰疬在颈下或至颊车，乃足阳明经分。受心脾之邪而作也，今将三证合而治之。　切杂病，皆有六经所见之证，外科亦然。

黄芪护皮毛，实元气，活血生血，疮家圣药　连翘能散诸经血凝气聚，十二经疮药中不可无也　漏芦　升麻各—钱　葛根五分，此三味足阳明本经药也　丹皮去肠胃中留滞宿血　当归　生地　熟地此三味和血凉血生血　白芍药各三分，酸寒能补中益肺，治腹痛必用之，夏月倍与，冬则不可用　防风　羌活　独活—钱，此三味必关手足太阳证，脊痛、项强、腰似折、顶似拔者用之。防风辛温，若疮在膈已上，虽无太阳证亦当用之，为能散上部风邪，去病人拘急也　柴胡八分，功同连翘，如疮不在少阳经去之　鼠黏子解毒，无肿不用　人参各三分，补肺气，如气短不调反喘者加之　甘草炙，五分，能调中和诸药，泻火益胃气，亦去疮邪　肉桂二分，能散结积，阴证疮疡当少用之，此寒因热用之意。又为阴寒覆盖其疮，用大辛热以消浮冻之气，烦躁者去之　黄连以治烦闷　黄柏炒，各三分，如有热或腿脚无力加之。如烦躁欲去衣者，肾中伏火也，更宜加之，无此勿用　昆布二分，咸能软坚，疮坚硬者宜用　三棱煨，二分　莪术煨，三分，此二味疮坚甚者用之，不坚勿用　益智二分，唾多者胃不和也，病人吐沫吐食胃寒

者加之　麦芽一钱，治腹中缩急，兼消食补胃　神曲炒，能化食　厚朴一钱二分腹胀加之，否则勿用　蒸饼为丸。每服三钱。如气不顺，加陈皮、木香。大便不通，加酒制大黄。血燥加桃仁、大黄，风燥加麻仁、大黄、秦艽、皂角子煨用。

此足阳明、手足少阳药也。解照东垣注各药下。东垣立此法，以听用者之进退。倘能随证加减，实能统治诸疡，亦嘉惠后人无穷之心也。

散肿溃坚汤 消坚散肿。东垣。

治同前证。

黄芩八钱，半酒炒，半生用　知母　黄柏酒炒　胆草酒炒　花粉酒洗　桔梗　昆布五钱　柴胡四钱　升麻　连翘　甘草炙　三棱酒洗　莪术酒洗，炒，三钱　葛根　归尾酒洗　芍药二钱　黄连一钱　每服六七钱。先浸半日煎。食后热服，服后仰卧，取药在上膈，另将半料蜜丸，留药汤吞之，量虚实服。

此手足少阳、足阳明药也。柴胡、连翘清热散结，升麻、葛根解毒升阳，花粉、桔梗清肺排脓，归尾、芍药润肝活血，甘草和中化毒，昆布散痰溃坚，三棱、莪术破血行气，三棱破血中之气，莪术破气中之血。黄芩、柏、连、龙胆、知母、大泻三焦之火，而桔梗又能载诸药而上行也。

飞龙夺命丹 以毒攻毒。

治一切疔肿、痈疽、恶疮初发，或发而黑陷，毒气内攻者。

天南星　雄黄　巴豆去油，一钱　黄丹　乳香　硇砂　信石五分　斑蝥十六个，去头、足，炒　麝香少许　为末，蟾酥和为丸，如黍米大，每服十丸或十四五丸，量人虚实，好酒送下。疮在上者食后服，疮在下者食前服。忌油腻、鱼、肉、荤辛之物。

此十二经通行之药也。毒气内攻，疮疡黑陷，非平剂所能胜。南星、雄黄、黄丹味辛性燥，能杀毒破痰。巴豆、硇砂大毒大热，能祛寒化积。斑蝥、蟾酥辛寒至毒，能拔疔肿，下恶物。斑蝥能泻毒从小便出，巴豆能泻毒从大便出。信石燥烈劫痰，麝香香窜通窍，乳香能使毒气外出，不致内攻。引之以酒，使行经络，无毒不泻也。此乃厉剂，所谓"药不瞑眩，厥疾不瘳"，此类是也。《玉机微义》曰：此方世俗多用之。然香窜燥毒之剂，盖无经不至者，备汗、吐、下三法。病因食一切禽兽，毒发及疮，脉沉细紧数，毒蕴在里，并湿毒，用之神效。若大热大渴，毒气燔发，脉浮洪在表，及膏粱积热之人，不宜轻用。世人多不分此，又有以半夏代雄黄者，殊不知雄黄治诸疮及百节中大风、中恶者之意也。

雄黄解毒丸 缠喉风痹。丹溪。

治缠喉急痹。咽在后主食，喉在前主气。十二经中，唯足太阳主表，别下项，余经皆内循咽喉，尽得以病之，而缠在君相二火。喉主天气，属肺金，变动为燥，燥则涩而闭。咽主地气，属脾土，变动为湿，湿则肿而胀。皆火邪上焦，致痰涎、气血结聚于咽喉，肿达于外，麻痒且痛，为缠喉风；肿于两旁，为喉痹。

雄黄—两　郁金—钱　巴豆十四粒，去皮、油　醋糊为丸，每服五分，津咽下。或用巴豆油蘸纸捻上，燃火吹息，带烟刺入喉中，出紫血恶涎，即宽。此以热攻热、热则流通之义也。

此手足少阴、少阳药也。吴鹤皋曰：缠喉急痹，缓治则死。雄黄能破结气，郁金能散恶血，巴豆能下稠涎。丹溪生平不用厉剂，此盖不得已而用者乎！单蛾、双蛾、木舌、子舌胀、缠喉风、走马喉风，病同于火，故不分也，惟缠喉、走马杀人最速。张子和曰：治喉痹用针出血，最为上策。《内经》"火郁发之"，"发"谓发汗。出血者，乃发汗之一端也。

皂角丸《金匮》。

治肺痈咳逆上气，时时唾浊，但坐不眠。肺者，五脏之华盖也，处于胸中，主气，候在皮毛。劳伤血气，腠理虚而风邪乘之，内感于肺，汗出恶风，咳嗽短气，鼻塞项强，胸膈胀满，久久不瘥，则成肺痿。风伤皮毛，热伤血脉，风热相搏，气血稽留，蕴结于肺，则成肺痈。多唾涎沫而无脓者，肺痿也。口干喘满，咽燥而渴，甚则四肢微肿，咳吐脓血，胸中隐痛者，肺痈也。痿为正气虚，痈为邪气实。

皂荚刮去皮弦，酥炙　为末，蜜丸，以枣膏和汤服三丸。

此手太阴药也。喻嘉言曰：火热之毒结聚于肺，表之、里之、温之、清之，曾不少应，坚而不可攻者，令服此丸，庶几无坚不入，聿成洗荡之功，不可以药之微贱而少之也。

《千金方》用桂枝汤去芍药，加皂角，名"桂枝去芍药加皂角汤"，治肺痿吐沫。本方加蛤粉等分，为末，名"皂蛤丸"，治妇人风邪客于乳房而成乳痈，每服二钱，酒下。此药能导其汗，散其风邪，汗出而病自愈矣。

托里十补散《局方》。即《外科精要》十宣散。

治痈疽初发或已发，邪高痛下，疮盛形羸，脉无力者。若痈疽不因膏粱、丹毒、火热，因虚劳气郁者，止宜补形气，调经脉，自当消散，不待汗之下之也。

黄芪　人参　当归二钱　川芎　桂心　白芷　防风　厚朴　桔梗　甘草一钱　每服二钱，加至六钱，热酒调下。本方加芍药、连翘、木香、乳香、没药、亦名"托里散"，治发背、疔疮。

此手足太阴、足厥阴、阳明药也。参、芪补气，芎、归活血，甘草解毒，桂枝、白芷、桔梗排脓，厚朴泻实满，防风散风邪，为表里气血之药，共成助阳内托之功也。朱丹溪曰：若冬月肿疡用之，可转重就轻。若溃疡夏月用之，以桂、朴之温散，佐以防风、白芷，吾恐虽有参、芪，难为倚仗。世人不分冬夏，无论经络，不能无误也。《机要》曰：治疮须用托里、疏通脏腑、调和荣卫三法。内之外者，其脉沉实，发热烦躁，外无焮赤，痛深于内，其邪深矣，当疏通脏腑，以绝其源。外之内者，其脉浮数，焮肿在外，形证外显，恐邪气极而内行，当先托里。内外之中者，外无焮恶之气，内亦脏腑宣通，知其在经，当和荣卫。用此三者，虽未即瘥，必无变证。

托里黄芪汤溃后补虚。《总录》。

治诸疮溃后，脓多内虚。溃后脓血出多，阴阳两竭，宜大补气血。

黄芪　人参　当归　桂心　茯苓　远志　麦冬　五味子炒　等分，每服五钱，食远服。

此手足太阴、足阳明药也。人参、黄芪，补气固卫。当归、桂心，活血生肌。茯苓渗湿健脾，麦冬清热补肺。远志辛散，专理痈疽，散郁，补精，长肌肉，助筋骨。五味酸温，善收肿大。丹溪曰：痈疽溃后，补气血，理脾胃，实为切要。否则数月半年之后，虚证仍见，转成他病也。

托里温中汤寒疡内陷。孙彦和。

治疮疡为寒变而内陷，脓出清稀，皮肤凉，心下痞满，肠鸣切痛，大便微溏，食则呕逆，气短呃逆，不得安卧，时发昏愦。此孙彦和治王伯禄臂疡方也。六脉沉微，色变肤凉，加以呃逆，胃中虚寒极矣。遂于盛夏用此大辛热之剂，盖舍时从证之变法也。

附子炮，四钱　干姜炮　羌活三钱　木香钱半　茴香　丁香　沉香　益智仁　陈皮　甘草炙，一钱　加生姜五片煎。

此足阳明、三阴药也。《卫生宝鉴》曰：《经》曰：寒淫于内，治以辛热，佐以苦温。附子、干姜大辛热温中，外发阳气自里之表，为君。羌活味苦辛温透关节，炙甘草温补脾胃、行经络、通血脉，为臣。胃寒则呕吐呃逆、不下食，益智、沉香、丁香大辛热以散寒邪，为佐。疮气内攻，聚而为满，木香、茴香、陈皮辛苦温治痞散满，为使。

止痛当归汤 止痛。《总录》。

治脑疽背疽，穿溃疼痛。

当归　生地黄　芍药　黄芪　人参　甘草_炙　官桂_{各一两}

此足阳明、厥阴药也。当归、生地活血凉血，人参、黄芪益气补中，官桂解毒化脓，毒化成脓，则痛渐止。芍药和脾酸以敛之，甘草扶胃甘以缓之，则痛自减矣。齐德之曰：世人皆谓乳、没珍贵之药，可住疼痛，不知临病制宜，殊非一端。热痛凉之，寒痛温之，风痛除其风，湿痛导其湿，燥痛润之，塞痛通之，虚痛补之，实痛泻之，脓郁而闭者开之，恶肉败溃者引之，阴阳不和者调之，经络闭涩者利之，不可执一而无权也。

生肌散 敛疮长肉。

敛疮长肉。

寒水石_煅　滑石_{二两}　龙骨　海螵蛸_{一两}　密陀僧　枯矾　定粉_{即铅粉}　干胭脂_{五钱}　共为细末，掺疮口上。

此阳明药也。阳明主肌肉。疮口不敛，盖因脓水散溢而溃烂也。石膏、亦名寒水石。李时珍曰：唐宋诸方，寒水石即石膏。滑石解肌热，龙骨、枯矾善收涩，胭脂活血解毒，螵蛸、陀僧、定粉收湿燥脓，故能敛疮而生肉也。

又方：槟榔、枯矾各一两，陀僧、黄丹、血竭各一钱，轻粉五分，亦名"生肌散"。张子和方：黄连三钱，密陀僧五钱，胭脂、绿豆粉各二钱，雄黄、轻粉各一钱，亦名"生肌散"，治同。

灸法 火攻拔毒。

治一切痈疽恶疮。

凡人初觉发背，欲结未结，赤肿焮痛，以湿纸覆其上，先干处即痈头也。取独头大蒜切片，安于头上，用艾灸之。三壮换一蒜片，痛者灸至不痛，不痛者灸至痛时方住。最要早觉早灸为上。若有十数头者，即用蒜研作饼，铺头上，聚艾于头上烧之。若初发赤肿一片，中间有黄粟米头子，便用独蒜片安于头上，着艾灸十四壮，或四十九壮，使毒气外出则易愈。李迅曰：痈疽着灸，胜于用灸。三壮一易，百壮为率。但头顶以上切不可用，恐引气上更生大祸也。史源曰：有灸至八百壮者，约艾一筛。初坏肉不痛，直灸至好肉方痛，至夜火焮满背，高阜头孔百数，则毒外出，否则内通五脏而危矣。《纲目》曰：《精要》谓"头上发毒不得灸"，此言过矣。头为诸阳所聚，艾炷宜小，壮数宜少，小者如椒粒，少者三五壮而已。按：东垣灸元好问脑疽，以大艾炷如两核许者，灸至百壮，始觉痛而疮。由是推之，则头上发毒灸之，痛者艾炷宜小，壮数宜少；若不痛者，艾炷大，壮数多，亦无妨也。

芙蓉外敷法

一切痈疽肿毒。用芙蓉花或叶或根皮，捣烂，或干研末蜜调，涂四围，中间留头，干则频换。初起者，即觉清凉，痛止肿消；已成者，即脓出；已溃者，则易敛。疡医秘之，名为"清凉膏""清露散""铁箍散"，皆此物也。或加赤小豆末，或苍耳烧存性为末加入，亦妙。芙蓉辛平，性滑涎黏，清肺凉血，散热止痛，消肿排脓。

经产之剂

妇人之病，与男子同，惟行经、妊娠则不可以例治，故取胎、产、经、带数方，以备采用。诸方男女可通用者，兹不重出。

表实六合汤 妊娠伤寒。海藏。

治妊娠伤寒，头痛身热，无汗脉紧，太阳经病。

四物汤四两，每味一两　麻黄　细辛五钱

此足太阳药也。凡妇人伤寒，六经治例皆同。有怀妊者，则以安胎为主，药中有犯胎者，则不可用也。海藏皆以四物为君，养血安胎，余同伤寒例分证而治。麻黄、细辛发汗解表，故加用之治表实无汗者。

四物四两，加桂枝、地骨皮各七钱，名"表虚六合汤"，治妊娠伤寒，表虚自汗，身热恶寒，头痛项强，脉浮而弱。地骨皮凉血，故能退热止汗。四物四两，加防风、苍术各七钱，名"风湿六合汤"，治妊娠伤寒，中风湿气，肢节烦痛，头痛身热，脉浮。四物四两，加升麻、连翘各七钱，名"升麻六合汤"，治妊娠伤寒下后，过经不愈，湿毒发斑如锦纹者。四物四两，加柴胡、黄芩各七钱，名"柴胡六合汤"，治妊娠伤寒，胸胁满痛而脉弦，少阳经证。四物四两，加大黄五钱，桃仁十枚_{麸炒}，名"大黄六合汤"，治妊娠伤寒，大便秘，小便赤，气满而脉沉数，太阳阳明本病也，急下之。<small>大黄、桃仁妊娠所忌，然伤寒间有用之者，谓药病相当也。《经》曰：妇人重身，毒之何如？岐伯曰：有故无殒，亦无殒也。此之为欤！</small>四物四两，加人参、五味各五钱，名"人参六合汤"，治妊娠伤寒，汗下后咳嗽不止。四物四两，加厚朴、枳实_{麸炒}各五钱，名"朴实六合汤"，治妊娠伤寒后，虚痞胀满，阳明本虚者。<small>本，胃脐也。</small>四物四两，加栀子、黄芩各五钱，名"栀子六合汤"，治妊娠伤寒，汗下后不得眠。四物四两，加石膏、知母各五钱，名"石膏六合汤"，治妊娠伤寒，大渴而烦，脉长而大。四物四两，加茯苓、泽泻各五钱，名"茯苓六合汤"，治妊娠伤寒，小便不利，太阳本病。<small>本，膀胱脐也。</small>四物四两，加阿胶、艾叶各五钱，名"胶艾四物汤"，<small>一方加甘草，一方加甘草、黄芪、干姜。</small>治妊娠伤寒，汗下后血漏不止，损动胎气者。四物四两，加附子、肉桂各五钱，名"附子六合汤"，治妊娠伤寒，四肢拘急，身凉微汗，腹中痛，脉沉迟者，少阴病也。<small>桂、附亦辛热动胎之药，间有不得已而用之者。</small>四物四两，加生地、大黄_{酒浸}各五钱，名"四物大黄汤"，治妊娠伤寒蓄血证。<small>歌曰：妇人妊娠若蓄血，抵当桃仁莫妄施。抵当汤、桃仁承气汤，皆治蓄血。要救母子俱无损，大黄四物对分之。吴绶曰：产后伤寒，不可轻易发汗。盖有产时伤力发热，有去血过多发热，有恶露不尽发热，有三日乳蒸发热，或早起劳动、饮食停滞，亦皆发热，状类伤寒，要须详辨。大抵产后大血空虚，若汗之则变筋惕肉瞤，或昏迷不醒，或搐搦不定，或大便闭涩，其害非轻。凡有发热，且与四物汤，芎、归为君，最多；白芍须炒过，酒蒸熟地黄佐之；加软苗柴胡、干姜、人参主之，最效。盖干姜辛热，能引血药入血分，气药入气分，且能去恶生新，有阳生阴长之道，以热治热，深合《内经》之旨。如恶露不尽者，益母丸、黑神丸必兼用之。胃虚食少者，加白术、茯苓。有痰呕逆者，加陈皮、半夏。其余六经，治例皆同，必以四物为主，乃养血务本之要也。刘河间曰：大抵产病天行从增损柴胡，杂证从增损四物，宜详察脉证而用之。</small>

胶艾汤 <small>半产漏下。《金匮》。</small>

治妇人漏下，或半产后下血不绝，或妊娠下血腹痛，为胞阻。<small>漏下者，怀妊而经来，以阳不足，谓之激经。半产者，四五月而堕胎，堕胎必伤其血海，血因续下不绝也。</small>亦治损伤冲任，月水过多，淋沥不断。<small>此即崩证。</small>

阿胶　川芎　甘草_{二两}　艾叶　当归_{三两}　芍药_{四两}　干地黄_{原方未注}

分两　水五升，酒三升，煮取三升，内阿胶烊化服。一方加干姜三两。胡氏治胎动无干姜。严氏治胎动经漏，腰痛腹满，抢心短气，加黄芪。《千金翼》治从高坠下，损伤五脏吐血，及金疮伤经肉绝者，加干姜。

此足太阴、厥阴药也。四物以养其血，阿胶以益其阴，艾叶以补其阳，和以甘草行以酒势，使血能循经养胎，则无漏下之患矣。

又方：阿胶一斤_{蛤粉炒}，艾叶数茎，亦名"胶艾汤"，《良方》。治胎动不安，腰腹疼痛，或胎上抢心，去血腹痛。《指迷方》加秦艽。妇人受胎一月，形如露珠，乃太极动而生阳，天一生水，谓之胚，足厥阴脉主之。经水即闭，饮食稍异。二月如桃花瓣，乃太极静而生阴，地二生火，谓之运，足少阳脉所主。若吐逆思食，名曰恶阻，有孕明矣。或偏嗜一物，乃一脏之虚，如受酸物，乃肝经不能养胎而虚也。三月如清鼻涕，先成鼻与雌雄二器，乃分男女，手厥阴相火所主，胎最易动。四月始受水精以成血脉，形像具，手足顺成，手少阳脉所主。五月始受火精，筋骨四肢已成，毛发始生，足太阴脉所生。六月始受金精以成筋，口目皆成，足阳明脉所主。七月始受木精以成骨，游其魂能动左手，手太阴脉所主。八月始受土精以成皮肤，九窍皆成，游其魄能动右手，手阳明脉所主。九月始受石精，百节毕备，三转其身，足少阴脉所主。十月神气备足，乃生，足太阳脉所主。惟手少阴、太阳无所主者，君主之官，无为而已。堕胎须防三五七月，宜服清热凉血安胎之药。

钩藤汤 _{瘈疭胎动。《良方》。}

治瘈疭，胎动不安。_{瘈疭，手足抽掣也。热为阳，风主动，肝风相火为病。}

钩藤钩　当归　茯神　人参_{一钱}　桔梗_{钱半}　桑寄生_{五分}　风热加黄芩、栀子、柴胡、白术，风痰加半夏、南星、竹沥，风胜加全蝎、僵蚕。

此足厥阴药也。钩藤之甘寒，以除心热而散肝风。柴胡、桔梗之辛凉，黄芩、栀子之苦寒，以平少阳厥阴之风热，风热去则瘈疭止矣。人参、茯神以益气而宁神，当归、寄生以养血而安胎也。

羚羊角散 _{子痫。《本事方》。}

治妊娠中风，涎潮忽仆，目吊口噤，角弓反张，名子痫。_{阴主静，阳主动。风，阳邪也。诸风眩掉，皆属肝木，故有搐搦、眩冒、反张之证。}

羚羊角_{屑，一钱}　独活　防风　川芎　当归　枣仁_炒　茯神　杏仁　薏仁_{五分}　木香　甘草_{二分半}　加姜煎。一方有五加皮。

此足厥阴药也。羚角之辛凉以平肝火，防风、独活之辛温以散风邪，茯神、酸枣以宁神，当归、川芎以活血，杏仁、木香以利气，薏仁、甘草以调脾也。扶土所以抑木，故薏仁亦治筋急拘挛之证。

紫苏饮 子悬。严氏。

治胎气不和，凑上胸腹，腹满头痛，心腹腰胁痛，名子悬。由下焦气实，相火旺盛，举胎而上，上逼心胸也。

苏叶一钱　当归七分　川芎　芍药　人参　陈皮　大腹皮五分　甘草二分　加姜煎，空心服。心腹痛者，加木香、玄胡索。

此手足太阴、厥阴药也。陈来章曰：芎、归、芍药以和其血，苏、橘、大腹以顺其气，气顺血和则胎安矣。既利其气，复以人参、甘草养其气者，顺则顺其邪逆之气，养则养其冲和之气也。

天仙藤散 子气。陈景初。

治子气。妇人冲任素受血风，因妊娠而足肿、喘闷、妨食，甚则脚指出黄水，病名子气，非水也。

天仙藤即青木香藤，微炒　香附炒　乌药　陈皮　甘草炙　等分，加紫苏三叶，木瓜、生姜各三片，空心煎服。或为末，盐汤调下，日三。

此手足太阴药也。天仙藤之苦温疏气活血，能解血中之风气。香附、乌药、陈皮之辛温以行郁气、紫苏、生姜之辛温以疏表气，甘草之甘缓以和正气。少加木瓜以除湿热，利筋骨，调荣卫也。

白术散 子肿。《全生》。

治子肿，面目肢体虚浮如水状。胎中挟湿，水与血搏，湿气流溢，故令面目肢体浮肿，亦名胎水。原因烦渴引饮过多，或泄泻损伤脾胃，脾虚不能治水。五六个月多有之。

白术一钱　姜皮　陈皮　茯苓皮　大腹皮五分　为末，米饭下。《指迷方》有桑白皮，无白术。此即五皮饮。丹溪除姜皮、腹皮，加川芎、木通，补中导水行气。此证有服鲤鱼汤、鲤鱼粥者。

此足太阳、太阴药也。水病当令上下分消，姜皮、橘皮辛而能散，使水从毛窍出；腹皮、苓皮淡而能泄，使水从溺窍出。水盛由于土衰，故用白术之甘温，以扶脾土而隄防之，不致泛溢也。

竹叶汤 子烦。

治妊娠心惊胆怯，终日烦闷，名子烦。受胎四五个月，相火用事，或盛夏君火大行，俱能乘肺，以致烦躁，胎动不安。亦有停痰积饮，滞于胸膈，致令烦躁者。

麦冬钱半　茯苓　黄芩一钱　人参五分　淡竹叶十片　一方茯苓为君，无人参，有防风。一方无人参，有防风、知母。如有痰者，加竹沥。

此手太阴、少阴药也。竹叶清烦，黄芩消热，麦冬凉肺，心火乘肺，故烦出于肺。茯苓宁心，人参补虚。妊娠心烦，固多虚也。如相火盛者，单知母丸。君火盛者，单黄连丸。心神不安者，朱砂安神丸。切不可作虚烦，用栀、豉等药治之。

紫菀汤 子嗽。《良方》。

治子嗽。

紫菀　天冬一钱　桔梗五分　甘草炙　桑白皮　杏仁三分　竹茹二分

入蜜，温服。

此手太阴药也。子嗽由于火邪，当以清火润肺为务。桔梗、桑皮之凉以泻之，天冬、竹茹之寒以清之，紫菀、炙草之温，杏仁、白蜜之泽以润之也。

安荣散 子淋。《本事方》。

治子淋，心烦闷乱。子淋，膀胱、小肠虚热也。虚则不能制水，热则不能通利，故淋。心与小肠相表里，故烦闷。亦有因房劳内伤胞门，冲任虚者，宜八珍汤，或肾气丸。

人参　细辛一两当归　甘草　灯草五钱　木通　滑石　麦冬三钱为末。每二钱，麦冬汤调下。

此手太阴、足太阳、少阴药也。陈来章曰：虚热宜补，故用人参、甘草之甘。淋闷宜通，故用木通、灯草之渗，滑石之滑。肺燥则天气不降，而麦冬能清之。肾燥则地气不升，而细辛能润之。《经》曰：地气上为云，天气下为雨。上下交，阴阳和，而后便得通也。血燥则沟渎不濡，而当归能滋之也。

参术饮 转胞。丹溪。

治妊娠转胞。转胞者，胎逼及胞，压在一边，胞系转戾，脐下急痛，溲数或闭也。因气血虚弱，痰饮壅滞以致之。

当归　熟地黄　川芎　芍药　人参　白术　陈皮留白　半夏　甘草炙　加姜煎，空心服。此即八珍汤而去茯苓，加陈皮、半夏以除痰也。

此足太阴、厥阴药也。气虚补以四君，血虚补以四物，痰饮消以二陈，使气得升举而胞自通也。朱丹溪曰：转胞之病，妇之禀受弱者，忧闷多者，性躁急者，食味厚者，多有之。古方用滑利疏解鲜效，因思胞不自转，为胎所压，胎举起，胞系自疏，水道自通矣。近吴宅宠人患此，脉似涩，重则弦。余曰：此得之忧患，涩为血少气多，弦为有饮，血少则胎弱不能举，气多有饮，中焦不清而隘，则胎知所避而就下。乃以上药与服，随以指探喉中，吐出药汁。候气定，又与之，八贴而安。此恐偶中，后治数人，皆效。仲景云：妇人本肥盛，今反羸瘦，胞系了戾，但利小便则愈，宜服肾气丸，以中有茯苓故也。地黄为君，功在补胞。丹溪治下部不通，每用吐法。

又法：将孕妇倒竖，胎转而小便自通矣。

附：

丹溪参术膏 人参二钱五分 白术二钱 黄芪钱半 茯苓 陈皮 桃仁各一钱 炙甘草五分 用猪羊胞煮汤，入药煎服，治产后胞损成淋沥证。丹溪曰：收生不谨，以致损胞而得淋沥。有徐氏妇，壮年患此，因患肌肉破伤在外者，且可补完，胞虽在内，恐亦有治。诊其脉虚甚，因悟曰：难产之人多是气虚，难产之后血气尤虚。因用峻补，以参术膏煎与猪羊胞，极饥时与之。每剂一两，一月而安。盖令血气骤长，其胞可完，若稍迟缓，恐难成功。

黑神散 行血下胎。《局方》。

治产后恶露不尽，攻冲作痛，及胞衣不下，胎死腹中。由血滞不行也。兼治脐腹坚胀撮痛，血晕神昏，眼黑口噤，产后瘀血诸疾。

熟地黄 归尾 赤芍 蒲黄炒 桂心 干姜炒 甘草四两 黑豆炒，去皮，半升 每服二钱，酒、童便各半煎。《便产须知》有生地黄。

此足太阴、厥阴药也。前证皆因血瘀不行，熟地、归、芍之润以濡血，蒲黄、黑豆之滑以行血，昂按：行血则蒲黄当生用。桂心、干姜之热以破血。干姜辛热，能去恶生新，故产后发热必用之。用甘草者，缓其正气；用童便者，散其瘀逆；加酒者，引入血分以助药力也。产后恶露不行，坐蓐劳伤者，以前四味悉能治之。若挟宿冷，气滞血凝，胞衣不下，则宜全用快行之也。《纲目》曰：寒多及秋冬宜之，若性急形瘦有火，及夏月，当审用。此丹溪之论。

古黑神散 百草霜、白芷等分。每二钱煎，入童便、醋少许和服。治横生逆产，及胎前产后虚损崩漏等证。

失笑散 血痛。《局方》。

治恶露不行，心包络痛，或死血腹痛。恶血阻而不行，上冲于包络，下阻于腹中，皆闷而作痛。

蒲黄 五灵脂 等分为末，煎膏，醋调服。

此手足厥阴药也。生蒲黄性滑而行血，五灵脂气臊而散血，气燥入肝。皆能入厥阴而活血止痛，故治血痛如神。

本方各一两，加木通、赤芍各五钱，每四钱，入盐少许服，名"通灵散"，治九种心痛。

清魂散 产后昏晕。严氏。

治产后恶露已尽，忽昏晕不知人。产后气血虚弱，又感风邪也。

泽兰叶 人参三分 川芎五分 荆芥一钱 甘草炙，三分 为末，温酒调下。更宜烧漆器，焠醋炭于床前，使闻其气。

此足厥阴药也。气血虚弱，故以川芎、泽兰养其血，人参、甘草补其气。外感风邪，故以荆芥疏其风。风邪去，气血生，则神清矣。肝藏魂故曰"清魂"。荆芥最散血中之风，故以为君。

返魂丹 调经利产。即益母草膏丸。《产宝》。

治月经不调，赤白带下，胎前产后一切诸病。

五月五日，六月六日，或小暑日，益母草花正开时，连根采收，阴干。用花叶及子，石臼捣末，蜜丸；或捣汁，于砂锅内文武火熬成膏服。忌铁。如胎动腹痛，下血不止，当归汤下。横生逆产，胎衣不下，炒盐汤下。产后血晕，口渴狂言，产后中风，失音口噤，及血结奔痛，时发寒热，面赤心烦，或鼻衄、舌黑、口干，并童便和酒下。产后喘嗽，恶心吐酸，胁痛无力，酒下。产后泻血，枣汤下。产后痢疾，米汤下。产后崩漏，糯米汤下。产后带下，胶艾汤下。产后二便不通，烦躁口苦，薄荷汤下。凡产后以童便化下一丸，能安魂魄，调经络，破血痛。经不调者服之则调，久无子者服之则孕。

此手足厥阴药也。益母草功擅消水行血，去瘀生新，利大小便，故为经产良药，而又能消疔肿，散乳痈也。益母草，一名茺蔚。李时珍曰：益母草，根、茎、花、叶、实皆可用。若治血分风热，明目调经，用子为良。若胎产疮肿，消水行血，则可并用。盖根、茎、花、叶专于行，子则行中有补也。

当归羊肉汤 褥劳。

治产后发热自汗，肢体疼痛，名曰褥劳。

黄芪一两 人参 当归七钱 生姜五钱 用羊肉一斤，煮汁去肉，入前药煎服。如恶露不尽，加桂，辛热行血。恶露下，多加川芎。有寒加吴茱萸，有热加生地汁，有气加细辛。

此手足太阴、厥阴药也。参、芪补气而固卫，当归养血而调荣。

生姜辛温，引气药入气分而生新血。羊肉甘热，用气血之属以补虚劳，热退而汗收矣。

本方除人参、黄芪，用羊肉一斤，姜五两，归三两，名"当归生姜羊肉汤"，《金匮》。治产后腹中疞痛，及寒疝腹痛，虚劳不足。疞，音鸠，又音绞，急痛也。

当归散 养血安胎。《金匮》。

妇人妊娠，宜常服之。妇人血少有热，胎动不安，及数半产、难产者，并宜服之。胎无疾苦，临盆易产，产后百病，悉皆主之。

当归 川芎 芍药 黄芩一斤 白术半斤 为末，酒调服，日二。

此足太阴、厥阴、冲任药也。冲任血盛，则能养胎而胎安，芎、归、芍药能养血而益冲任。又怀妊宜清热凉血，血不妄行则胎安，黄芩养阴退阳，能除胃热；白术补脾燥湿，亦除胃热。胎气系于脾，脾虚则蒂无所附，故易落。脾胃健则能运化精微，取汁为血以养胎，自无恶阻呕逆之患矣。故丹溪以黄芩、白术为安胎圣药也。

《易简方》加山茱萸，治经三四月不行，或一月再至。数月不行者，血少也，滋之以芎、归、芍药，补之以白术、山茱。一月再至者，脾虚有热也，白术能补脾，黄芩能凉血，山茱能固经。

启宫丸 体肥不孕。

治子宫脂满，不能孕育。妇人肥盛不孕者，以子宫脂满壅塞，故不能受胎也。

川芎 白术 半夏曲 香附一两 茯苓 神曲五钱 橘红 甘草二钱 粥丸。

此足太阴、厥阴药也。橘、半、白术燥湿以除其痰，香附、神曲理气以消其滞，川芎散郁以活其血，则壅者通、塞者启矣。茯苓、甘草亦以去湿和中，助其生气也。肥而不孕，多由痰盛，故以二陈为君，而加气血药也。

达生散 易产。亦名束胎散。丹溪。

妇人妊娠八九月，服数十剂，易生有力。《诗》云：诞弥厥月，先生如达。达，小羊也，其生甚易。产难多因气血虚弱，荣卫滞涩，服此则易生如达矣。

当归酒洗 芍药酒炒 人参 白术土炒 陈皮 紫苏一钱 甘草炙，二钱 大腹皮三钱 入青葱五叶，黄杨脑子七个，煎。黄杨木主产难。或加枳壳、砂仁。或春加川芎，夏加黄芩，冬如本方。或有别证，以意消息。

此足太阴　厥阴药也。当归、芍药以益其血，人参、白术以益其气，腹皮、陈皮、紫苏、葱叶以疏其壅，气血不虚不滞，则临产自无留难之患矣。朱丹溪曰：产难往往见于郁闷安逸之人，富贵奉养之家，若贫贱者鲜有之。古方有"瘦胎饮"，为湖阳公主而作，恐非至当之言。予族妹苦于难产，遇胎则触而去之，予其悯焉。视其形肥而勤于女工，知其气血久坐不运，儿因母气虚亦不能自运耳，当补母气，则儿健易产。令其有孕五六月，以《大全良方》紫苏饮加补气药与之，数十贴，得男甚快。因以其方随母之性禀与时令加减，服无不应，因名曰"达生散"云。昔湖阳公主难产，方士进"瘦胎饮"，用枳壳四两炒，甘草二两炙，五月后日服一钱。洁古改以枳、术，名"束胎丸"。寇宗奭明其不然。盖孕妇全赖血气以养胎，血气充实，胎乃易生。彼公主奉养太过，气实有余，故可服之。若一概滥施，误之甚矣。按：瘦胎饮又名"枳壳散"，治胎肥难产，临月服之。张氏加香附行气宽膈，姜汤下。许学士云：大率妊娠惟在抑阳助阴，其方甚多，亦恶群队。枳壳散所以抑阳，四物汤所以养阴。然枳壳散差寒，宜以"内补丸"佐之，即当归一两，地黄二两为丸也。

猪蹄汤 通乳。《灵苑》。

治乳少。

猪蹄一只　通草即木通，一两　煮食。

此足阳明药也。猪蹄咸能润下，通草淡能通窍。

《广济方》用猪蹄四只，煮汁，加土瓜根、漏芦、木通各三两，着少米、葱、豉，煮稀粥食，治同。或以猪蹄汤调"益元散"服，以木梳梳乳房，乳汁自下。又穿山甲、王不留行，皆通乳之药。俗曰：穿山甲、王不留，妇人服之乳长流。

人参荆芥散 血风劳。《妇宝》。

治血风劳。血风劳者，血脉空疏，感受风邪，寒热盗汗，展转不已，乃成劳也。

人参　白术　熟地黄　酸枣仁炒　鳖甲童便炙　羚羊角　枳壳　柴胡　荆芥五分　防风　甘草炙　川芎　当归　桂心三分　加姜煎。

此足太阴、厥阴、手少阴药也。陈来章曰：血中之风，荆芥、防风散之。木盛生风，羚角、柴胡平之。阴虚发热，地黄、鳖甲滋之。血气痛滞，月水不调，川芎、当归、桂心、枳壳调之。烦怠食少，盗汗心忡，人参、白术、炙草、枣仁补而收之。

柏子仁丸 血少经闭。《良方》。

治经行复止，血少神衰。女子善怀，每多忧思。忧多则伤心，心伤则不能生血而血少，血少则肝无所藏，而冲任之脉枯，故经闭不行也。《经》曰：月事不来者，胞脉闭也。胞脉者，属心而络于胞中，今气上逼肺，心气不得下降，故月事不来也。

柏子仁去油　牛膝酒浸　卷柏五钱　泽兰　续断二两　熟地黄一两　蜜丸，米饮下。

此手足少阴、厥阴药也。柏子仁安神而养心，地黄、续断、牛膝补肝肾而益冲任，卷柏、泽兰活血脉而通经闭。卷柏生用破血，炙用止血。李梃曰：妇人以血为主，天真气降，血脉流行，一月一见，其来有常，故曰"月经"。或外被风寒燥湿暑热，或内伤生冷，或七情郁结，为痰为瘀，凝滞于内，曰"血滞"。或用力太过，入房太甚，或服食燥热，以致火动，邪气盛而津液衰，曰"血枯"。若经后被惊，血气错乱而妄行，逆上则出于口鼻。水血相搏，则为水肿。怒极伤肝，则有眩晕、呕血、瘰疬、疮疡等病。湿热相搏，则为崩带。凝结于内，则为癥瘕。变证百出，不出血滞与血枯而已。血滞经闭宜破者，原因饮食热毒，或暴怒凝瘀积痰，直须大黄、干漆之类推陈致新，俾旧血消而新血生矣。若气旺血枯，起于劳役忧思，却宜温补。或兼痰火湿热，尤宜清之凉之。每以肉桂为佐者，热则血行也。但不可纯用峻药，以亏阴道。至于"耗气益血"之说，虽女科要法，但气为血配，气热则热，气寒则寒，气升则升，气降则降，气行则行，气滞则滞。如果郁火气盛瘀血者，方可用单香附散、抑气散，加木香、槟榔、枳壳行气开郁。若气乱则调，气冷则温，气虚则补，男女一般。阳生则阴自长，气耗则血亦涸，岂可专耗其气哉？

芎归六君子汤 痰阻经迟。

治经水后期，其来涩少，形体肥盛。体肥而经水后期涩少者，气虚而痰滞于经络也。

当归　川芎　人参　白术　茯苓　甘草　橘红　半夏　加姜煎。

此足太阴、厥阴药也。二陈治其痰滞，参、术补其气虚，气行则痰行。芎、归活其经血。

连附四物汤 热郁经迟。丹溪。

治经水过期，紫黑成块。紫，血热也；黑，热甚也。过期而成块，气滞也，或风冷乘之也。若淡白者，虚也，或挟痰停水以混之也。如烟尘、豆汁、屋漏水混浊模糊者，湿痰也。

四物汤见"血门"。加香附、黄连。

此手少阴、手足厥阴药也。四物以益阴养血，加黄连以清血热，香附以行气郁。

四物加芩术汤_{亦名"温六合汤"。}治经水过多。黄芩抑阳，白术补脾，脾能统血。

四物加芩黄汤，治经水适断，五心烦热，经来色黑，或如豆汁。或如豆汁，热兼湿也。芩、连苦燥湿而寒胜热。

四物加栀、连，为"热六合汤"；**加姜、附**，为"寒六合汤"；**加陈、朴**，为"气六合汤"，**加羌、芷、**为"风六合汤"，皆妇病与经产通用之药也。

固经丸 _{血热崩漏。《良方》。}

治经行不止，及崩中漏下，紫黑或块。冲任为经脉之海，若无损伤，则阴阳和平，血气调适矣。其劳动过度，损伤脏腑，冲任之气虚，不能约制经血，故经多暴下。或由阴虚阳搏，为热所乘，致伤冲任，血得热则妄行也。脉数疾小为顺，大者为逆。紫黑成块者，热甚而反兼水化，非寒也。《玉机微义》曰：血得寒则凝。既行而紫黑，故知非寒也。

龟板_{炙，四两} **芍药**_{酒炒} **黄柏**_{酒炒，三两} **黄芩**_{炒，二两} **香附**_{童便浸炒} **樗皮**_{炒，两半} 酒丸。

此足少阴、厥阴药也。经多不止者，阴气不足以制包络之火，故越其常度也。崩中漏下者，虚而挟热也。紫黑成块者，火极似水也。黄芩清上焦之火，黄柏泻下焦之火，龟板、芍药滋阴而养血，皆壮水以制阳光也。香附辛以散郁，樗皮涩以止脱。

升阳举经汤 _{劳伤崩漏。东垣。}

治崩漏，身热自汗，短气倦怠，懒食。此由劳伤所致。

补中益气汤_{见"气门"。}加白芍、黑栀子，姜三片，枣二枚，煎。

此足太阴、阳明药也。补中汤以益气升阳、退热收汗，加芍药以和血敛阴，黑栀以清热止血。

又东垣《兰室秘藏》升阳举经汤：黄芪、当归、白术_{各三钱}，羌活、防风、藁本_{各二钱}，独活、附子_炮、甘草_{炙，各钱半}，人参、熟地、川芎_{各一钱}，细辛_{六分}，桃仁_{十个，去皮尖，研}，红花、肉桂_{盛夏勿用}、芍药_{各五分}。每服三钱，渐加至五钱。治经水不止。原文曰：如右尺脉按之空虚，是气血俱脱，大寒之证。轻手其脉数疾，举指弦紧或涩，皆阳脱之证，阴火水亡。见热证于口、鼻、眼，或渴，此皆阴躁阳欲先亡也。当温之举之，升之燥之，当大升浮气血，切补命门之下脱也。

如圣散 _{止崩漏。}

治崩漏不止。凡非时血行，淋沥不已，谓之漏下；忽然暴下，如山崩然，谓之崩中。有五色以应五脏。

棕榈_烧　乌梅_{一两}　黑姜_{两半}　为末，每服二钱，乌梅汤下。

此足厥阴药也。涩能止血，故用棕榈。酸能收敛，故用乌梅。温能守中，故用干姜。黑能止血，故并煅用。

牡丹皮散 血瘕。《良方》。

治血瘕。瘕者，瘀血凝聚而成也，伏于隐僻之处，盘结胶固，非攻伐之不易平也。

丹皮　桂心　归尾　延胡索_{三分}　牛膝　赤芍药　莪术_{六分}　三棱_{四分}　水、酒各半煎。

此足厥阴药也。桂心、丹皮、赤芍、牛膝以行其血，三棱、莪术、归尾、延胡以行其血中气滞、气中血滞。气血周流，则结者散矣。

正气天香散 气滞经阻。《绀珠》。

治一切诸气，气上凑心，心胸攻筑，胁肋刺痛，月水不调。妇人多忧郁，故气病为多。气为血配，气滞则血亦不能行，故月候不调也。

香附_{八钱}　乌药_{二钱}　陈皮　苏叶_{一钱}　干姜_{五分}　每五六钱煎。

此手太阴、足厥阴药也。乌药、陈皮专入气分而理气，香附、紫苏能入血分而行气，引以干姜，使入气分兼入血分。用诸辛温以解郁散肝，令气调而血和，则经行有常，自无痛壅之患。

抑气散 气盛于血。严氏。

治妇人气盛于血，变生诸证，头晕膈满。凡人血气和平，则无诸疾。苟血少气多，壅于胸膈则满，上攻于头则晕矣。

香附_{四两}　陈皮_{二两}　茯神　甘草_{炙，一两}　为末，每服二钱。

此手太阴、少阳药也。《经》曰：高者抑之。香附能散郁气，陈皮能调诸气，茯神能安心气，甘草能缓逆气，气得其平，则无亢害之患矣。若郁甚者，当于"理气门"中诸方选用，不必泥此。昂按：气盛于血，固当抑气，若过用行气之药，则真气耗散，阴水愈盛，而成气血两虚矣。是方平和，为可常用。或用滋血之药，使阴血充足，而阳火自平，亦正治之一法。盖补其不足，即所以制其有余也。

固下丸 湿热带下。子和。

治赤白带下。带下起于风寒湿热所伤，入于胞中，或中经脉，流入脏腑，阴虚阳竭，荣气不升，卫气下陷，滞于下焦奇经之分，因带脉而得名，故曰"带"。赤者属血，白者属气，其状如涕，相连而下，言"带"者，亦病形也。有湿热流滞下焦者，有肝肾阴淫湿胜者，有惊恐而木乘土位浊液下流者，或思想无穷，而为白淫者，或余经湿热屈滞于小腹之下者，病本虽殊，皆为气血虚损、荣卫累滞而成，其标一也。

樗皮两半　白芍五钱　良姜煅黑　黄柏煅黑，三钱　粥丸。米饮下。

此足少阴、厥阴药也。陈来章曰：樗皮苦燥湿，寒胜热，涩固下，故赤白带因于湿热者，用之为君。古方有苍柏樗皮、侧柏樗皮、芩柏樗皮、芩术樗皮等丸，随证加香、芎、归、芍、姜、茋及星、夏等药。芍药之酸，敛阴气，收下溜，为臣。良姜之热，以散寒湿；黄柏之寒，以祛热湿，并炒黑以止血收脱，为佐使也。

当归煎丸 虚热带下。严氏。

治赤白带下，腹中痛，不饮食，羸瘦。此血虚有热之证，法当凉补。《脉诀》云：崩中日久为白带，漏下多时骨本枯。言崩久则血少，复亡其阳，故白滑之物下漏不止。

当归　熟地黄　阿胶炒　续断　白芍药炒　赤芍药炒　牡蛎煅粉，一两　地榆炒黑，三钱　醋糊丸，米饮下。

此足少阴、厥阴药也。归、芍、熟地、续断、阿胶补肝滋肾，以治血虚。牡蛎、地榆清热收脱，以止带下。赤芍酸寒，能散恶血，去瘀所以生新，散之所以收之也。

白芷散 风湿带下。《良方》。

治赤白带滑脱不禁。《良方》曰：带下由于风寒湿热所伤。伤肝经者，色青如泥；伤心经者，色赤如津；伤肺经者，色白如涕；伤脾经者，黄如烂瓜；伤肾经者，黑如衃血。

白芷一两　海螵蛸二个，煅　胎发一钱，煅　为末。酒调下二钱。

此足阳明、少阴、厥阴药也。白芷辛温燥湿而祛风，乌贼即海螵蛸。咸温收湿而和血。发者血之余，补阴消瘀，煅黑又能止血也。

急救良方

人之以疾病死而得终其天年者，虽不幸犹幸也。乃有暴横之遭，大如缢、溺、砒、蛊、蛇、犬之伤，小如骨哽、刀斧、汤火之害，坐视其转死而莫之能救者多矣。兹取简便良方以备缓急，倘用此而救活一命，于人心独无忺乎？

暴死

凡人涎潮于心，卒然倒仆，急扶入暖室，扶策正坐，用火炭沃醋，使醋气冲入病人鼻中，良久自苏。或捣韭菜汁灌鼻中，或用皂角末吹入鼻中，得嚏则醒。仓卒无药，急于人中穴及两足大拇指一韭叶许，各灸三五壮，即活。

凡人卒然昏倒，身冷无痰，此名气厥。亦名中气。若身温有痰者，则名中风。但扶正坐，气顺即安。或用皂角末吹鼻令嚏，亦佳。

凡冬月中寒卒倒，身强口噤，手足厥冷，如无医药，当浓煎姜汤灌之。冻死有气者，以灰炒热盛囊中，熨其心头，冷即易之。若遽以火烘，冷与火争必死，浴以热汤亦死。或用姜汁、热酒各半温服。

凡暑月道中中热卒死，以路上热土围脐，令人尿其中，即活。姜汤、童便乘热皆可灌之。或用热土、大蒜等分捣，水灌之。或置日中，或令近火，以热汤灌之，即活。切勿饮以冷水及卧冷地，正如冻死人若遽近火即死。

缢死

急用手裹衣物紧塞谷道，抱起解绳，安放正平，揪发向上，揉其项痕，捻圆喉管，脚踹两肩，以两管吹气入耳内。或刺鸡冠热血滴口中，男用雌，女用雄，鼻即气转。或再屈伸其手足，将手摩之。或气不接，将腰打三四拳，或以皂角末搐鼻。切不可割断绳索，虽旦至暮身冷犹可活。

溺死

急倒提出水。用牛一头，令横卧，以腹合牛背上，牵牛徐行，令吐出腹中之水，以老姜擦牙，即活。口噤者搅开，横一筋于牙间，使水得出。如无牛，以锅覆地，将溺人脐对锅脐，俯卧，以手托其头，水出即活。或俯卧凳上脚后稍高，蘸盐擦脐中，待其水自流出。或用皂角末，绵裹纳下部，出水即活。切忌火，逼寒入内不救。

魇死

如原有灯，即得，切忌火照。但痛咬其脚跟，或咬大拇指而唾其面。或以皂角末吹入鼻中，得嚏即醒。

中毒

凡中蛊毒，令尝白矾不涩，食黑豆不腥，即是中毒。可浓煎石榴皮汁饮之，或热茶化胆矾半钱，探吐出恶毒，或米饮调郁金末三钱令下。

凡中砒霜毒，急饮以人溺及人粪汁，或捣乌桕树根叶汁、或蓝汁令服，或刺羊血热服，或取生螺研冷水服。

中盐卤毒，纵饮生豆腐浆解之。

中诸菌蕈毒，及蛊蝈入腹，黄土和水饮下之。

绿豆汤，甘草汤，能解百毒。

服铅粉

以麻油调蜂蜜，加饴糖与服。

蛇虫犬咬伤

凡恶蛇伤，急于伤处上下紧缚，使毒不散走，随浸粪缸内，食蒜、饮酒令饱，使毒不攻心。或矾石、甘草等分，冷水服二三钱；更捣蒜敷患处，加艾圆灸之。此法兼治百虫毒螫。又方：五灵脂一两，雄黄五钱，酒调服，滓敷患处。又方：贝母为末，酒调，尽醉饮之，顷久，酒自伤处为水流出，候水尽，以药渣敷疮上，垂死可活。

凡蜈蚣伤，取大蜘蛛放伤处，吸去其毒，即投蜘蛛于水中，令吐毒以全其命。又方：生鸡血敷之。又法：盐水洗净，鸡涎或粪涂之。

壁虎咬，用桑柴灰水煎数沸，滤浓汁，调白矾末涂之。

蝎子螫，用白矾、半夏等分，醋调涂之。《外台》曰：凡遇一切毒螫之物，不得起恶念向之，亦不得杀。若辄杀之，后必遭螫，慎之。

凡疯狗咬伤，急用番木鳖半个，碎切；斑蝥七个，去头翅足，若过一日加一个，糯米一撮，慢火炒脆，去斑蝥取米。研末，好酒调服，取下恶物多日。凶者头上有红发三根，拔去之。若仍凶，腹内有狗声者，再加木鳖一个，斑蝥廿一枚，如前制法与服，后以黄连、甘草汤解之。三月不可听锣鼓声，再发则难治，终身不得食羊犬肉。稍轻者，急于无风处捏去恶血，孔干者针刺出血，用小便或盐汤洗净，捣葱贴上。若常犬咬者，洗净血水，用虎骨煅研敷患处，或烂嚼杏仁敷之。

汤泡伤

鸡子清调大黄末涂之，炒黄柏末亦可。一法以冷烧酒浇淋，甚妙。

刀斧伤

剜海螵蛸末敷之，血立止，古圹石灰为末敷之亦佳。金疮血出不止，用原蚕蛾炒为末敷之。

骨哽

凡鱼骨哽，食橄榄即下，如无鲜者，用橄榄核磨水饮之。橄榄木作舟楣，鱼触着即死，物之相畏有如此者。又猫涎亦能下鱼骨哽。

凡鸡骨哽，用野苎根捣烂，如龙眼大，鸡汤化下。如鱼骨哽，鱼汤化下。

猪骨哽，用犬吊一足，取其涎，徐徐咽下。或用硼砂、井华水洗化下。或醋煎威灵仙咽下。或加砂糖。或鸡冠子煎汤咽下。凡治哽之法，可以类推：如鸬鹚、獭掌治鱼哽，磁石治针哽，发灰治发哽，虎、犬治骨哽，亦各从其类也。

误吞铜铁金银

但多食肥肉，自随大便而出。吞针者，煮蚕豆同韭菜食，针与菜自从大便出。误吞铜者，食荸荠、茨菰即化。

吞发绕喉不出

取自乱发烧灰，白汤调下一钱。

颊车开不能合

醉之，睡中用皂角末吹其鼻，嚏透自合。

呃逆不止

用纸捻刺鼻中，得嚏即止。

舌胀满口

刺鸡冠血浸纸捻，蘸蓖麻油燃燎。又法：以生蒲黄涂之，或加干姜末。

乳蛾喉痹

凡乳蛾水浆不入者，先用皂角末点破，再取杜牛膝汁，和醋含咽。又法：艾叶捣汁，口含良久，肿自消。冬月无叶，掘根用之。又喉闭者，取山豆根汁含咽即开。有药不能进者，急取病人两臂，捋数十次，使血聚大指上，以发绳扎住指拇，针刺指甲缝边出血，如放痧一般，左右手皆然，其喉即宽。刺指甲，乃少阴穴。

霍乱绞肠痧

以针刺其手指近甲处一分半许，出血即安。仍先自两臂捋下，令恶血聚于指头后刺之。

鼻衄不止

乱发烧灰存性，细研水服，并吹入鼻中。又白及末，新汲水调下。

又纸数十层，水浸湿，安顶中，以火熨之，纸干立止。又用线扎中指中节，左孔出血扎左指，右孔出血扎右指，两孔出血则俱扎之。又以大蒜捣饼，贴足心。

虫入耳中

用猫尿滴耳中，虫即出。以生姜插猫鼻，猫即尿。

跌打损伤

韭汁和童便饮，散其瘀血。骨折者，蜜和葱白捣匀，厚封，酒调白及末二钱服。

产后血晕

扶坐，烧炭沃醋，或烧旧漆器，令烟入其口鼻即苏。

产后子肠不收

三分、冷水七分和，噀产妇面，一噀一缩，三噀即收。又法：以蓖麻子十四粒，去壳捣膏，涂顶心即收，收即去之。又法：皂角末吹鼻中，嚏作立止。

勿药玄诠

人之有生，备五官百骸之躯，具圣知中和之德，所系非细也。不加葆摄，恣其戕伤，使中道而夭横，负天地之赋畀，辜父母之生成，不祥孰大焉。故《内经》曰：圣人不治已病治未病。夫病已成而后药之，譬犹渴而穿井，斗而铸兵，不亦晚乎！兹取养生家言浅近易行者，聊录数则，以听信士之修持。又将饮食起居之禁忌，撮其大要，以为纵恣者之防范，使人知谨疾而却病，不犹胜于修药而求医也乎？

上古天真论

《内经·上古天真论》曰：上古之人，法于阴阳，和于术数，保生之法。食饮有节，起居有时，不妄作劳，故能形与神俱，而终尽其天年，度百岁乃去。今时之人不然也，以酒为浆，以妄为常，醉以入房，以欲竭其精，以耗损其真，不知持满，恐倾之意。不时御神，务快于心，逆于生乐，起居无节，故半百而衰也。夫上古圣人之教下也，虚邪贼风，避之有时，恬淡虚无，真气从之，精神内守，病安从来？

调息

调息一法，贯彻三教，大之可以入道，小用可以养生。故迦文垂教，以视鼻端，自数出入息，为止观初门。庄子《南华经》曰：至人之息以踵。《大易·随卦》曰：君子以向晦入宴息。王龙溪曰：古之至人，有息无睡，故曰向晦入宴息。宴息之法，当向晦时，耳无闻，目无见，四体无动，心无思虑，如种火相，似先天元神元气停育相抱，真意绵绵，老子曰，绵绵若存。开阖自然，与虚空同体，故能与虚空同寿也。世人终日营扰，精神困惫，夜间靠此一睡，始够一日之用，一点灵光尽为后天浊气所掩，是谓阳陷于阴也。

调息之法

不拘时候，随便而坐，平直其身，纵任其体，不倚不曲，解衣缓带，腰带不宽，则上下气不流通。务令调适，口中舌搅数遍，微微呵出浊气，不得有声。鼻中微微纳之，或三五遍，或一二遍，有津咽下，叩齿数通，舌抵上腭，唇齿相着，两目垂帘，令胧胧然，渐次调息，不喘不粗，或数息出，或数息入，从一至十，从十至百，摄心在数，勿令散乱，如心息相依，杂念不生，则止勿数，任其自然，坐久愈妙。若欲起身，须徐徐舒放手足，勿得遽起。能勤行之，静中光景种种奇特，直可明心悟道，不但养身全生而已也。

调息有四相：呼吸有声者，风也，守风则散；虽无声而鼻中涩滞者，喘也，守喘则结；不声不滞，而往来有形者，气也，守气则劳；不声不滞，出入绵绵，若存若亡，神气相依，是息相也。息调则心定，真气往来，自能夺天地之造化，息息归根，命之蒂也。

苏子瞻《养生颂》

已饥方食，未饱先止。散步逍遥，务令腹空。当腹空时，即便入室。不拘昼夜，坐卧自便。惟在摄身，使如木偶。常自念言，我今此身，若少动摇，如毫发许，便堕地狱，如商君法，如孙武令，事在必行，有死无犯。又用佛语及老聃语，视鼻端，自数出入息，绵绵若存，用之不勤，数至数百，此心寂然，此身兀然，与虚空等，不烦禁制，自然不动，数至数千。或不能数，则有一法，强名曰随，与息俱出，复与俱人，随之不已。一旦自住，不出不入，忽觉此息从毛窍中八万四千云蒸雨散，无始以来，诸病自除，诸障自灭，自然明悟，定能生慧。譬如盲人忽然有眼，此时何用求人指路！是故老人言尽于此。

小周天

先要止念，身心澄定。面东跏坐，平坐亦可，但前膝不可低，肾子不可着物。呼吸平和。用三昧印，掐无名指，右掌加左掌上。按于脐下。叩齿三十六通，以集身神。赤龙搅海，内外三十六遍。赤龙，舌也。内外，齿内外也。双目随舌转运，舌抵上腭。静心数息，三百六十周天毕。待神水满，漱津数遍。用四字诀：撮、抵、闭、吸也。撮提谷道，舌抵上腭，目闭上视，鼻吸莫呼。从任脉撮过谷道，到尾闾，以意运送，徐徐上夹脊中关，渐渐速些。闭目上视，鼻吸莫呼，撞过玉枕。头后骨。将目往前一忍，直转昆仑，头顶。倒下鹊桥，舌也。分津送下重楼，入离宫，心也。而至气海，坎宫，丹田。略定一定，复用前法。连行三次，口中之津分三次咽下，所谓天河水逆流也。静坐片时，将手左右擦丹田一百八下，连脐抱住，放手时将衣被围住脐轮，勿令风入。古云：养得丹田暖暖热，此是神仙真妙诀。次将大指背擦热，拭目十四遍，去心火。擦鼻三十六遍，润肺。擦耳十四遍，补肾。擦面十四遍，健脾。双手掩耳，鸣天鼓，徐徐将手往上，即朝天揖，如此者三。徐徐呵出浊气四五口，收清气，双手抱肩，移筋换骨数遍，擦玉枕关二十四下，擦腰眼一百八下，擦足心各一百八下。

道经六字诀

呵、呼、呬、嘘、吹、嘻。每日自子至巳为六阳时，面东静坐，不必闭窗，亦勿令风入。叩齿三十六通，舌搅口中，候水满时，漱炼数遍，分三口咽咽咽下，以意送至丹田。微微撮口念"呵"字，呵出心中浊气。念时不得有声，反损心气。即闭口，鼻吸清气以补心，吸时亦不得闻吸声，但呵出令短，吸入令长，如此六次。再念"呼"字六遍以治脾，再念"呬"字六遍以治肺，再念"嘘"字六遍以治肝，再念"嘻"字六遍以治三焦客热，再念"吹"字六遍以治肾，并如前法，谓之"三十六小周天"也。诗曰：春嘘明目木扶肝，夏至呵心火自闲，秋呬定收金气润，冬吹惟要坎中安，三焦嘻却除烦热，四季长呼脾化食，切忌出声闻口耳，其功尤胜保神丹。

《一秤金诀》

曰：一吸便提，气气归脐；一提便咽，水火相见。不拘行住坐卧，舌搅华池，抵上腭，候津生时，漱而咽下，咽咽有声。人一身之水皆咸，惟舌下华池之水甘淡。又曰：咽下咽咽响，百脉自调匀。随于鼻中吸清气一口，以意目力同津送至脐下丹田，略存一存，谓之一吸。随将下部轻轻如忍便状，以意目力从尾闾提起，上夹脊双关，透玉枕，入泥丸，脑宫。谓之一呼。周而复始，久行精神强旺，百病不生。

《金丹秘诀》

曰：一擦一兜，左右换手，九九之功，真阳不走。戌亥二时，阴盛阳衰之候，一手兜外肾，一手擦脐下，左右换手，各八十一，半月精固，久而弥佳。

李东垣论

李东垣曰：夜半收心，静坐片时，此生发周身元气之大要也。

精气神

积神生气，积气生精，此自无而之有也。炼精化气，炼气化神，练神还虚，此自有而之无也。

十六事宜

发宜多梳，面宜多擦，目宜常运，耳宜常弹；闭耳弹脑，名鸣天鼓。舌宜抵腭，齿宜数叩，津宜数咽，浊宜常呵，背宜常暖，胸宜常护，腹宜常摩，谷道宜常撮，肢节宜常摇，足心宜常擦，皮肤宜常干，沐浴 即擦摩也。大小便宜闭口勿言。

诸伤

久视伤血，久卧伤气，久坐伤肉，久立伤骨，久行伤筋。暴喜伤阳，暴怒伤肝，穷思伤脾，极忧伤心，过悲伤肺，多恐伤肾，喜惊伤胆。多食伤胃，醉饱入房伤精，竭力劳作伤中。

春伤于风，夏为飧泄；夏伤于暑，秋为疟疟；秋伤于湿，冬必咳嗽；冬伤于寒，春必病温。

夜寝语言，大损元气，故圣人戒之。

风寒伤

沐浴临风，则病脑风、痛风。饮酒向风，则病酒风、漏风。劳汗、暑汗当风，则病中风、暑风。夜露乘风，则病寒热。卧起受风，则病痹厥。衣凉冒冷，则寒外侵。饮冷餐寒，则寒内伤；人惟知有外伤寒，而不知有内伤寒，讹作阴证，非也。凡冷物不宜多食，不独房劳为然也。周扬俊曰：房劳未尝不病阳证，头痛发热是也，但不可轻用凉药耳。若以曾犯房劳，便用温药，杀人多矣。昂按：诸书从未有发明及此者，世医皆罕知之。周子此论，可谓有功于此矣。早起露首跣足，则病身热头痛。纳凉阴室，则病身热恶寒。多食凉水瓜果，则病泄痢腹痛。夏走炎途，贪凉食冷，则病疟痢。

湿伤

坐卧湿地，则病痹厥、疠风。冲风冒雨，则病身重身痛。长着汗衣，则病麻木发黄。勉强涉水，则病脚气、挛痹。饥饿澡浴，则病骨节烦痛。汗出见湿，则病痤痱。

饮食伤

《经》曰：饮食自倍，肠胃乃伤。膏粱之变，足生大疔。膏粱之疾，消瘅痿厥。饱食太甚，筋脉横解，肠澼为痔。饮食失节，损伤肠胃，始病热中，末传寒中。怒后勿食，食后勿怒。醉后勿饮冷，引入肾经，则有腰脚肿痛之病。饱食勿便卧。饮酒过度，则脏腑受伤，肺因之而痰嗽，脾因之而倦怠，胃因之而呕吐，心因之而昏狂，肝因之而善怒，胆因之而忘惧，肾因之而烁精，膀胱因之而溺赤，二肠因之而泄泻。甚则劳嗽、失血、消渴、黄疸、痔漏、痈疽，为害无穷。咸味能泻肾水，损真阴。辛辣大热之味，皆损元气，不可多食。

色欲伤

男子二八而天癸至，女人二七而天癸至，交合太早，斫丧天元，乃夭之由。男子八八而天癸绝，女人七七而天癸绝，精血不生，入房不禁，是自促其寿算。人身之血，百骸贯通，及欲事作，摄一身之血，至于命门，化精以泄。人之受胎，皆禀此命火以有生。故庄子曰：火，传也，不知其尽也。夫精者，神倚之如鱼得水，神必倚物，方有附丽。故关尹子曰：精无人也，神无我也。《楞严经》曰：火性无我，寄于诸缘。气依之如雾覆渊。不知节啬，则百脉枯槁；交接无度，必损肾元。外虽不泄，精已离宫，定有真精数点，随阳之痿而溢出，如火之有烟焰，岂能复返于薪哉？

方名索引

时方妙用

清·陈修园◎著

李兴广　王　磊◎整理

内容提要

《时方妙用》综合性医书，4卷，为清代医家陈修园所著，刊于清嘉庆八年（1803）。所述以内科杂病为主，兼及妇科、眼科等多种常见病症，在总结历代医家和作者本人临证经验的基础上，对中风、噎膈、消渴等42种临床常见病证的病因病机、证候、治法、方药等进行了阐发，特别是针对这些病症的常用方的选用及临床应用的阐释，见解独特，选方实用，疗效较高，指导性强，深受后世医家喜爱。至今对中医临床实践仍有指导价值，可供中医药院校学生和中医临床工作者参考。

序

　　古之长吏与民相亲，饥为之食，寒为之衣，水旱疾疫为之医药而调剂之，用能循绩丕懋，仁闻远覃。长乐陈修园孝廉，精轩岐术，作令三辅。适大水，奉檄勘灾恒山，出其方，试而辄效。嗣丁丙艰旋里，读礼之暇，因刊《时方歌括》《时方妙用》二书。夫上医医国，前人如狄怀英、陆敬舆诸贤，家居时率骈集验方以自娱，亦以救世。《物理论》曰：医者，非仁爱不可托也，非聪明理达不可任也，非廉洁淳良不可信也。修园行将广其道以究心民瘼，追踪古循吏者，岂真以术炫售哉！

时嘉庆癸亥至日赵在田序

小 引

　　辛酉岁，余罢南宫试，蒙恩试令三辅。适夏间大水，奉檄勘灾恒山，以劳遘疾，得寒厥证，几死，病间自定汤液，二服愈。

　　时恒山东北，大为温疟患，误于药者比比。余悯之，遂于公余采时方一百八首，韵为歌括。出缮本，付刀圭家，按法疗治，多所全活。

　　越明年，制府熊谦山先生见而许可，曰："子之意善矣！然有方而不审其用，则不足以活人，且以杀人，子盍明方意而广之。"适余丁内艰，弗果。

　　今岁读礼在籍，谨体先生寿世寿民意，续成四卷，诗病原于一百八首中，且余读《灵》《素》，宗仲景，向有经方之注，和者寥寥，偶以时方出，纸贵一时，投时好也。好在此，曷弗导之以此？时方固不逮于经方，而以古法行之，即与经方相表里，亦在乎用之之妙而已，因颜曰《时方妙用》。

时嘉庆癸亥立春后一日修园陈念祖题

目 录

卷一

望色一

明堂图，内部十四，外部十一，恐仓卒间不能辨也。唯相传额心、鼻脾、左颊肝、右颊肺、颐肾之法，简捷可从。又须审其五色，以定五脏之病。肝青、肺白、心赤、脾黄、肾黑。色周于面者，辨其有神无神；色分于部者，审其相生相克。暗淡者，病从内生；紫浊者，邪自外受。郁多憔悴，病久瘦黄。山根明亮，须知欲愈之疴；环口黑鼇，休医已绝之肾。言难尽意，医要会心。

《经》云：赤欲如帛裹朱，不欲如赭；白欲如鹅羽，不欲如盐；青欲如苍璧之泽，不欲如蓝；黄欲如罗裹雄黄，不欲如黄土；黑欲如重漆色，不欲如地苍。青如翠羽者生，赤如鹅冠者生，黄如蟹腹者生，白如豕膏者生，黑如乌羽者生。《灵枢》曰：五色各见其部，察其浮沉，以知浅深；察其泽夭，以观成败；察其散抟，以知远近；视色上下，以知病处；积神于心，以知往令。

望色二

尸臭，肉绝；舌卷及囊缩，肝绝；口不合，脾绝；肌肿唇反，胃绝；发直齿枯，骨绝；遗尿，肾绝；毛焦，肺绝；面黑直视，目瞑不见，阴绝；目眶陷，目系倾，汗出如珠，阳绝；手撒戴眼，太阳绝；病后喘泻，脾肺将绝。目正圆，痉，不治。吐沫面赤，面青黑，唇青，人中满，发与眉冲起，爪甲下肉黑，手掌无纹，脐突，足跗肿，声如鼾睡，脉沉无根，面青伏眼，目盲，汗出如油，以上肝绝，八日死。眉倾，胆绝。手足爪甲青或脱落，呼骂不休，筋绝，八日死。眉息回视，心绝，立死。发直如麻，不得屈伸，自汗不止，小肠绝，六日死。口冷，足肿，腹热，肿胀，泄利无时，脾绝，五日死。脊骨疼肿，身重不可转侧，胃绝，五日死。耳干，舌肿，溺血，大便赤泄，肉绝，九日死。口张，气出不反，肺绝，三日死。泄利无度，大肠绝。齿干枯，面黑，目黄，腰欲折，自汗，肾绝。

望色三

舌上津津如常，邪尚在表，见白苔而滑，邪在半表半里；见黄苔而干燥，热已入于里。见黑苔有二：如黑而焦裂硬刺者，为火极似炭之热苔；如黑而有水软润而滑者，为水来克火之寒苔。又蓝色为白色之变，为寒；紫色为红色之变，为热。此伤寒症辨法也。

凡舌肿胀、重舌、木舌、舌生芒刺、舌苔黄燥，皆热甚也。凡舌硬、舌强、舌短缩、舌卷，皆危症。又阴阳易，出舌数寸者死，若沿边缺陷如锯齿者，不治。

杜青碧三十六舌，繁而无当，不可为其所惑。

闻 声

《难经》曰：闻其五音，以知其病。以五脏有五声，以合于五音，谓肝呼应角，心笑应徵，脾歌应宫，肺哭应商，肾呻应羽是也。然此义深奥，非寻常所能揣测者，今以古人经验简易之法，列为声诊。

脉之呻者，痛也，言诊时之呻吟。言迟者，风也，迟则寒温风痰之症。声从室中言，此中气有湿也。言将终，乃复言者，此夺气也，谓气不续，言未终止而又言之状。衣被不敛，言语骂詈，不避亲疏者，神明之出也，狂。出言懒怯，先轻后重，此内伤中气也；出言壮厉，先重后轻，是外感邪盛也。

攒眉呻吟，苦头痛也；呻吟不能行起，腰足痛也；叫喊以手按心，中脘痛也；呻吟不能转身，腰痛也；摇头而呻，以手扪腮，唇齿痛也；行迟而呻者，腰脚痛也。

诊时吁气者，郁结也；纽而呻者，腹痛也；形羸声哑，痨瘵之不治者，咽中有肺花疮也；暴哑者，风痰伏火，或暴怒叫喊所致也；声嘶血败，久病不治也；坐而气促，痰火为哮也；久病气促，危也；中年人声浊者，痰火也。

诊时独言独语，首尾不应，思虑伤神也。伤寒坏病，声哑为狐惑，上唇有疮，虫食其脏；下唇有疮，虫食其肛也。气促喘息不足以息者，虚甚也；平人无寒热，短气不足以息者，实也，实者是痰与火也。新病闻呃，非火逆即寒逆；久病闻呃，胃气欲绝也。大抵声音清亮，不异于平时，为吉。

问 症

凡诊病，必先问是何人，或男，或女，或老，或幼，或外家婢童仆。问而不答，必耳聋，须询其左右，平素何如，否则病久或汗下致聋。问而懒答或点头，皆中虚；昏愦不知人，非暴厥即久病也，如妇人多中气。

诊妇人，必当问月信如何。寡妇血气凝滞，两尺多滑，不可误断为胎，室女亦有之。

又问其病于何日_{日少为新病，实症居多；日多为久病，虚症居多}？曾食何物_{食冰而病，药用冰煎。若伤肉食，用草果、山楂之类，详伤食本条}？曾有怒、劳、房欲等事_{怒则伤肝，劳则内伤元气，房劳则伤肾}？及问初起何症_{如初起头疼、发热、恶寒，属外感；如初起心腹疼痛及泻痢等症，属内伤}？后变何病_{如痢变泻、变症为轻，疟、泻变痢为重}。先喘后胀病在肺，先胀后喘病在脾，先渴后呕为停水之类？今口渴思饮否_{口不渴，内无热也。口渴欲饮为热。老人口干不须饮，主津液少。若漱水不欲咽，主蓄血，主阴极发躁}？喜热喜冷否_{喜热内寒，喜冷内热}？口中何味_{苦，热。咸，寒。虚，淡。甘，脾热成疳。伤食，口酸}？思食否_{伤食，不思食。杂症思食，为有胃气则生。若绝食，为无胃气，则死}？五味中喜食何味_{喜甘，脾弱；喜酸，肝虚之类}？胸中宽否_{不宽，伤食、痰积、气滞之症}？及腹中有无痛处否_{无痛，病不在内，主虚。有痛处，主食积、痰、血之类。有痛处，手按则减者为虚}？大小便如常否_{小便秘，黄赤为热，清白为寒，浊如米泔为湿热下陷。大便秘为实，久泻久痢为虚，下黄赤为热，下清白为寒}？足冷暖否_{足暖，阳症；足冷，阴症。乍冷乍温，便结属阳，大便如常属虚}？及平日劳逸、喜怒忧思，及素食何物_{劳则气散，逸则气滞。喜伤心，怒伤肝，忧伤肺，思虑伤脾，恐伤肾。素食厚味则生痰，醇酒则发热}？

种种问法，实为活人之捷径。

切 脉

《内经》分配脏腑：左寸心、膻中；左关肝、胆；左尺肾、腹中；右寸肺、胸中；右关脾、胃；右尺肾、腹中。

王叔和分配脏腑：左寸心、小肠；左关肝、胆；左尺肾、膀胱；右寸肺、大肠；右关脾、胃；右尺命门、三焦。

李濒湖分配脏腑：左寸心、膻中；左关肝、胆；左尺肾、膀胱、小肠；右寸肺、胸中；右关胃、脾；右尺肾、大肠。

张景岳分配脏腑：左寸心、膻中；左关肝、胆；左尺肾、膀胱、大肠；右寸肺、胸中；右关脾、胃；右尺肾、小肠。

愚按：大小二肠，经无明训，其实"尺里以候腹"。腹者，大小肠与膀胱俱在其中。王叔和以大小二肠配于两寸，取心肺与二肠相表里之义也。李濒湖以小肠配于左尺，大肠配于右尺，上下分属之义也。张景岳以大肠宜配于左尺，取金水相从之义；小肠宜配于右尺，取火归火位之义。俱皆有至理，当以病症相参。如大便秘结，右尺宜实，今右尺反虚，左尺反实，便知金水同病也。小便热淋，左尺宜数，今左尺如常，而右尺反数者，便知相火炽盛也。或两尺如常，而脉应两寸者，便知心移热于小肠，肺移热于大肠也。一家之说，俱不可泥如此。况右肾属火，即云命门，亦何不可？三焦鼎峙两肾之间，以应地运之右转，即借诊于右尺，亦何不可乎？

五脏平脉

心脉浮大而散，肺脉浮涩而短，肝脉弦长而和，脾脉缓大而敦，肾脉沉软而滑。又有反关脉，在关后，必反其手诊之，当询其平日何如脉象。

男女异脉

男子阳为主，两寸常旺于尺；女子阴为主，两尺常旺于寸，乃其常也，反之者病。

无病经脉

经者，常也。医者一呼一吸，病者脉来四至，为和平之象。或问，以五至为闰息，如岁运三年一闰，是我之息长，非彼之脉数也。

脉分四时六气

十二月大寒至二月春分，为初之气，厥阴风木主令。《经》曰：厥阴之至，其脉弦。

春分至小满，为二之气，少阴君火主令。《经》曰：少阴之至，其脉钩。

小满至六月大暑，为三之气，少阳相火主令。《经》曰：少阳之至，大而浮。

大暑至八月秋分，为四之气，太阴湿土主令。《经》曰：太阴之至，其脉沉。

秋分至十月小雪，为五之气，阳明燥金主令。《经》曰：阳明之至，短而涩。

小雪至十二月大寒，为六之气，太阳寒水主令。《经》曰：太阳之至，大而长。

按：近时只遵春弦、夏洪、秋毛、冬石、四季之末和缓不忒之诀，然气之迟速，不必趋于捷径。

七怪脉歌 旧诀

雀啄连来三五啄，连连搏指，忽然止绝，少顷复来，如雀啄食，肝绝也。

屋漏半日一点落。如屋残漏下，半时一滴，胃绝也。

弹石硬来寻即散，沉于筋间，劈劈急硬，如指弹石，肾绝也。

搭指散乱如解索。指下散乱，乍数乍疏，如索之解，脾绝也。

鱼翔似有亦似无，本不动而未强摇，似有似无，如鱼之翔，心绝也。

虾游静中跳一跃。浮于指下，始则冉冉不动，少焉而去，久之忽然一跃，进退难寻，如虾之游，大肠绝也。

更有釜沸涌如羹，浮于指下，有出无入，无复止数，如釜汤沸，肺绝也。

且占夕死不须药。

八脉该二十八字脉象 旧诀

以浮、芤、滑、实、弦、紧、洪为七表，以沉、微、迟、缓、濡、伏、弱、涩为八里，以长、短、虚、促、结、代、牢、动、细为九道，不无可议处。浮、沉、迟、数为诊脉四大纲，旧诀竟脱去数字，谬甚！当就李濒湖、李士材二十七字外，更增入大脉方足。然病无定情，脉不单见，学无头绪，指下茫然。兹以浮、沉、迟、数、虚、实、大、缓八脉为主，而以兼见之脉附之，总括以诗，为切脉之捷法。

浮轻手乃得，重手不见为阳，为表除沉伏牢三脉之外，皆可互见。浮而中空为**芤**有边无中，如以指着葱之象，主失血。

浮而搏指为**革**中空外坚，似以指按鼓皮之状，浮见也。视芤脉，中更空而外更坚，主阴阳不交。

浮而不聚为**散**按之散而不聚，来去不明，主气散。

诗曰：

浮为表脉病为阳，

轻手扪来指下彰。

芤似着葱知血脱，

革如按鼓识阴亡。孤阳越于上，便知真阴竭于下矣。

从浮辨散形撩乱，

定散非浮气败伤。

除却沉中牢伏象，

请君象外更参详。浮，不沉也，沉中诸脉，俱不能兼。

沉轻手不得，重手乃得，按至肌肉以下为阴，为里除浮、革、芤、散四脉之外，皆可互见。

沉而几无为**伏**着骨始得，较沉更甚，主邪闭。

沉而有力为**牢**沉而强直搏指，主内实。

诗曰：

沉为里脉病为阴，

浅按如无按要深。

伏则幽潜推骨认，

牢为劲直着筋寻。

须知诸伏新邪闭，

可悟诸牢内实寻。

除却浮中芤革散，

许多活法巧从心。沉，不浮也。浮中诸脉，不能兼见。

迟一息三至或二至为在脏，为寒除数、紧、促、动四脉之外，皆可互见迟而时止为结迟中而时有一止也，但无定数，**主气郁、血壅、痰滞**亦主气血渐衰。

迟而更代为代缓中一止，不能自还而更代也，止有定数，**主气绝**亦主经遂有阻，妊妇见之不妨。

诗曰：

迟为在脏亦为寒，《脉经》云：迟为寒。仲景云：迟为在脏。

一息未及四至弹。一呼一吸，合为一息。一呼脉来二至，一吸脉来二至，合为一息四至，为平人之脉。迟则一息三至，或一息二至，至于一息一至，必死。

结以偶停无定数，迟中一止也。

代因不返即更端。一脏气绝，其脉往而不能自还，他脏因而更代之。须知此脉止有定数。

共传代主元阳绝，

还识结成郁气干。

除却数中促紧动，

诸形互见细心观。迟，不数也。数中诸脉，不能兼见。

数一息五六至**为在腑，为热**除迟、结、代三脉之外，俱可互见。

数而牵转为紧如牵绳转索，**主寒邪而痛**亦主表邪。

数而时止为促数中时有一止，亦无定数，**主邪气内陷。**

数见关中为动形圆如豆，厥厥摇动，见于关部，**主阴阳相搏**主气与惊，男亡阳，女血崩。

诗曰：

数为腑脉热居多，仲景云：数为在腑。《脉经》云：数为热。

一息脉来五六科。谓一息五六至也，至七八至者危。

紧似转绳寒甫闭，

动如摇豆气违和。

数中时止名为促，

促里阳偏即是魔。阳盛为促。

除却迟中兼结代，

旁形侧出细婆娑。数，不迟也。迟中诸脉，不能兼见。

虚不实也，应指无力，浮、中、沉三候俱有之，前人谓豁然空大，见于浮脉者非**主虚**有素禀不足，因虚而生病者。有邪气不解，因病而至虚者。

虚而沉小为弱_{沉细而软，按之乃得，沉见}，**主血虚**_{亦分阴阳胃气}。

虚而浮小为濡_{如絮浮水面，浮见}，**主气虚**_{亦主外湿}。

虚而模糊为微_{不显也，指下不分明，若无若有，浮、中、沉皆是}，**主阴阳气绝**。

虚而势滞为涩_{往来干涩，如轻刀刮竹之象}，**主血虚**_{亦主死血}。

虚而形小为细_{形如蜘蛛丝之细，指下分明}，**主气冷**。

虚而形缩为短_{寸不通鱼际，尺不通尺泽}，**主气损**_{亦主气郁}。

诗曰：

虚来三候按如绵，

元气难支岂偶然。

弱在沉中阴已竭，

濡居浮分气之愆。

痨成脉隐微难见，_{指下不分明。}

病剧精干涩遂传。

冷气蛛丝成细象，_{以上皆言脉势，唯细、大、长、短皆指脉形而言。细者，形如蛛丝也。微与细相类，但微对显而言，细对大而言，分别在此。}

短为形缩郁堪怜。

实_{不虚也，应指有力，浮、中、沉俱有之。《四言脉诀》云：牢甚则实，独附于沉脉者非。大抵指下清楚而和缓，为元气之实；指下逼逼而不清，为邪气之实。}**主实**。

实而流利为滑_{往来流利}，**主血治**_{亦主痰饮}。

实而迢长为长_{上至鱼际，下至尺泽}，**主气治**_{亦主阳盛阴虚}。

实而涌沸为洪_{应指满溢，如群波涌起之象}，**主热极**_{亦主内虚}。

实而端直为弦_{状如弓弦，按之不移}，**主肝邪**_{亦主寒，主痛}。

诗曰：

实来有力象悠悠，

邪正全凭指下求。_{脉来有力，指下清而不浊，滑长不兼洪弦之象，正气实也。如指下浊而不清，但见洪紧，不见滑长，是邪气实也。}

流利滑呈阴素足，

迢遥长见病当瘳。

洪如涌浪邪传热，

弦以张弓木作仇。

毫发分途须默领，

非人浑不说缘由。

大即洪脉而兼脉形之阔大也。旧本统于洪脉，今分别之。

诗曰：

大脉如洪不是洪，

形兼洪阔不雷同。

绝无舞柳随风态，

却似移兵赴敌雄。

新病邪强知正怯，

夙疴外实必中空。

《内经》病进真堪佩，

总为阳明气不充。邪气盛则胃气衰，故脉大而不缓。

缓脉来四至，从容不迫，**主正复**和缓之缓，主正复。急缓之缓，主中湿。

诗曰：

缓脉从容不迫时，

诊来四至却非迟。

胃阳恰似祥光布，

谷气原如甘露滋。

不问阴阳欣得此，

任他久暂总相宜。

若还急缓须当辨，

湿中脾经步履疲。胃气复则邪气退，故脉缓而不大。缓者，主脉之气象从容不迫而言，非指往来之迟缓也。迟字对数字言，迟则不数，数则不迟也。缓字所包者广，迟中有缓，数中亦有缓，非浅人所可领会。故《内经》与大字对言，不与数字对言，其旨深哉。

节录　病机赋修园重订

赋曰：能穷浮、沉、迟、数、虚、实、大、缓八脉之奥，便知表、里、寒、热、盛、衰、邪、正八要之名。八者，脉之奥也。表者，病不在内也；里者，病不在外也。盛者，本来气血不衰也；衰者，本来气血不盛也。寒者，脏腑积冷也；热者，脏腑积热也。邪者，非脏腑正病也；正者，非外邪所中也。

八脉为诸脉纲领，八要是众病权衡量度诸病，由此八要也。

虚为气血不实，举按无力，若兼弱涩之象。举者，轻手取之于皮肤之上；按者，重手按之于肌肉之内也。无力者，言指下举按应指无力也。弱者，瘘而不起也，主气虚。涩者，往来干涩也，主血少。虚脉兼此二象。

实为气血不虚，举按有力，且该长滑之形。长者，过于本位也，主气有余。滑者，流而不滞也，主血有余。实脉兼此二象。此以虚实二脉探气血盛衰之情也。

迟寒、数热，纪至数多少。平人脉以四至为准，不及曰迟，一息三至也；太过曰数，一息六至也。《经》云：数则为热，迟则为寒。此以迟数二脉别其寒热也。

浮表、沉里，在指下重轻。轻手举之于皮肤上即得，重按乃无，如水浮泛者，曰浮。重手按至筋骨而得者，曰沉。《经》云：浮为在表，沉为在里。此以浮沉二脉别其表里也。

缓则正复，和若春风柳舞；大则病进，势若秋水潮生。缓则胃气复，如春柳之和，故邪退而正复也。病进而危，故脉洪大，如秋涛之汹涌。此以缓大二脉验其邪正也。

六脉同等者，喜其勿药。六脉者，两手六部之脉也。同等者，脉息调匀，不治自愈。王肯堂误解为大小浮沉迟数同等，不可从也。

六脉偏盛者，忧其采薪。偏盛者，六部中那一部独异也。又于那一部之中，推其于八脉中，见出那一象也。王肯堂旧解亦误。

脉有宜忌

凡病内虚者，脉弱为宜，洪大则忌。病外感者，阳脉为宜，阴脉则忌。

有神者吉，和缓者吉，合于时令者吉，与面上五色中见那一色相生者吉，反是者凶。只此数语可遵，其余皆不经之言，不可信也。

妇人脉法

妇人两尺盛于两寸，常也。若肾脉微涩与浮，或肝脉沉急，或尺脉断绝不匀，皆经闭不调之候。

妇人尺脉微迟为居经，月事三月一下，血气不足故也。

妇人三部浮沉正等，无他病而经停者，孕也，尺大而旺亦然。左尺洪大实为男，右尺洪大实为女。旧说以左右尺为断，然《经》云：妇人手少阴脉动甚者，妊子也，今以寸脉动滑为断，左叶熊罴，右应鸾凤之兆。

体弱之妇，尺内按之不绝，便是有子。月断病多，六脉不病，亦为有子。所以然者，体弱而脉难显也。《脉经》曰：三部浮沉正等，按之无绝者，孕娠也。何常拘于洪滑耶？阴搏阳别，谓之有子，言尺内阴脉搏指，与寸口阳脉迥别，其中有阳象也。

妇人不月，脉来滑疾，重手按之散者，胎已三月也。和滑而代者，二月余之胎息也。重手按之，滑疾不散者，五月也。

妇人经断有呕，其脉弦者，后必大下，不成胎也。然有因病脉弦，又当保胎为务，气旺则弦自退矣。

阴虚阳搏谓之崩，言尺内虚大弦数，皆内崩而血下。

妊娠七八月，脉实劳，强大者吉，沉细者难产而死。

女人得革脉，曰半产漏下。得离经之脉，曰产期。离经者，离乎经常之脉也。盖胎动于中，脉乱于外，势之必至也。

新产伤阴，出血不止，尺脉不能上关者死。

妇人脉平而虚者，乳子也。

妇人尺脉弱而涩，小腹冷，恶寒，年少得之为无子，年大得之为绝产。

小儿脉法

小儿五岁以下，血气未盛，经脉未充，无以别其脉象，故以食指络脉之象彰于外者察之。食指第一节寅位，为风关；第二节卯位，为气关；第三节辰位，为命关。以男女左右为则。纹色紫曰热，红曰伤寒，青曰惊风，白曰疳疾，淡黄隐隐为无病，黑色曰危。在风关为轻，气关为重，命关为危。脉纹入掌为内钓，纹弯里为风寒，纹弯外为食积。

及五岁以上，乃以一指取寸关尺之处，常以六至为率，加则为热，减则为寒，皆如诊大人法。

小儿脉乱，身热，汗出，不食，食即吐，多为变蒸。

小儿四末独冷，鼓栗，恶寒，面赤，气粗，涕泪交至，必为痘疹。

半岁以下，于额前眉端发际之间，以名、中、食三指候之，食指近发为上，名指近眉为下，中指为中。三指俱热，外感于风，鼻塞嗽咳。三指俱冷，外感于寒，内伤饮食，发热吐泻。食、中二指热，主上热下冷。名、中二指热，主夹惊。食指热，主食滞。

中 风

猝倒无知，牙关紧闭，痰涎上壅，危在顷刻是也。李东垣主气虚，刘河间主火盛，朱丹溪主湿盛生痰，三子皆言中风之因，如作文之推原法。薛立斋、赵养葵言真水竭，真火虚，肝郁脾伤及诸虚所致，更推广言之，总非正面文字。其曰风者，主外来之邪风而言也。其曰中者，如矢石之中于人也。此时因风治风尚恐不及，其他奚论焉？小续命汤为第一，诸说不足凭也。若谓是气虚、火盛、痰多、水竭、火虚、肝郁、脾伤及诸虚所致，为病日久，即未中风之前，以大剂调养，非一两月不效，岂于中风之际，死生只在顷刻，尚可以一剂回其气虚，平其火势，清其痰源，滋其肾水，温其命火及疏肝健脾，补养诸虚乎？必无是理也。如牛黄、脑麝及市上驰名丸药，人尚知其劫伤元气，不可轻投，而数家之书，言似近理，其实伪君子之为害，更甚于真小人。念祖为活人计，不敢不得罪前人而直辨其非。

脉喜浮大浮者，邪尚在腑也。大者，风为阳邪，阳症见阳脉也。若浮大鼓指，恐邪盛正衰，元气欲脱，忌沉小沉者，邪入脏也。小者，正气衰也。若沉小而气度和缓，来去分明，乃是吉兆。

中经有六经之形证，宜小续命汤。

中脏多滞九窍，故有唇缓、失音、鼻塞、耳聋、目瞀、便秘之症。风自外来，故不外麻桂。手足抽掣，故兼用归芍。二便阻隔，故用滑石、硝、黄。宜防风通圣散。

中腑多着四肢，故有半身不遂，手足不随，左瘫右痪之形。

中血脉，外无六经之形症，内无便弱之阻隔，唯口眼㖞斜，或左或右。偏左宜六君子汤，盖左半虽血为主，非气以统之则不流也。偏右宜四物汤，盖右半虽气为主，非血以丽之则易散也。二汤俱加竹沥、姜汁，以行经络之痰。再加僵蚕、钩藤、天麻、羚羊角，以熄风活络。或加附子以固阴，肉桂以通阳，黄芪以胜风。

中风不语，宜资寿解语汤。

舌强不能言，足废不能行，宜地黄饮子。

中风死症，多是风中带寒，其症口开为心绝，手撒为脾绝，眼合为肝绝，遗尿为肾绝，声如鼾睡为肺绝，汗出如油为元气内绝。发直，目上视，面赤如妆，汗缀如珠，法在不治。用药若迟，数刻即死矣，急用三生饮一两，加人参一两。按：三生饮中，近时附子俱以盐腌过，乌头非四川产者无力，愚用熟附子一两，干姜五钱，炙甘草四钱，一服汗略止，再服眼睛略动，三服加人参三钱，渐有生意，必须半日服三剂。

中风愈后，照刘、朱、李、薛诸法，缓缓调治之。

愚按：开窍以驱风，非是正法。《内经》重在填窍，《金匮》有侯氏黑散、风引汤二方，是补天手段。或猝倒时痰涎如壅，危在顷刻者，《三因》白散极验。详《三字经》方。

附：小续命汤六经加减并针灸法

如中风无汗恶寒，依本方，麻黄、杏仁、防风各加一倍，又宜针至阴穴在足趾指外侧甲角，针一分、昆仑穴在足外踝后踝骨，针透太溪。

如中风有汗恶风，依本方，桂枝、芍药、杏仁各加一倍，又宜针风府穴在项后入发一寸，针入三分，禁灸。

以上二症，皆太阳经中风也。

如中风有汗，身热，不恶寒，依本方，加石膏、知母各二钱，甘草再加一倍，去附子。

如中风有汗，身热，不恶风寒，依本方，加葛根、桂枝，黄芩再加一倍，宜针陷谷穴在足大趾、次趾外间骨节后陷中，针入五分，去阳明之贼，兼刺厉兑穴在足大趾、次趾端，去爪甲如韭叶许，以泻阳明之实也。

以上二症，皆阳明经中风也。

如中风无汗身凉，依本方，附子加一倍，干姜加二倍，甘草加二倍，又宜刺隐白穴在足大趾内侧，去爪甲角如韭叶，去太阴之贼。此太阴经中风也。

如中风有汗无热，依本方，桂枝、附子、甘草各加一倍，又宜针太溪穴在足内踝后跟骨上陷中，针透昆仑。此少阴经中风也。

如中风六经混淆，系之于少阳，或肢节挛痛，或麻木不仁，依本方，加羌活、连翘，又于少阳之经绝骨穴在足外踝上三寸，灸五壮，灸以引其热，取厥阴之井大敦穴_{在足大趾甲聚毛间}，刺以通其经。此少阳、厥阴经中风也。

新按_{受业侄凤腾注}：诸书逐而散之，风散即为气散，生而亦死。兹法养以和之，气和即为风和，死可回生，为风症补千古所未及：

壬戌岁，念祖在保阳供职，制宪熊大人召诊。诊得两手脉原而长，唯左手兼些弦象，两寸略紧。念祖谓：脉厚，得土之敦气，以厚道载厚福。脉长寿亦长，非谀语也。但弦为风脉，紧为痛脉，紧在两寸，恐上半身有痹痛等症也。大人云：所言俱对，但臂上及手腕痛，或愈或作，约有五年余，指头麻木，十年前颇甚，今略麻而不木矣。念祖曰：风在骨节而作痛，妙在痛处，痛是气血与风邪相拒，非若偏枯之不痛也。书谓中指麻木，三年内必有中风之患，以中指属手心主之经故也。今拇指食指为甚，特肺与大肠之气不调，不甚为害，然必须治之于早也。薛氏云：服风药以预防中风，适以招风取中。念祖师其意而不用其方，拟用黄芪五物汤常服。

黄芪、桂枝尖、生芍药_{以上各二钱}，生姜_{四钱}，大枣_{二枚擘}，水煎服。

昔人云：人在风中而不见风，犹鱼在水中而不见水。风，即气也。人在气交之中，得风以生，即宋儒所谓和风一至，万物皆春是也。因风以害，即释氏所谓业风一吹，金石乌有是也。人身五脏，而肝为风脏，乃生死之门户。无病则风和，而气息、脉息俱和，不见其为风。有病则风疾而气息、脉息亦疾，遂露出风象，甚至目直，手足动摇抽掣，汗出如珠，痰涎如涌等症，大显出风象，治之不及矣。唯指头麻木，时或眩运，时或历节作痛，病未甚而治之于先，则肝得所养，斯不为风病矣。肝属木而主春，阳春有脚，能去而亦能来，别有所以留之之道，吾于邵子之诗悟之。《内经》云：神在天为风。又曰：大气举之。《庄子》云：万物以息相吹也。孟夫子谓：塞乎天地之间，佛经以风轮主持大地，异同处实有一贯之道焉。兹方也，认定肝为风脏，取桂枝通肝阳，芍药滋肝阴，阴阳不偏，是为和气，亦即和风也。盈天地间皆风而皆气。气贵善养。黄芪之补，是养气章勿忘工夫。大枣之缓，是养气章勿助工夫。且倍以生姜之雄烈，所以还其刚大浩然之体段。圣贤之一言一字，包函万有，自可以互证而益明。

又拟丸方_{时常服食之方，与救病之方不同，故取和平之药，与五谷五菜同功。古云：}药以治病，食以养人。此方取义等于食物，即勿药意也。

熟地黄_{六两}，於白术_{六两，米泔浸一宿，去皮切片，饭上蒸晒}，怀山药_{三两}，生姜汁拌炒，甘枸杞_{三两，隔纸烘}，川附子_{二两炒}，上肉桂_{一两，去皮，不见火研}，人参_{二两，饭上蒸软，切片隔纸烘研}，鹿茸_{去毛切片，酥炙，勿伤焦}，麦冬_{二两，绍酒润晒烘}，五味子_{二两，盐水浸，炒味}。

依制研末，炼白蜜丸如桐子大，用朱砂五钱，研末为衣，晾干，每早以米汤送下三钱。忌食萝卜、芸苔、诸血、生蒜。

此方与黄芪五物汤相表里。黄芪五物汤补气以治风，所重在肝。肝为风脏，风者，天地之噫气也。气和即风和，鼓舞动荡，无有不周，即孟子所谓塞乎天地之间是也。此方补肾，亦是养肝。肝属木，为东方之生气。《庄子》云：野马也，尘埃也，生物之息以相吹也。然木生于水，乙癸同源，所重尤在于肾。《内经》云：肾藏志，又云：肾者，作强之官。夫曰作强，则为刚大浩然之根本，即孟子所谓夫志气之帅是也。圣贤言包万有，虽《养气章》主学问而言，而养生之道亦在其中。自汉以后，无一人谈及，鲜不以念祖之论为创，其实有所本而言。方中熟地补先天肾水，白术补后天脾土。然欲补肾，必先聚精，故取枸杞函精气之完足，以佐熟地所不及。欲补脾，必先厚土，故取山药具土气之冲和，以佐白术所不足。而为脾肾之总根者，则在命门。命门之外为两肾，坎外之耦也。两肾之中为命门，坎中之奇也。方中附子入命门血分，肉桂入命门气分，二药温养水脏，为生生之本，即邵康节先生所谓地下有雷声，春光弥宇宙是也。又合生脉散之酸甘化阴，俾辛热之阳药不僭。再加鹿茸，为血气所长，较无情之草木倍灵。外以朱砂为衣者，取其色赤入心。《内经》云：心藏神，肾藏志。朱子《论语》注云：心之所之之谓志是也。各家之说不足凭，而《内经》三坎之一，证之圣经贤训，字字相符，医与儒原非二道也。

痨　证

前人分别名色最多，其实铺张语，临症之际，反启人多歧之惑。大抵外感内伤，七情过用，皆能致之。其症倦怠少食，或常畏寒，或常发热，或寒热往来，气色日见憔悴，肌肉日见消瘦，即将入痨症之门。若咳嗽不已，吐血时止时来，是既成痨证，法在不治。二症另立一门，宜参看。

凡脉，极大、极小、极虚，皆痨也。但渐缓，则渐渐有生意。若渐数，则渐入死门。若数而兼紧弦，十不救一。左右关俱弦，死期不远。

昔人谓此证服寒凉之药必死，愚以为不尽然，火盛抽薪，正不可无权宜之计，火平即舍去，亦何害哉！且寒凉之药不可久服，人人俱知也。唯滋阴降火及不凉不温之品，最足误人。余每遇痨病之家，未诊时，见其案上有《薛氏医按》《景岳全书》《医方集解》《本草备要》等书，曰以麦门冬代茶，则不复与诊，知其中于药魔，定其必死也。余素不喜寒凉，姑以寒凉方之不可弃者首列之。

肺痿声嘶，喉痹，咳血，烦躁，宜滋肾丸，小便癃闭者亦宜之。

血热妄行，脉洪大，身壮热，或吐血，或衄血，宜四生丸。

吐血，便血，妇人血崩，血淋，及伤寒斑黄未已而吐血者，宜犀角地黄汤。

骨蒸发热，日静夜剧，及妇人热入血室，胎前发热者，宜地骨皮散。

午后发热，盗汗不止者，宜当归大黄汤。

吐血、衄血，盈盆盈斗者，忌骤用苦寒及辛温之药，急用后方，服后熟睡，勿触其醒，则血可重生，一夜复元，宜独参汤。

胃中湿热，身黄溺赤，口疮，牙床糜烂，吐血，衄血，宜甘露饮。

感秋燥之气，咳嗽不已，宜泻白散。

感秋燥之气，洒淅恶寒，寒已发热，渐至咳嗽，误以参术补之，致肺中之热无处可宣，急奔大肠，食入则不待运化而出，食不入而肠中之垢亦随气奔出，泻痢不休，宜以润肺之药，兼润其肠，则源流俱清，寒热、咳嗽、泄利一剂俱止，此喻嘉言得意之法也，宜泻白散去粳米，加黄芩、阿胶、杏仁。

梦遗失精，及梦与鬼交，宜封髓丹。午后发热，腰痛足酸，服六味丸不效者，宜大补阴丸。

痰气上逆，烦热呕吐，若惊悸不眠，宜温胆汤加真阿胶、枣仁。

诸气膹郁之属于肺者，属于肺之燥也；诸痿喘呕之属于上者，亦属于肺之燥也，宜清燥救肺汤。

以上诸方，虽曰寒凉，却能培养生气，为痨门不可少之方。亦是权宜暂用，为痨门不可恃之方。

痨字从火，未有痨症而不发热者。世医以苦寒为戒，谓滋阴一法最为妥当，而不知此症多是阴盛为病，滋阴是益其病也。人皆曰阴虚则火动，吾独曰阴盛则火动。何以言之？心肺在上，阳之位也。胸中之阳宣布，如日月一出，爝火无光，何有发热之病？唯下焦之阴气一盛，上干阳位，足太阴脾之湿气动，而为水饮，干于手太阴肺，则咳嗽不已。足少阴肾之寒气动，而为阴血，干于手少阴心，则吐血不休。虚痨以此二症为提纲，非阴盛所致而何？且心肺之位，如太空也，下焦之阴气上冲，阴霾密布，白昼亦如长夜，不独灯烛之火有光，即腐草萤虫俱能生光，岂非阴盛火动之一证乎？况人身中有龙雷之火，非诸经之火可比，然必阴云四合，而龙雷方得遂其奔腾之势，而烈日当空，雷龙潜伏矣。以下诸方，皆退热之良法，学人须当细玩。

一仲景法，以小建中汤为主，方中桂枝、生姜宣胸中之阳，即所以除阴火也。后人识见不及古人，虑姜桂之热，只用温补之品。东垣云：参、芪、甘草为泻火之良药。又云：甘温除大热。视古方虽低一格，犹有先民之矩矱。

宣肺阳则天气清明，地气不能蒸湿而为云，而龙雷之火不作，为退热一大法。计八方：保元汤、补中益气汤、当归补血汤、四君子汤、六君子汤、五味异功散、香砂六君子汤、归脾汤。以上八方，皆手足太阴之药，补虚退热，进食除痰，止血极验。唯咳嗽一症，多由饮邪，方中人参，其味甘苦属阴，其质柔润多液助湿，非饮症所宜，故仲景于咳嗽症去人参，加干姜、五味，或再加细辛，三味为主，寒热燥湿之药随宜加入，其法最妙，不可不知。如肺燥、肺热，人参又为要药。

宣心阳则离光普照，爝火无光，又为退热一大法。计十方：附子理中汤、近效术附汤、人参养荣汤、圣愈汤、正元丹、二加龙骨汤、黑锡丹、术附汤、芪附汤、参附汤。以上十方，皆手足少阴之药，治验同前，更有益精气、扶元气、补火以攻水之妙。但吐血证以理中汤照古法等分煎服神妙，或照《仁斋直指》加木香、当归亦妙。所以妙者，血得暖则循行经络，干姜与甘草并相之功也。或用炙草四钱、干姜炮黑二钱、五味子二钱煎服，亦妙。

引火归原用八味丸，自薛立斋、张景岳以后，皆奉为枕中之秘，其实治标之法，不可常服。余每见久服滋阴之剂，发热日甚，后医翻前医之案，谓热药固不可用，而以地黄滋阴之品，倍用以制其毒，则能引火归原，其热气退，投以八味地黄汤等，初服一二剂如神，再服一二剂，不甚见效，再服三四剂，虚证大作，其热如焚。病家或疑桂附之误而更医，或信任不疑而归咎于附子之制法不佳，其肉桂之产非道地，视二药如酰，遂以滋阴者枉其归阴。所以然之故，千古无一人悟及，余请一一明之。盖阴气居于阳位，邪火因而窃动，忽得桂附扶胸中之阳，则邪火自然退听而不敢动，故初服而效。至三四服而不效者，习以为常也。至五六服而发热更甚者，桂附阳药之少，不敌地黄一派阴药之多也。或曰：数方中阴药数倍于阳药，阳药固掣肘而不尽其量，宜其不效，何以前效而后不效欤？余曰：此问正不可少，个中机关必须识破，然后可以得病情。凡阴药性柔而行缓，缓则相续而不绝；阳药性刚而行急，急则迅发而无余也。胃如分金之炉，一柔缓而逡巡不进，一刚急而捷足先登，入咽之后，但见桂附之扶阳，若忘地黄之滋阴，故初服而效。至于再服，桂附虽烈，无如前日之地黄等缓药行未了，又得新入之地黄以助之，势可相敌，故三四服不甚见效。乃服至五六剂而大发者奈何？盖以每日所服之桂附，如火一发而无余，而同剂中之地黄等药，如水之渐注不骤，日积日多，些少之桂附安能与之为敌？宜其服之增热也。天地间两可之见，最为误事，不可不知。

八味地黄汤、全真一气汤、十味地黄丸。

痨证愈后，不可无调养之法，丸剂优于汤药，宜六味地黄丸、天王补心丹、龟鹿二仙膏、还少丹、全鹿丸、八味地黄丸、加味虎潜丸。

附录：《慎柔五书》

凡久病服寒凉，克伐过多，以至三阳气衰，痰凝气滞，以调元之剂治之。阳气一动，则少阳先升，少阳欲先出，前有太阳，后有阳明，遏截不能伸，少阳之气至太阳，太阳与之并则寒，与阳明并则热，适成寒热疟状，非真疟也。其太阳气达，遂有伤风之状，鼻塞恶风寒之症见矣。阳明气达，则有作泻之症。此时正当调脾补元，分头施治，则旧病尽脱矣。

损病六脉俱数，声哑，口中生疮，昼夜发热无间。《经》云：数则脾气虚，此真阴虚也。用四君加黄芪、山药、莲肉、白芍、五味子、麦冬，煎去头煎不用，只服第二三煎，此为养脾阴秘法也。服十余日，发热渐退，口疮渐好，方用丸剂。如参苓白术散，亦去头煎，晒干为末，陈米锅焦打糊为丸，如绿豆大，每日服三钱，或上午一钱，百沸汤下。盖煎去头煎则燥气尽，遂成甘淡之味，淡养胃气，微甘养脾阴，师师相授之语，毋轻忽焉！

愚按：煎去头煎不用，黄履素（讳承昊）《折肱漫录》亦云神妙秘法。

又按：以淡补脾之说，余一时亦不能会悟，后得徐灵胎书，谓五味各有所属，味甘属土，然土实无味也。故《洪范》论五行之味，润下作咸，炎上作苦，曲直作酸，从革作辛，皆即其物言之。惟于土则曰：稼穑作甘，不指土而指土之所生者，可知土本无味也。无味即为淡。淡者，五味之所从出，即土之正味也。故味之淡者，皆属于土，如茯苓、山药、石斛之类是也。五脏皆受气于脾，故脾为五脏之本。五味皆托始于淡，故淡为五味之本。慎柔、黄履素煎去头煎，取无味之味以补脾，诚秘法也。

卷二

肿

肿者，皮肤肿大也。胀者，心腹胀满也。臌者，心腹痞满，而四肢瘦小，昔人谓之蛊胀。或心腹胀满，外实中空，其象如鼓，昔人谓之臌胀。兹分为三门。

肿证从来有气肿、水肿之辨。《内经》以按之窅而不起者为气，即起者为水，后医多反其说。然气滞水亦滞，水行气亦行，正不必分，总以不起为肿甚，即起为肿轻，肾囊及茎中肿大多死。

脉本沉，若浮而弦，宜发汗；若浮而鼓指有力，宜越脾汤；若浮在皮外，多死；若沉而紧，宜麻黄、细辛、附子之类；若沉而缓，易愈；若沉而微细，宜温补。

初起面上微肿，两目下名卧蚕，更肿些，一身觉重滞，微喘，小便不利，即肿症之渐，宜香苏饮加杏仁、防风各三钱。

如皮肤肿大，气喘，小便不利，宜五皮饮。上肿宜发汗，加苏叶、防风、杏仁各三钱。下肿宜利水，加猪苓、防己各二钱，木通一钱。小水多为阴水，加附子、干姜各二钱，白术三钱，川椒、木香各一钱。小便不利，为阳水，加防己、猪苓、知母各二钱。凡脉虚人羸，宜加白术、人参、肉桂、附子。脉实人健，加莱菔子、枳壳各二钱。凡畏风之甚，宜加生黄芪三四钱，或再加附子二钱。

如小便点滴俱无，气喘，口不渴，宜滋肾丸。

如前药不效，宜用济生肾气丸，药料作汤服，或前症愈后，亦以此丸服一月收功。

如服利水之药而小便愈少者，补中益气汤，首煎照常服，二煎服后，以手指探吐。

愚按：水肿病浅者，照上法治之愈矣。深者，必遵《金匮》五水而治之。余著有《金匮浅注》，颇有发明。风水由于外邪，法宜发汗。

皮水者，外邪已去经而入皮，故不恶风。病在皮间，故内不胀而外如鼓。皮病不涉于内，故口不渴。然水在于皮，亦必从汗以泄之也。石水病在脐下，阴邪多沉于下，法用麻黄附子甘草汤，重在附子以破阴也。黄汗者，外邪伤心，郁热成黄，胸满，四肢头面俱肿，病在于上，法用桂枝汤加黄芪。啜热粥以取微汗，重在桂枝以化气，尤赖啜粥取汗，以发内外交郁之邪也。唯正水一症，正《内经》所谓"三阴结谓之水"。结则脉沉，水属阴则脉迟，三阴结则下焦阴气不复与胸中之阳相调，水气格阳则为喘，其目窠如蚕，一身尽肿。可知《金匮》之论甚精，徐忠可之注甚妙，试节录之。《金匮》云：寸口脉浮而迟，浮脉则热，迟脉则潜，热潜相搏，名曰沉；跌阳脉浮而数，浮脉即热，数脉即止，热止相搏，名曰伏。沉伏相搏，名曰水。沉则脉络虚，伏则小便难，虚难相搏，水走皮肤，即为水矣。徐忠可注云：此段论正水之由也，谓人身中健运不息，所以成云行雨施之用，故人之汗以天地之雨名之，人之气以天地之疾风名之。寸口脉主上，犹之天道必下济而光明，故曰阴生于阳；跌阳脉主下，犹之地轴必上出而旋运，故曰卫气起于下焦。今寸口脉浮而迟，浮主热，乃又见迟。迟者，元气潜于下也。既见热脉，又且止脉，是客气为热，而真气为止，故曰热止相搏，名曰伏，言其宜上出之卫气，伏而不能升也。从上而下者，不返而终沉；从下而上者，停止而久伏，则旋运之气几乎熄矣。熄则阴水乘之，故曰沉伏相搏名曰水，见非止客水也。又恐人之不明乎沉伏之义，故又曰：络脉者，阴精阳气所往来也。寸口阳气沉而在下，则络脉虚。小便者，水道之所从出也。跌阳真气止而在下，气有余即是火，火热甚则小便难。于是上不能运其水，下不能出其水，又焉能禁水之胡行乱走耶？故曰虚难相搏，水走皮肤，即为水矣。水者，即身中之阴气，合水饮而横溢也。沉伏二义，俱于浮脉见之，非真明天地升降阴阳之道者，其能道只字耶？此仲景所以为万世师也。徐忠可此注，妙不可言，独惜仲景不立方，忠可又不补出应用何方，致世之患此者，或死于庸医之舟车丸、神佑丸、疏凿饮子等方，或死于明医之实脾饮、济生肾气丸、补中益气汤、导水茯苓汤等方，以挺与刃。余又不忍坐视而不救，故拟方于后。

消水圣愈汤

治水第一方，然必两手脉浮而迟，足趺阳脉浮而数，诊法丝毫不错，一服即验，五服痊愈，否则不可轻用此秘方也。大道无私，方不宜秘。然黄帝有兰台之藏，长桑有无泄之戒者，一恐轻试之误，一恐泄天地之机也。余出此方，以俟一隅之反，非谓一方可以统治斯病也。

天雄一钱制、牡桂二钱去皮、细辛一钱、麻黄一钱五分、甘草一钱炙、生姜二钱、大枣二枚、知母二钱去皮。

水二杯半，先煎麻黄，吹去沫，次入诸药，煮八分服，日夜作三服，当汗出如虫行皮中即愈。水盛者，加防己二钱。

天雄补上焦之阳，而下行入肾，犹天造下济而光明，而又恐下济之气潜而不返，故取细辛之一茎直上者以举之。牡桂暖下焦之水，而上通于心，犹地轴之上出而旋运，而又恐其上出之气出而不上，故取麻黄之走而不守以鼓之。人身小天地，惟健运不息，所以有云行雨施之用。若潜而不返，则气不外濡而络脉虚，故用姜、枣、甘草化气生液，以补络脉。若止而不上，则气聚为火而小便难，故以知母滋阴化阳，以通小便。且知母治肿，出自《神农本草经》，而《金匮》治历节风脚肿如脱，与麻黄、附子并用，可以此例而明也。此方即仲景桂甘姜枣麻辛附子汤加知母一味，主治迥殊，可知经方之变化如龙也。

野老某，年八旬有奇，传予奇方，用生金樱根，去粗皮，一两半，吴风草三钱，香菌极小团结者七枚，水煎服，一服小便即通而肿愈。余细绎此方极妙，麻黄大发汗，而根又能止汗；橘肉生痰壅气，而皮又能化痰顺气；蚕因风而致僵，反能驱风如神，此大开大阖之道。金樱子之大涩小便，即可悟其根之大通小便矣。吴风草原名鹿衔草，能除湿热，故《素问》与泽泻、白术同用，以治酒风。更妙是小香菌一味，此物本湿热所化，用之于除湿祛热队中，同气相感，引药力至于病所，而诸药之性一发，则湿热无余地以自藏，俱从小便而下矣。此必异人所授遗下，所谓礼失而求诸野也。惜余未试。

胀 此证与肿证相因者，宜以治肿之法治之。或内胀而外不肿者，治法稍异

心腹胀满甚者，宜平胃散为主。气郁加麦芽、香附各二钱；伤食

者加莱菔子、山楂、干姜；伤酒加干葛三钱，砂仁一钱；痰多加茯苓三四钱；多呕加半夏、生姜各三钱；胸中脉不横通而胀，加木通、茜草、麦冬、瓜蒌、贝母；浊气在上加柴胡、半夏、桔梗；心下痞满加黄连、黄芩各一钱，干姜八分；腹痛加生白芍三钱；腹痛因大便不通者，再加大黄二钱；小便不通合五苓散；若贴脐左右上下胀者，胀必兼痛，为冲脉逆而不舒，去苍术，加红花、归、芍、柴、桂治之；若季胁两旁兼小腹胀痛者，乃厥阴内不交于少阴，外不合于少阳，加柴胡、人参、半夏、桂枝、当归治之。

腹胀喜按者，宜后四方：附子理中汤虚寒、补中益气汤脾土失调，地气不升、六君子汤加干姜脾虚痰多腹胀、香砂六君子汤。

愚按：以上诸法，治而不应者，必以膀胱为主。喻嘉言云：人身胸中空旷如太虚，地气上而为云，必天气降而为雨，地气始收藏不动。诚会上焦如雾、中焦如沤、下焦如渎之意，则云行雨施，而后沟渎皆盈，水道通决，乾坤有一番新景象。此义首重膀胱一经。《经》云：膀胱者，州都之官，津液藏焉，气化则能出矣。如人之饮酒无算而不醉者，皆膀胱之气化而出也。膻中位于膈内，膀胱位于腹中。膀胱之气化，则空洞善容，而膻中之气得以下运。若膀胱不化，则腹已先胀，膻中之气安能下达耶？然欲膀胱之气化，其权在于保肾，肾以膀胱为腑者也。肾气动，必先注于膀胱，屡动不已，膀胱胀满，势必连于胸膈，其窒塞之状，不可名言。肾气不动，则收藏愈固，膀胱得以清净无为，而膻中之气注之不盈矣。膻中之气下走既捷，则不为牵引所乱，而胸中旷若太空矣。此论可为胸腹满及痰饮证之金针。

臌　证

臌证多是气虚中满，误服枳朴宽胀之药所致，属实者少，属虚者多。

臌证属实者，其来必暴。有气、血、食饮、寒、热、虫之别，辨症详于心腹九种之中。唯饮、气，两胁痛，有水气，或呕清水，宜后三方，酌其虚实，加减用之。备急丸、五积散、平胃散，加减照前。血臌加川芎、桃仁；虫臌去甘草，加黄连、榧子、干姜，或另服乌梅丸四十九日。

臌病属虚者，其来必渐。若气喘、水气盛者，宜黑锡丹。若腹大如箕，四肢消瘦，初因吐酸而起，后吞吐皆酸，宜附子理中丸加黄连。若单腹胀，初服劫夺之药少效，久用增张，硬如铁石。昧者见之，方谓何物邪气若此之盛；自明者观之，不过为猛药所攻。即以此身之元气转与此身为难，如驱良民为寇之比。喻嘉言治有三法：一曰培养，宜术附汤加干姜、陈皮；一曰招纳，宜补中益气汤加半夏；一曰攻散，宜桂甘姜枣麻细附子汤、金匮枳术汤。三法分用互用，可以救十中之三四。

外有血臌证，医书俱云是妇人之病，唯喻嘉言谓男子恒有之。面色萎黄，有蟹爪纹路，脉虽虚极，而步履如故，多怒善忘，口燥便秘，胸紧，胁胀，腹疼，适胀之既成，腹大如箕，遂不可救。东南最多，所以然者，东海擅鱼盐之饶，鱼者，甘美之味，多食令人热中；盐者，咸苦之味，其性偏于走血。血为阴象，初与热合，不觉其病，日久月增，中焦冲和之气亦渐为热矣。气热则结，而血不流矣。于是气居血中，血裹气外，一似妇人受孕者然，至弥月时，腹如抱瓮矣。推而言之，凡五方之膏粱厚味、椒姜桂糈，成热中者，皆其类也。治之之法，以六君子汤料加干姜、川芎、防己为末，以陈米、荷叶煎汤泛丸，每服三钱，日两服，夜一服，一月渐愈。此执中央以运四旁法也。

肿胀症，以疏凿饮子、舟车丸为禁剂，济生肾气丸胀症亦须慎用。

噎膈、反胃

食不得入，昔医名噎。食虽入咽，及带痰涎吐出为膈。朝食暮吐，暮食朝吐，名翻胃。

丹溪主血液俱耗，噎为上槁，膈为下槁，以四物汤加甘蔗汁、芦根汁、牛乳之类为主。薛立斋谓怫郁伤脾，以逍遥散、左金丸、归脾汤、六君子汤之类，与六、八味丸间服。赵养葵充其说，而归于治肾，以《内经》谓肾乃胃之关，关门不利，升降息矣。关即气交之中，天之枢也，故肾旺则胃阴充，胃阴充则能食，以大剂六味汤、八味汤为主。时贤高鼓峰、杨乘六宗其法而变通之，专取阳明，以六味汤去丹、泽、茯苓，加甘草、枸杞、生地、当归，总使一派甘润之药以养胃阴。胃阴上济，则贲门宽展而饮食进。胃阴下达，则幽门、阑门滋润而二便通，十余剂可愈。《入镜经》主《内经》三阳结谓之隔一语，大变其法。以隔食之人，五七日不大便，陈物不去则新物不纳，以三一承气汤节次下之，后用芝麻饮啜之则愈。此数法皆从《金匮》大半夏汤中甘润蜜水得来，而却遗去仲景以半夏为主而降冲脉之逆，人参为辅而生既亡之液之义。学人必于此而得其悟机，而又审其寒热虚实而施治，则于噎膈之道，思过半矣。

至于食入反出，是中焦土寒，下焦火虚，以附子理中汤、香砂六君子汤加干姜、八味地黄丸，间服多效。

若食不得入，必以黄连黄芩人参干姜汤为主，泻心汤亦妙。

瘀血在膈，饮热汤及食椒姜而呃者，宜加桃仁、红花之类。

吴茱萸汤，不论噎膈、反胃皆可用，唯以呕而胸满为的证，干呕、吐涎沫、头痛亦为的证。

脉浮缓而滑，沉缓而长，皆可治；弦涩短小，为难医。

治噎膈奇方

牛犬二灰散：不拘黄牛、水牛，但遇有狗放屎于牛屎上，连二屎共取和匀，候干封固。每用煅灰存性三钱，以好苦酒调服后，用真云南棋子一枚，男以白的，女以黑的，捣研极细，仍用苦酒炖浓服之。

甘蔗饮：取甘蔗去皮切钱，瓷碗乘白米些少，以水润透米，将蔗钱放米内，仍用瓷碗盖定，慢火蒸熟成饭。先取蔗钱与本人，徐徐嘴咽蔗汁，漫开喉咙，即食此饭，为开膈之第一方，即审证议药。二灰散不易得，先用此法，即以黑白棋子继之，再审证用药，以收全功。

膈证汤饮不入口，针合谷穴，亦可开通。

治翻胃奇方

《斗门方》用附子一个最大者按：近日附子宜以开水侯温和，入附子，泡去盐，一日二换汤，泡三日取晒，坐于砖上，四面着火，渐逼碎，入生姜自然汁中；又依前火逼干，复淬之，约生姜汁尽半碗许，捣罗为末，用粟米饮下一钱，不过三服瘥。

噎膈、反胃续论

膈噎证，古今方法最紧，遵之亦不甚验。以上论治，未免太简，恐初学人领悟不来，正欲续论以畅其旨，适友人自安徽来，遗余以张心在《附经》一书，检阅之下，深喜其读书有得，可与共学适道也。虽识荆俟诸异日，而数千里神交，不啻同堂时晤对，请即以《附经》之原文，演为问答，未知心在以为然否。

问曰：噎膈初起，有食入打呛而因不能下咽者，肺气上逆，会厌不及蔽，而气喉为之病，当用何药？余曰：治以枇杷叶、百合、天门冬、半夏、阿胶、甘草，令治节行，则逆者顺矣。然必佐以干姜之开，五味子之阖，细辛之拨动神机，令咽喉二窍得顺其出入之常，遂无呛逆之患，非熟于仲景书者不悟也。

问曰：有食下如刀劙草勒，胸痛畏食者，胃之上口内肿，而食管为之不利，当用何药？余曰：金银花煮膏，以米饮调下常服。或白水牛喉焙干研末，佐之以金银花，能止痛消肿。且味甘而质润，可滋胃脘之阴；性寒而气香，又除郁热之闭也。

问曰：每食必以饮送下者，胃中之气不上吸，故食不能自下，若非饮送，即见阻滞者，应用何药？余曰：胃气不能上吸，非人参之助胃不可。得食阻滞，非甘澜水和白蜜之润下不可。且其阻滞者，冲脉之为病，非半夏不能降冲脉之逆，仲景大半夏汤甚妙。

问曰：有将食时必饮酒而后能食者，胃气郁塞不开，得酒之剽悍而始通，应用何药？余曰：宜平胃散料加香附、麦芽、半夏、干姜、白豆蔻、沙参、川芎，入羊肚内，蒸熟晒干，又易羊肚，如前法三次，去羊肚为末，以陈米汤送下三钱，日二服。以辛药开结，以香药醒脾，而制法之妙，化其霸气，方不伤其阴气。经云：阴者，中之守也。此方颇为合度。

问曰：有肝逆胆横，小络相厄，两胁时痛，食入不犯肝胆之络则下，犯其小络，则土受木制，不能纳谷，而因吐者，病由木郁，而土因之亦郁，应用何药？余曰：宜用小柴胡汤，遵原定分数，折为小剂。柴胡四钱，半夏汤洗七次，不可用矾煮，黄芩、人参、炙甘草、生姜各一钱五分，大枣一个，水煎，加紫苏旁小梗整用、生竹茹各二钱，橘皮内筋膜、当归须各一钱。补虚清火，解郁通络，配合得法，则各药相得而益彰，自不同他方之泛泛也。

问曰：有胃火自盛，食入则吐逆不已者，应用何药？余曰：食物不得入咽，是火阻于上，宜用黄连、黄芩之大寒以泻之，大苦以降之，更用人参以助胃，俾胃喜于纳食，而急迎之入内。然必用干姜，大辛大热，冲开其关，方无拒格之患，四味等分煎服，仲景得意之方也。如食既入咽，随即吐出，是胃素有热，一得食物，为两热相冲，不能停留而即出，宜大黄四钱，甘草二钱，为釜下抽薪之法。此与黄连黄芩干姜人参汤均是苦寒之剂，而毫厘有千里之差，况寒热之相反乎！

问曰：有朝食暮吐，完谷不化，必倾囊倒箧，尽净无存而后快者，则食久反出，无火之谓也，应用何药？余曰：此症用温补法，人人共知，每服之而不效者有故，当辨其为中焦无火与下焦无火。中焦无火有二：在阳明则胸满，宜吴茱萸汤；在太阴则腹满，宜理中丸。又恐此丸之过甘，则甘草不妨减半。恐其功之过缓，不妨加入荜茇、附子、吴茱萸、半夏、茯苓之类，勿泥定成法也。下焦无火亦有二。在厥阴则吐食而兼酸腐，亦宜吴黄汤，又以川椒、干姜、肉桂、吴茱萸、附子、当归、川楝子、人参、沙参研末，枣汤泛丸，米饮送下三钱，一日二服。在少阴则吐食而兼水液，宜真武汤倍生姜，或以《斗门方》峻补之，愈后宜肾气丸，倍桂附以收功。

又问：以上诸症，未至于槁，皆足以至槁，至口吐白沫，便如羊屎，津液枯竭，营卫不行，五脏不通，则食全不入，而病不可为矣，未知先生尚有法可以救之否？余曰：津液即是真水，水由气化，亦由火致。推其所以枯竭之故，非气虚不能化之，即火虚不能致之也。今人不明其理，以滋润甘凉为生津养液，实所以涸津液之源而速其死。仲景云：干呕吐涎沫，吴茱萸汤主之。虽非为噎膈症立论，而圣言无所不包。少阳证火逆于上，其呕有声而不吐谷，名为干呕。若不吐谷而但吐涎沫，名为干呕吐涎沫。此症食全不入，无谷可吐，亦是干呕例。津液生于谷气，绝食则津液已枯。又吐出涎沫，则津液遂竭尽无余，所以不能下滋肠胃，粪如羊屎。唯吴茱萸一汤，大辛以开其格，大苦以镇其逆，大甘以培其中，且辛从甘以化阳，苦从甘以化阴，阴阳合而时雨降，顷刻间有万里沃泽之景象矣。况又佐以人参之大生津液，并以驯诸药之性，宜其为起死之灵丹也。至于停痰瘀血，阻塞胃口，致食入之路滞碍者，为有余之症，诸家之说，不无可采，毋庸修园之再赘也。

经又有上气下虫之症，治以骡马尿而未愈者，似可以乌梅丸继之。言不尽意，亦视乎人之善悟而已。

痰　饮

水气上逆，得阳煎熬，则稠而成痰；得阴凝聚，则稀而为饮。皆以脾肾二经为主，以水归于肾，而受制于脾也。

《金匮》以痰饮、悬饮、溢饮、支饮分四饮，后人加留饮为五饮。不知留饮即痰饮也。唐宋以后，名色愈多，而治法愈乱，兹举数方，为扼要之法。

凡痰脉多应于滑，脉沉而弦者，主悬饮内痛。

痰饮诸方，以二陈汤为通剂，兹加减法，仿《金匮》之意，故取效倍于诸家。久嗽气短，加桂枝一钱五分，白术二钱，此从水道以化气也，或与肾气丸互服。停饮胁痛，加白芥子一钱五分，前胡二钱。四肢肿，身体疼重，加生黄芪三钱、防己二钱。咳逆倚息，气短不得卧，加木防己三钱，桂枝、人参各一钱五分，水煎好，入芒硝八分服。心下有支饮，其人若眩冒，加泽泻四钱、白术二钱。咳嗽不已，加干姜、细辛、五味子。以上俱仿《金匮》意加减。火痰加海粉、栝蒌仁、黄芩、海石；寒痰加干姜、附子；风痰加制南星、天麻、竹沥、姜汁；燥痰加天冬、玉竹、瓜蒌仁；湿痰加白术、苍术；郁痰加川芎、贝母、香附、连翘；虚痰加人参、白术；实痰加旋覆花、枳实；食痰加莱菔子。

实热老痰，变出怪症，不可名状，宜礞石滚痰丸。

中脘留伏痰饮，臂痛难举，手足不得转动，宜指迷茯苓丸。

按：痰饮之病最多，胸胁疼、呕逆、神识不清及手足臂痛皆是。大抵痰为阳邪，随气所到，其症变幻无常，凡苦、辛、酸、咸及竹沥、姜汁、童便、皂角、芒硝之类，随症可加入。亦有虚者，宜六君子汤、桂苓甘术汤、肾气丸、真武汤、小半夏倍加茯苓汤等，以扶元气。饮为阴邪，唯停于心下、胁下，为胀、为咳、为悸、为眩冒，及溢于皮肤而为肿，必以桂、苓、术、附加生姜汁之类，使离照当空，而群阴力能退避。若以地黄、麦冬、五味附和其阴，则阴霾冲逆肆空，饮邪滔天莫救矣。

咳　嗽

咳嗽证，方书最繁，反启人多疑之惑，其实不若虚实二证。实者，外感风寒而发；虚者，内伤精气而生也。总不离乎水饮。《金匮》以小青龙汤加减五方，大有意义。小柴胡汤自注云：咳嗽去人参，加干姜、五味子，人多顺口读过，余于此悟透全书之旨，而得治咳嗽之秘钥，因集隘未详，大为恨事。向著《金匮浅注》等十种，言之不厌于复，业斯道者，请鉴予之苦心焉！

实证方

外感风寒，内挟水饮，必咳嗽不已，兼见头痛、发热、恶寒等症。若外感重者，宜香苏饮加杏仁、防风各二钱，半夏、干姜各一钱五分，五味子捣扁、细辛各八分，水煎服，温覆取微汗。外感轻者，宜二陈汤加细辛、干姜、五味子、杏仁、前胡。若二症面目浮肿，俱加桑白皮三钱，葶苈子八分，微炒，研末调服。

外感风寒，咳嗽颇久，每呛，两胁牵痛，发热者，或寒热往来者，宜逍遥散倍柴胡，加半夏、干姜各一钱半，五味子一钱。

夏月伤暑，咳嗽，自汗，口渴，小便赤短，宜六一散：滑石六钱，甘草一钱，干姜、细辛、五味子各一钱，水煎服。

秋间伤秋金燥气，皮毛洒渐恶寒，寒已发热，渐生咳嗽，咳嗽不已，渐至泻利，宜泻白散，二剂合为一剂，去粳米，加黄芩、阿胶各一钱五分，干姜一钱，五味子、细辛各五分，水煎服。此方加减，庸医必骇其杂，能读孙真人书者，方知从五味子汤、麦门冬汤二方得来也。

以上咳嗽，治之失法，多至吐血痨伤。

虚证方

痨伤之人，土气日虚，不能生金，每至咳嗽，惟补其中土，则百病俱愈。宜六君子汤加干姜一钱五分，五味子、细辛各八分，水煎服。方中虽有人参，久咳肺燥之人不忌也。

久嗽不已，时见喘促者，是肺肾俱虚，天水不交之症，宜附子理中汤加茯苓四钱，细辛、五味子各八分，阿胶、天门冬各三钱。

咳嗽虽为肺病，其标在肺，其本在肾。肾具水火，水虚者滋之，宜猪苓汤，服四五剂后，即服六味地黄丸加蛤蚧、麦冬、五味；火虚者温之，宜真武汤，去生姜，加干姜、细辛、五味子，四五剂后，即服桂附地黄丸。数方俱以利水为主，若读张景岳书辈，必谓补肾不可利水。《求正录》中有实漏卮之喻，而不知咳嗽必挟饮邪，标在肺而本在肾，天不连地而连水也。今于水道一利，则上焦之水饮亦必下行，源流俱清，咳嗽自愈。《经》云：上焦如雾，中焦如沤，下焦如渎，但得三焦气化，水道通决，则云行雨施，乾坤有一番新景象矣。

《经》云：肺恶寒。又云：形寒饮冷则伤肺。仲景不用人参，以参之性微寒也。然此为新病而言，若久嗽之人，肺必干燥，且以多咳而牵引诸火而刑金，人参又为要药。如病在金脏者，宜清燥救肺汤；如病在水脏者，宜琼玉膏。

实证不可妄用虚证诸方，恐留邪为患也。而虚证定不可废实证诸方，以咳嗽必有所以致之者。溯其得病之由而治之，即治本之法也。

喘　促

喘者，气上冲而不得倚息也，有内、外、实、虚四证，宜与痰饮、咳嗽参看，外则不离乎风寒，内则不离乎水饮，实则为肺胀，虚则为肾虚，宜分别治之。

脉宜浮滑，忌短涩。

外感风寒及伤暑、伤燥方治，详于咳嗽门，不赘。

水饮之病，小青龙汤为第一方。若支饮内痛者，亦可暂用十枣汤。如因支饮满而气闭，气闭则呼吸不能自如，宜用葶苈大枣泻肺汤。今人畏不敢用，多致因循误事。

咳而上气为肺胀，其人喘，目如脱，脉浮大者，用麻黄三钱，生石膏四钱，半夏二钱，甘草一钱，生姜一钱五分，大枣二枚，水二杯半，先煮麻黄去沫，入诸药，煮八分服，日二服，即愈，名越婢加半夏汤。

肾虚气喘，方治详于咳嗽门，不赘。

黑锡丹为气喘必用之药，宜预制之以备急。

喘证起于七情气逆者，宜四磨饮；起于痰喘胀满者，宜苏子降气汤，二方为喘证之良方。

《圣济总录》云：枸杞汤治气短，方用枸杞四钱，姜枣水煎服。又云：紫苏汤治卒气短，方用紫苏四钱，陈皮一钱，枣二枚，水酒各半煎服。按：二方同治气短，何以彼此悬殊？而不知一治肺，一治肾也。肺主出气，皮毛为肺之合。风寒客于皮毛，则肺之窍道闭，窍道闭则出气不利而短，故用紫苏、陈皮之辛以开之。书中"卒"之一字大有意义。肾主纳气，肾虚则吸气不能归根而短，故用枸杞之补肾精以填之，与八味地黄丸同意，但任专则效速，所以舍彼而用此也。

过服辛燥等药，喘促愈盛者，可用贞元饮，然为缓剂，若痰多喘甚者大忌。

喘气，诸家之说最杂，近有张心在之论，深合鄙意，余所以数千里而神交之也。心在云：喘气专在口也，鼻息出入，气未始不至于口，而专在口则喘矣。天气通于鼻，一呼一吸，吐故而纳新，果顺其常，则出心肺而入肝肾，脾居中而转运此句最精，可以悟出绝妙心法，何喘之有？惟鼻失其职，或肺壅窍塞，不能上达，其气复返心脾而出于口，或肺虚力弱，不能下引其气，上到心脾而出于口，则喘作焉，皆肺之过也。至若气短症，鼻气有出无入，能呼而不能吸，则责在肝肾之绝，肺不任咎矣。

哮　证

《圣济总录》名呷，咳嗽而胸中多痰，结于喉间，偏与气相击，随其呼吸，呀呷有声，用射干丸。其方用射干、半夏、陈皮、百部、款冬花、细辛、干老姜、五味子、贝母、茯苓、郁李仁各一两，皂荚刮去皮子炙五钱，共为末，蜜丸桐子大，空心以米饮下三十丸，一日两服。

脉喜浮滑，忌短涩代散。

愚按：哮喘之病，寒邪伏于肺俞，痰窠结于肺膜，内外相应，一遇风、寒、暑、湿、燥、火六气之伤即发，伤酒、伤食亦发，动怒、动气亦发，劳役、房劳亦发。一发则肺俞之寒气与肺膜之浊痰狼狈相依，窒塞关隘，不容呼吸，而呼吸正气，转触其痰，齁齁有声，非泛常之药所能治。故《圣济》用前方之竣，然体实者可用，若虚弱之人，宜用六君子汤料十两，加贝母二两，共研末，以竹沥四两，生姜汁一两，和匀拌之，又拌又晒，以九次为度，每服三钱，开水送下。以竹沥、姜汁可以透窠囊也，然内之浊痰，荡涤虽为得法，又必于潜伏为援之处，断其根株，须用各家秘传诸穴灸法。如畏灸者，宜于夏月三伏中，用张路玉外贴药末，余家传有哮喘断根神验药散_{其方载于《修园新按》}，入麝香五分，姜汁调，涂肺俞、膏肓、百劳等穴，涂后麻督疼痛，切勿便去，俟三柱香尽方去之，十日后涂一次，如此三次，病根去矣。

哮喘辨证方治，俱详痰饮、咳嗽、喘促三门，不赘。

心腹诸痛

心为君主之官，一痛手足青至节，不治。俗谓心痛者，乃心胞络痛，或胃脘痛也。昔人分为九种，宜辨而治之。

一曰气痛，脉沉而涩，乃七情之气郁滞所致，宜七气汤_{微温}、百合汤_{微凉}。

一曰血痛，脉浮沉俱涩，其病如刺，不可按扪，或寒热往来，大便黑，宜失笑散。三一承气汤，此方虽竣，而痛其便闭拒按者，不得不用之。加桂枝、桃仁各三钱。

一曰痰痛，即饮痛，脉滑，咳嗽，痛连胁下，或游走无定，宜《伤寒》十枣汤。但此方近医胆识不及，不敢用，宜二陈汤加白芥子一钱五分，皂角炒紫五分，栝蒌三钱。滚痰丸，诸药不效，大便闭者，可暂用之。

一曰火痛，脉数而实，口渴面赤，身热便秘，其痛或作或止，宜金铃子散、丹参汤、百合汤。或用栀子炒熟四钱，良姜二钱，研末，名越桃散，温酒送下。或加味逍遥散送下左金丸二钱。

一曰冷痛，脉迟而微细，手足俱冷，其痛绵绵不休，宜附子理中汤加当归、肉桂、木通、吴萸子。

一曰虚痛，即悸痛，脉虚细小或短涩，心下悸，喜按，得食少愈，二便清利，宜归脾汤加石菖蒲一钱，或当归补血汤加肉桂一钱五分。

一曰注痛，入山林古庙古墓，及感一切异气而痛，语言错乱，其脉乍大乍小，两手若出两人，宜平胃散加藿香二钱，木香一钱，调麝香七厘服，以香者天地之正气也，正能胜邪。

一曰虫痛，脉如平人，其痛忽来忽止，闻肥甘之味更痛，闻食而虫头上昂，按摩稍止，虫惊而暂伏，唇红，舌上有白花点，宜附子理中汤去甘草，加乌梅三枚，川椒、黄连各一钱五分，黄柏、肉桂、当归各一钱，水煎服。愈后，宜服乌梅丸。

一曰食痛，脉实而滑，嗳腐吞酸，恶食，腹胀且痛，其痛或有一条扛起者，宜平胃散加麦芽、谷芽、山楂、半夏各二钱，胀甚者再加莱菔子生研三钱，水煎服。如初病，食尚在膈中，服此汤后，即以手探吐之。如腹胀满拒按，大便不通，宜三一承气汤下之。

又按，以上九痛，流传已久，不可不知。而高士宗《医学真传》分各部用药，其法甚捷，今重订而节录于下：

当心之部位而痛，俗云心痛，非也，乃心胞之络不能旁达于脉故也，宜香苏饮加当归四钱，元胡索、木通各一钱，桂枝二钱，酒水各半煎服，紫苏须用旁小梗，整条不切碎，更能通络。

心脉之上，则为胸膈。胸膈痛乃上焦失职，不能如雾之溉，则胸痹而痛，宜百合汤半剂，加瓜蒌皮、贝母各三钱，薤白八钱，白蔻一钱五分，水煎服。胸膈之下，两乳中间，名曰膺胸，膺胸痛乃肝血力虚，气不充于期门，致冲任之血，从膺胸而散则痛，宜丹参饮半剂，加当归五钱，白芍、金银花各三钱，红花、川续断各一钱，酒水各半煎。

膺胸之下，则为中脘。中脘作痛，手不可近，乃内外不和，外则寒气凝于毛皮，内则垢浊停于中脘，当审其体之虚实而施治。莫若以灯当痛处爆十余点，则寒结去而内外通，便不痛矣。若爆后痛仍不止，实者宜五积散，虚者宜加味香苏饮香苏饮加桂枝、芍药、当归各三钱，细辛、木通各一钱五分，吴茱萸二钱，水煎服。方中紫苏、生姜、细辛、桂枝以驱外之凝寒，吴茱萸、陈皮、木通以降内之浊垢，归、芍、香附、甘草和其气血，安其中外，颇合法度。若虚甚者，去紫苏，加黄芪三钱。汗多者，再加熟附子一钱五分。

中脘之下，当阳明胃土之间，《铜人图》：中脘下一寸名建里穴，时痛时止，乃中土虚而胃气不和。若服行血消泄之剂过多，便宜温补。但以手重按之，则痛稍平，此中土内虚，虚而且寒之明验也。宜香砂六君子汤加干姜二三钱，或附子理中汤。

乳下两旁，胸骨尽处痛者，乃上下阴阳不和，少阳枢转不利也，伤寒病中多有此症。当助其枢转，和其气血，上下通调，则愈矣。宜逍遥散倍柴胡，加生姜一钱五分。

大腹痛者，乃太阴脾土之部，痛在内而缓，中土虚寒也，宜理中汤倍人参。痛兼内外而急，脾络不通也，宜理中汤倍干姜。盖脾之大络，名曰大包，从经隧而外出于络脉。今脾络滞而不行，则内外皆痛。理中汤倍干姜服之不应者，再加肉桂一钱五分，木通一钱。《太阳篇》云：伤寒，阳脉涩，阴脉弦，法当腹中急痛，先与小建中汤，不瘥者，与小柴胡汤。此先补益于内，而后枢转于外也。

脐旁左右痛者，乃冲脉病。冲脉当脐左右，若为寒气所凝，其冲脉之血不能上行外达，则当脐左右而痛。当用血分之药，使胞中之血通达肌表，若用气药无裨也。宜当归四逆加生姜吴茱萸汤，水酒各半煎服。或用四物汤去地黄加肉桂一钱，生黄芪、生姜各三钱，炙甘草、红花各一钱，水酒煎服。

脐中痛不可忍，喜按者，肾气虚寒也，宜通脉四逆汤加白芍三钱。若脉沉实，口中热渴，腹满拒按，大便秘，是有燥屎，宜三一承气汤。

脐下痛者，乃少阴水脏、太阳水腑不得阳热之气以施行，致阴寒凝结而痛。少阴水脏虚寒，用真武汤温之。太阳水腑虚寒，用桂枝汤加熟附子、茯苓温之。

按：士材《必读》云：脐上痛属脾，脐下痛属肝，当脐痛属肾，此臆说也，不可从。又脐下痛有火逼膀胱，小便不利而痛者，宜五苓散；亦有阴虚阳气不化，小便点滴俱无胀痛者，宜通关丸；有燥屎者，辨法方治，见上条。

小腹两旁，谓之少腹。少腹痛，乃厥阴肝脏之部，又为胞中之血海。盖胞中之水，主于少阴，胞中之血，主于厥阴也。痛者，厥阴肝气不合胞中之血而上行也。肝脏不虚者，当疏通以使之上，宜香苏饮加柴胡三钱，当归、白芍各二钱，生橘叶三片。肝脏虚者，当补益以助其下，宜乌梅丸，以米汤送下二钱，一日三服。盖厥阴不从标本，从中见少阳之气，使厥阴上合乎少阳，则不痛矣。

两旁季胁痛者，肝气虚也，当归四逆汤加阿胶，四君子汤去白术加当归、粳米与乌梅丸，五服。两胁之上痛者，少阳之气不和也，宜小柴胡汤，去枣，加牡蛎、青皮，时法用左金丸。

愚按： 凡心腹诸痛，宜辨其内之胀与不胀，便之闭与不闭，脉之有力与无力，口中热、口中和、痛之久暂，以辨寒热、邪正、虚实。如痛而胀且闭者，厚朴三物汤攻里。兼发热者，厚朴七物汤，兼表里治之。腹痛连胁痛，脉弦紧，恶寒甚，大便秘者，大黄附子汤主之。若但胀而便不秘者，是实中之虚，宜厚朴半夏人参生姜甘草汤。腹痛甚而不可触近，呕吐者，大建中汤主之。雷鸣切痛，呕吐者，附子粳米汤主之。腹痛下利而厥者，通脉四逆汤主之。腹痛吐泻者，理中汤主之。若绕脐疼痛，名寒疝，腹中疗痛者，当归生姜羊肉汤主之。皆起死回生之法，时医不讲久矣。予著有《金匮浅注》十六卷、《医诀》三卷，辨之颇详，宜查对勿误。

痛 风

肢节走痛，《内经》谓之贼风，后人谓之痛风，又谓之白虎历节风，宜审其寒热而治之。

脉宜浮数，忌虚弱。

痛风，脉浮紧，头痛，恶寒发热，为新受之邪，宜五积散。

治风先治血，血行风自灭。宜四物汤加生黄芪、防风、桂枝、秦艽、桑枝、红花、炙草主之。

痛风，久不能愈，必大补气血，以为胜邪之本，切不可徒用风药，宜十全大补汤，诸药各一钱，加真桑寄生三钱为君，再加附子、防风、竹沥、生姜汁为佐使。

痛风，久不愈，以痛久必入络也，诸方俱宜加入金银花、木通、红花、钩藤、刺蒺藜之类。

又痛久则郁，郁而为热，热则生痰，必加入制南星、半夏、栝蒌根、黄柏、贝母、竹沥、姜汁之类。

又桑寄生、虎骨俱为要药，以桑为箕星之精，风从虎之义也。

久服辛热之药不效者，用玉竹、黑芝麻、真僵蚕、生芪、归须、菊花、蒺藜、阿胶、炙草之类，为柔润熄肝风法也。

痹

痹者，闭也。风寒湿杂至，合而为痹，与痛风相似，但风则阳受之，痹则阴受之。虽《内经·痹论》有"风气胜者为行痹，寒气胜者为痛痹，湿气胜者为着痹"之分，而深究其源，自当以寒与湿为主。盖以风为阳邪，寒与湿为阴邪，阴主闭，闭则郁滞而为痛，是痹不外寒与湿，而寒与湿亦必假风以为之帅，寒曰风寒，湿曰风湿，此三气杂合之说也。《内经·寿夭刚柔篇》曰：在阳者命曰风，在阴者命曰痹，以此分别，则两证自不混治矣。若胸痹及脏腑诸痹，又当别论。《医门法律》分别甚详，宜参阅之。

痹证之实者，宜五积散。

《金匮》治血痹，脉阴阳俱微，寸口、关上微，尺中小紧，外症身体不仁，如风痹状，用黄芪五物汤，黄芪、芍药、桂枝各二钱，生姜六钱，大枣四枚，水煎服，一日三服。愚谓为痹证属虚者之总方。

腰 痛

《内经》云：太阳所至为腰痛。其痛为外感，宜五积散。

《内经》云：腰者肾之府，转移不能，肾将惫矣。其痛为肾虚，宜六味丸治水虚、八味丸治火虚。二方俱加杜仲、牛膝、鹿茸、补骨脂之类。

瘀血作痛，其痛如刺，轻者以鹿角炒为末，酒调服三钱；重宜三一承气汤去枳、朴，加桂枝、附子、桃仁各二钱。

督脉为病，脉尺寸中央俱浮_{三部俱浮}，直上直下，宜鹿茸一两，肉桂一钱，水煎服。

带脉为病，关左右弹，主腰溶溶如坐水中，宜肾着汤。

白术一味补脾即所以祛湿，而补脾又所以输精及肾，且能利腰脐之死血。余遇腰痛症服药不愈者，每用一两，佐以牛膝三钱，淫羊藿五钱，以治水虚。《神农本草经》谓淫羊藿性寒，今人不明其理，佐以附子三钱，当归、肉桂各一钱五分，杜仲五钱，以治火虚；佐干姜二钱，以治寒湿；佐苡仁五钱，以治湿热，其效如神。

卷三

血　证<small>吐血、咳血、咯血、鼻衄、齿衄、眦衄、大便血、小便血、血淋、血崩</small>

《经》曰：中焦受气取汁，变化而赤，是谓血。血之流溢，半随冲任而行于经络，半散于脉外而充肌腠皮毛。若外有所感，内有所伤，则血不循经，从上而涌则为吐血、咳血、咯血、鼻衄、齿衄、眦衄；从下而走则为大便血、溺血、妇人血崩，其源则一。或问：诸书皆分别五脏六腑之血而施治，兹何以笼统言之？余曰：五脏有血，六腑无血，观剖诸兽腹，心下、夹脊、包络中多血，肝内多血，心、脾、肺、肾中各有血，六腑无血。近时以吐血多者，谓吐胃血，皆耳食前医之误。凡吐五脏血必死。若吐衄崩下，皆是经络散行之血也。或问：既无分别，何《金匮》以泻心汤治心气不足为吐衄乎？曰：百病不离于五脏六腑，脏腑病以致血不循经，而为吐衄崩下，非吐衄崩下之血从脏腑中脱出也。循经之"经"字，作"常"字解。时贤误解，谓归脾汤引血归脾，脾能统血，即是归经，害人无算。余再为之喝醒一语，曰：随者，仍其随之常；行者，仍其行之常；散者，仍其散之常；充者，仍其充之常。血循经常之道路，则无吐衄崩下之病矣。千古无一人谈及，余于高士宗引而不发处，细绎思论，大为快事。

身热脉大者难治，身凉脉静者易治。若喘咳急而上气逆，脉见弦紧细数，有热，不得卧者，死。

外感吐血，先见头痛、恶寒、发热等症，必取微汗则愈，宜香苏饮加荆芥穗一钱，丹皮、白芍各一钱五分。

夏令、秋令感暑气，燥气而吐血，方治见咳嗽门，不赘。

《内经》云：不远热则热至，血溢、血泄之病生矣。凡人不避暑热，及过食爆炙之物，以致血热妄行，宜四生丸。

瘀血而吐，必先胸痛，血色必紫，或黑而成块，脉必滞涩，宜四物汤加醋炒大黄、桃仁、丹皮、香附各一钱五分。如紫血尽，鲜血见，即用六君子汤加当归调之出高鼓峰《心法》。

伤寒及温病，应发汗而不汗之，内热蓄血，及鼻衄、吐血不尽，内余瘀血，大便黑，面黄，宜犀角地黄汤。

高鼓峰《心法》于血症独精，其云：除瘀血与伤寒外，其余俱属七情饿饱劳力等因，必见恶心，验症分明，一味固元汤主之，方用人参、炙芪、归身、甘草、煨姜、大枣、白芍，水煎服。血证最繁，以一方统治，胡念斋深服之。胡念斋云：补药可用，温药亦须急加，附、桂、炮姜随宜。《仁斋直指》谓：阳虚阴必走，大吐大衄外有寒冷之状，可用理中汤加南木香，或甘草干姜汤，其效更著。又有饮食伤胃，胃虚不能传化，其气上逆，亦能吐衄，亦宜上二方。余用甘草干姜汤，其干姜炮黑，加五味子二钱甚效，从《慎柔五书》得来。《内经》云：血气者，喜温而恶寒，寒则滞而不流，温则消而去之，此数语为治血之要旨。所以杨仁斋、高鼓峰方法神验。即张景岳用熟地一两，泽泻、附子、牛膝各一钱五分，肉桂一钱，炙甘草二钱，水煎服，名为镇阴煎，方虽驳杂，而温药较多，亦能奏效。《褚氏遗书》云：血虽阴类，运之者其阳和乎，"阳""和"二字，指心肺而言也。心肺之阳宜布，如日月一出，爝火无光，凡诸般邪热之气俱除，血无所扰，则循行常道矣。"运之者"三字更妙，血不自运，必借气以运之。既已运矣，则随冲任而行于经络，散于脉外，充于皮毛，有经常之道可行，何至妄行而为失血之证耶？诸家俱赞此二句之妙绝，未能发明其旨。甚矣，医道之难也！高鼓峰虽未能悟到此旨，而固元汤与之暗合。慎柔和尚以保元阳为主，慎柔方无肉桂，有煨姜三片，黑枣二枚，亦不过取黄芪补气以生血，而亦与此旨暗合。合之则效速，二公所以名燥一时也，余于此千虑一得，不敢自秘。

血证有不宜刚燥之剂者，或血虚烦渴，烦热，睡寐不宁，五心烦热，宜圣愈汤。

舌上出血如孔钻者，煎香薷汁服，外用槐花炒研掺，蒲黄炭亦可掺之。

齿龈血出，用生竹茹四两，醋浸一宿，含之。牙缝出血，以纸维醮干蟾酥少许，于出血处按之立止。满口齿血出，枸杞子为末，煎汤漱之，然后吞下，根亦可。

鼻衄，用生茅花或根一两，煎服。

以上症，或统用甘露饮、滋肾丸。

血淋、尿血，用苎麻根十枚，水煎服。又用海螵蛸、干地黄、赤茯苓各等分为末，每服三钱，以柏叶、车前子煎汤下。又用乱发烧灰，入麝香少许，用米醋温汤调下，如痛不可忍，以藕汁、萝卜汁、白蜜调下。又房劳兼小便尿血，宜鹿角胶半两，没药另研，油头发绳各三钱，为末，茅根汁打面糊丸，桐子大，每服五十丸，盐汤下。

下血，先便后血为远血，用灶中黄土八钱，甘草、生地、白术、熟附子、阿胶、黄芩各一钱五分，水煎服，名黄土汤。下血，先血后便为近血，宜赤小豆三两，泡令出芽，晒，当归一两，共为末，以浆水服一钱五分，日三服，名赤小豆当归散。二方俱出《金匮》。大便下血不止，诸药不效者，宜济生乌梅丸。

皮肤血汗，宜郁李仁去皮研二钱，以鹅梨汁调下。又用人中白焙干，入麝香少许，温酒调服，立效。又用六味地黄汤加五味一钱，麦门冬、川续断各二钱。

诸窍出血，宜头发、败棕、陈莲蓬各等分，俱烧灰研，每服三钱，木香汤下。

妇人血崩，审其寒热虚实，照以上诸方择用。若脱血之顷，不省人事，大汗不止者，宜参附汤，贫者以当归补血汤加熟附子二三钱。

大吐、大衄、大崩之顷，血若稍止，急用独参汤服，服后听其熟睡，切勿惊醒，则阴血复生矣。

癫、狂、痫

癫者，痴呆之状，哭笑无时，语言无序，其人当静。狂者，骂詈不避亲疏，其人当动。痫者，忽然猝倒无知，口角流涎，手足抽掣，或作五畜声，数刻即愈，愈后即如平人，作止有间断，所以名痫也。皆痰火为病。而痫病多由胎中受惊，一触而发也，治宜调中，补北泻南，不必过求奇险。

脉实者吉，沉细者凶。

前证属于实痰、实火者，宜滚痰丸。

肝火之为害，非泛常之药所可疗，时贤叶天士独得其秘，急用当归芦荟丸，每服三十丸，一日两三服，不可迟疑败事。

前证属虚者，宜磁砂丸、二加龙骨汤加铅丹二钱，或再加阿胶三钱，此二方神妙，非可以思议及者。

前证既愈，即宜以和平之剂收功，宜朱砂安神丸。

消　渴

口渴不止为上消，治以人参白虎汤。食入即饿为中消，治以调胃承气汤。饮一溲一为下消，治以肾气丸。赵养葵大变其法，谓治消无分上中下，先以治肾为急，以六味丸料一斤，入肉桂一两，五味子一两，水煎六七碗，恣意冷饮之，熟睡而渴如失矣，白虎、承气皆非所宜也。

喻嘉言曰：肾者，胃之关也。关门不开，则水无输泄，而为肿满；关门不合，则水无底止，而为消渴。《金匮》肾气丸蒸动精水，上承君火，而止其下入之阳光。彼证取其开，此证取其合，一开一合，具通天手眼。子和诋之，何其陋也？又白：茯苓丸治肾消，方用白茯苓、覆盆子、黄连、栝蒌根、萆薢、人参、熟地黄、元参各一两，石斛、蛇床子各七钱半，鸡内金三十具，微炒，共为细末，炼蜜和捣三五百杵，丸如梧子大，每服三十丸，食前磁石汤送下。喻嘉言治验加犀角一两，又以六味丸加犀角收功。

按：此与八味地黄丸，一阴一阳，相为表里，皆为神方。

脉宜数大，忌虚小。

伤　食

伤食病必有胸闷、吞酸、嗳腐、腹胀、腹痛等症，直以平胃散，如麦芽、谷芽、山楂、神曲、萝卜子消之，或以所伤之物烧灰加入为引导。如初伤时食尚在膈，服此汤，以手探吐。如伤之已久，腹满拒按，宜以三一承气汤下之，愈后服香砂六君子汤加干姜调养。若无吞酸、嗳腐等症，但见头痛、恶寒、发热，是外感证，切不可误用消导之品，致外邪陷入，变症百出。伤寒不禁食，故桂枝汤啜粥，是开章第一义，读仲景书自明。西北之人，一遇头痛、恶寒、发热之症，便云有食，即服神曲、山楂等药，往往误事。余为活人计，不得不大声疾呼也。

脉滑而实。时书以右关之上为气口，谓气口紧盛伤于食者，妄也。

张景岳云：偶病之人，多有非食而疑食者，曰某日曾食某物，或某肉某面，其日即病。医理不论虚实，但闻此言，且见胃口不开，必先治食。夫未病之人，谁有不食？岂必预为停食以待病至者，斯可信其无食乎？及其病也，则或因劳倦，或因风寒，或因七情，病发不测，而且无胀无滞，与食何干？药有对病而妄行剥削，必反增病，此斯道之莫须有也。由此推之，则凡无据无证而妄行胡猜者，皆其类也，良可慨矣。

黄履素著《折肱漫录》云：五谷皆养补脾气之物，一煅成炭，反能消食者，何也？盖火能软坚化物，烬从火化故也。诸炭能消食，亦能伤脾，功用不减于山楂、神曲，不可忽之以为食物而多服常服也。愚按：今人用白术炒焦，不知其伤脾，地黄烧灰，不知其伤肾，当以先生之言正之。

疟 疾

寒热往来有定候，一日一发者邪浅，二日一发者邪深，三日一发者邪更深。先寒后热者为顺，先热后寒者为逆。自子至午发者为阳，自午至子发者为阴。单寒无热者名牝疟，为纯阴病；单热无寒者为瘅疟，为纯阳病。疟病因劳而发者，名劳疟。因食而发者，名食疟。更有鬼疟，为祟病。瘴疟，是感岚气而成。种种不同，总以少阳一经为主。以少阳居阴阳之界，偏阴则寒多，偏阳则热多，阴阳俱病则寒热等见。单寒、单热为阴阳偏造具极，即祟疟、瘴疟亦阳气之虚，正虚不能胜邪，内虚不能御外。脾胃之阳虚，不能熟腐水谷，俱不离少阳一经。

疟脉自弦，浮弦表邪，沉弦里邪；洪弦属热，迟弦属寒；数弦痰饮，实弦食积。久疟之脉，渐缓则愈，弦紧则殆，吐散双弦，代散莫救。

初起俱宜小柴胡汤，一日一服，五日必愈。方中柴胡一味，少则用四钱，多则用八钱，切不可少此一味。神农推为上品，久服延年益寿之药。自李东垣及李时珍之书行，此药之真面目渐掩，张景岳新造五柴胡饮为散剂，更属无知妄作，流毒非轻。

凡初起无汗，去人参，加桂枝三钱。服后食热粥，温覆微似汗则愈。未愈再服之，有利无弊，切勿惑于浅人之说。

若发热甚，汗不出，可加麻黄三钱。如病家惑于邪说，牢不可破，即以杏仁、紫苏、防风各三钱代麻黄，服后温覆微似汗，不用食粥。

上、下午疟，不必过分。唯以寒多者属阴盛，加桂枝三钱，生姜宜倍用之，或再加吴萸三钱。单寒无热者，亦用此法，或去黄芩，再加熟附子三钱。热多者属阳盛，加知母、贝母各三钱。汗多而大热大渴者，加生石膏五钱，麦冬三钱，粳米四钱。单热无寒者，亦用此法，或再加知母三钱。先热后寒者名牝疟，治同，宜加桂枝二钱，是从《金匮》白虎加桂枝汤中仿出。

鬼疟，脉乍大乍小，加藿香二钱，以香为天地之正气，正能胜邪也。天麻三钱，以天麻之形如魁芋，有二十四子周环于外，其苗名赤箭，取弧矢以示威之义也。

瘴疟加苍术、藿香各二钱。

食疟以平胃散采入柴胡一味为君，融合二方为一方，即前人复方法也。

劳疟是虚人不能耐劳而病疟，宜小柴胡原方去半夏，加栝楼根二钱，或佐以补中益气汤。

一切疟疾口渴，俱去半夏，加栝楼根以生津液。

凡一切疟疾，欲急于取效，俟三发之后，以小柴胡汤加常山三钱，寅时服，渣再煎，于辰时再服，如吐，任其吐去痰涎，自愈。时医惑于俗传本草，谓常山是截疟猛药，邪未尽而强截之，多变他病，此无稽之臆说也。盖常山从阴出阳，为透邪外出之良药，仲景用其苗，名为蜀漆，今人用其根，何尝是强截之药！

久疟不愈，及三阴疟，三日一发者，诸药不效，惟以白术一两或二两，加生姜五七钱，水煎一杯，于寅时服之，渣再煎，于上午再服。如热多者，以当归一两余代白术。

如脾肾两虚，诸药不效者，用近效白术汤，一日两服，服到十日必愈。书成，友人自安徽回，赠余医书一帙，乃张心在新著《附经》也，中有"三阳交于胆，三阴交于脾，三阳之疟治胆，三阴之疟治脾"句，真是名言，可佩！此君若得名师益友而讲论之，将来为医中一巨擘，恨未悟其人。

初病疟，世称胎疟，缠绵难愈，与痘疹之症本于胎毒无异，宜六君子汤加草果、乌梅，或合小柴胡汤。

久疟不愈，不必治疟，只以六君子汤、补中益气汤，兼吞桂附八味丸，调理半月，无不痊愈。今医俱遵景岳法，用何人饮、休疟饮，方中以何首乌一味为主，据云中和之道，其实苦涩之品，不能食人。余屡见久服此药，多变出肿胀等病，学者不可不知。

痢　疾

下痢秽浊胶黏，似脓似血，小腹隐痛，欲便不便，里急后重是也。旧说偏寒偏热，主补主攻，皆不可拘执。唯所列死证数条，缘时医治不得法，流连致死，或过信前医之说，弃而不治，坐视其死。余目击心伤，日夜焦心，从《内经》、仲景言外之旨，及散见于各条之下，一一体认，而参以所治之证，大有所悟，药到病瘳，厥效彰彰可纪。请先言救逆之道，而次及恒法。

医书云：脉沉小者易治，脉浮大者难疗。又云：发热不休者死。此遵《内经》肠澼一论，执一不通之过也。余别有所悟。脉浮为表邪，浮而兼大，是表邪浸于阳明之界而下利，仲景有葛根汤等治法。发热不休，非感冒风寒，即是经络不和，宜用桂枝汤、当归四逆汤，祛风寒以调经络。人参败毒散加老米，名仓廪汤，亦是此意，但药力轻薄，不能速效耳。大抵初病治法，发热恶寒者，香苏饮加防风、川芎，以取微汗则愈，重必用桂枝汤、当归四逆汤之类。若寒热往来，多呕者，必用小柴胡汤。若热多而口渴者，小柴胡汤去半夏加栝蒌根主之。若发热不恶寒，里急后重者，以葛根黄芩黄连甘草汤，照古法先煎葛根，后煎诸药，日服二三剂，必愈。若用痢门方，如芍药汤之类，其邪无不陷入变危者，余深恨倪氏痢疾三方，为杀人主具。

医书云：腹痛不休者死，按其治法，不过用木香、槟榔、砂仁及消食行滞之品，安能以救死证？若果消渴、口中热、胸腹胀满坚实而拒按，为实证，三承气汤可以择用，或以三一承气汤代之。若果不渴、口中和、脉迟小而无力，或手足冷、腹痛而喜按，为虚寒证，非四逆汤不可。若腹痛而下痢重滞者，再加生白芍三钱。如腹痛不止，虚烦而喜按，脉弦者，为肝邪克土，宜小建中汤，服一时许，即以小柴胡汤去黄芩，加白芍药继之，神效。

医书云：下痢纯血者死，下痢如屋漏水者死。按其治法，不过用阿胶、地榆、槐花、苍术之类，安能以救死证？如果下奔鲜血，口渴便短，里急后重，脉盛者，为火证，宜白头翁汤，一日二服。虚人及产后加阿胶、甘草。亦有下鲜血而非火证者，若血带黯而成块者，属热者少，属寒者多，俱宜从脉症细辨之。若口中和、脉细、小便长、手足冷者，属虚寒无疑，宜以理中汤加灶心土八钱主之。下血多者，宜间服黄土汤，一日二服，三日渐愈。盖以脾胃如分金之炉，理中汤分其清浊，是治其本源也。屋漏水即血水之黯滞不稠者，为虚寒证误用寒凉攻破所致。若见咽痛，语言无序，半日必死，亦用理中汤救之。

医书云：能食者轻，不能者重，绝食者死，发呕者死。盖不能食，有食滞，即宜以平胃散加消导之药。若脾胃虚弱，即宜用香砂六君子汤及理中汤，健脾以运胃。又有辨于其微者：不饥而不思食者，是脾病，宜以上二方；饥而能食者，是肝病，宜乌梅丸。至于绝食频呕，即是噤口痢，丹溪用人参、石莲肉、黄连煎汤，入生姜汁，徐徐呷之，只认作湿热上冲之证，故不效，宜参上诸法治之。若食入即吐，不利于香、砂、橘、半者，宜用干姜黄连黄芩汤，苦辛以开拒格。若胸满而吐，及干呕吐涎沫者，宜吴茱萸汤，温镇以和土木，其效如神。

凡心下痞满，从仲景三泻心汤及厚朴生姜甘草半夏人参汤等，择用如神。

医书云：妇人新产即发痢者死，余仿《金匮》白头翁汤加甘草、阿胶之例，可知产后宜照病用药，毫无顾忌。又云：小儿出痘后即发痢者死，余以为不尽然。大抵产后失于过温致死，痘后失于过寒致死，俱因病而药之，不必泥于一说。

恒法

痢疾无外证、恶证，但见里急后重，便脓血者，三日内俱宜芍药汤。

痢疾腹中撮痛，或下血片，及噤口恶痢，诸药不效者，宜斗门秘传方。

痢疾不论新久，以陈米汤送下香连丸三钱，一日三服，极验。至于久痢，以四君子汤、六君子汤、补中益气汤、十全大补汤送下，法本薛氏，多效。

久痢诸药不效，审其为虚脱不禁无余邪者，宜真人养脏汤。

久痢流连不愈，愈而又作，名为休息痢，是堵涩太早，余邪未尽，宜羊脂四钱，白蜡三钱，黄连末三钱，白蜜八钱，乌梅肉炒研末二钱，血余灰三钱，煎搅为丸，丸如桐子大，以米饮送下三十丸，日三服。此孙真人法也。又有服补中益气汤，不应，反下鲜紫血块者，此久风成飧泄，风气通于肝，肝伤不能藏血也，宜玉屏风散去白术，倍防风，加羌活、葛根、升麻主之。

洞泄寒中，注下水谷，赤痢白痢，食已即出，食物不消者，宜圣济附子丸。

时 疫 修园新订

程山龄云：时疫之证，须知有来路两条，去路五条。

何谓来路两条，疫有在天者、在人者。如春应温而反寒，夏应热而反凉，秋应凉而反热，冬应寒而反温，非其时而有其气，自人受之，皆从经络而入，或为头痛、发热、咳嗽，或颈肿、发颐、大头风之类，斯在天之疫也。若一人之病，染及一室，一室之病，染及一乡，以及阖邑，病气、秽气互相传染，其气从口鼻而入，其见症，憎寒壮热，胸膈饱闷，呕吐黄涎，乃在人之疫。以气相感，与天无涉，所谓来路两条者，此也。

夫在天之疫，邪从经络入，寒多者治以辛温，宜五积散；热多者治以辛凉，宜九味羌活汤。审其气虚不能作汗者，宜人参败毒散。热甚格邪不作汗者，宜防风通圣散。若发颐及大头症，是风火相乘而为毒，宜防风通圣散加牛蒡子、金银花、桔梗、贝母、栝蒌仁之类。俾邪从经络入者，仍从经络出，此以发汗为去路也。

在人之疫，邪从口鼻入，或香苏饮加玉竹、川芎、忍冬，或神术散加葛根、葱头，或藿香正气散之类，俾其从口鼻入者，仍从口鼻出，此以解秽为去路也。

至于经络、口鼻所受之邪，传于阳明之经，则为自汗、大渴、大热、斑黄等症，宜甘露饮生其津液，以为胜邪回生之本，甚者必用人参白虎汤，以清阳明散漫之热，此以清火为去路也。

如入于胃腑，则为谵语发狂，大便实、小腹拒按等症，宜三一承气汤下之。或内有实热，外有实邪者，宜防风通圣以两解之。此方疫症第一良方，用之得法，不论新久，头头是道，此以攻下为去路也。

复有虚人患疫，或病久变虚，或误治变虚，须用四物汤、四君子汤、补中益气汤等加减，此以补养托邪为去路也。

要之，疫证必从大汗而解。人壮者，不战而汗；人虚者，必战栗而后大汗。汗未彻者，俟七日后而又作汗。以上五法，赅于发汗一法之中。散邪是发汗正法。而秽浊之气袭经络，不以辛香解之，则汗不出。火邪内燔，血干津涸，非清火则阴气不滋，而汗不出。胃气壅塞，不攻其实，则浊气不解，而汗不出。汗由液化，其出自阳，其源自阴，非补养阴阳，则气血不充，而汗不出。此发汗一法，为治疫大关头，有汗则生，无汗则死。若治之失法，或涸其汗源，或强逼使汗，皆枉其死也，可不慎哉！

未汗，宜阳脉，忌阴脉；已汗，宜阴脉，忌阳脉。

避疫法

避疫之法，惟在节欲，节劳，仍勿忍饥，以受其气。胆为中正之官，胆气壮，则十一经之气赖以俱壮，邪不能入。《医统》云：男人病，邪气出于口；女人病，邪气出于前阴。其对坐之间，必须识其向背，或以雄黄涂鼻孔中，从容察位而入。

暑　证

　　洁古谓动而得之为中热，静而得之为中暑，暑阴而热阳，未免称名不正。盖夏日炎炎，人触之则生暑病，即为中热，无非动以得之。他若畏热求凉，凉袭于外，则为发热恶寒、头痛项强等症，宜九味羌活汤以散之。凉中于中，则为吐泻肠痛，宜理中汤以温之。若兼烦躁，则间用凉水调下大顺散。病虽作于暑月，不得以暑病名之也。

　　大抵暑证辨法，以口渴、心烦、溺赤、身热、脉洪而虚为的。轻者为伤，以六一散荡涤热气，从小便而泄。若暑热闭郁而无汗，必用香薷饮发越阳气，彻上彻下，解表兼利小便则愈。重者为中，大渴大汗，宜白虎加人参汤主之。或汗出身热而两足冷者，是暑而挟湿，宜白虎加苍术汤主之。若中暑昏闷不醒，并伏暑停食吐泻，用半夏四两，醋煮茯苓、甘草各二两，共为末，以生姜汁为丸，如绿豆大，每服五六十丸，开水送下。若昏愦不醒者，研碎灌之立醒，此孙真人之神方也，名消暑丸，为暑证第一神方。至于生脉散、清暑益气汤，为暑伤元气而立，或预服以却暑，或病愈后以收功，非暑病正方也。

湿　病

　　湿有从外入者，有自内得者。阴雨湿地，皆从外入，其症头重腰冷，一身尽重。冷浆瓜果，皆自内得，其症泄泻腹胀，肠有水气，淋浊痰饮。然外湿亦可渐入于内，内湿亦有浸渍于外。失此不治，则郁而为热，变证多端，不可不察。

　　湿脉多缓，是怠缓，非和缓。浮大者易治，沉细小者难医。

　　内外湿总方，宜二陈汤加苍术、白术、羌活主之。外湿加紫苏、防风、猪苓、泽泻、干葛、木瓜主之；内湿加木通、泽泻、砂仁、木香。食积加山楂、麦芽、枳实；寒湿加干姜；湿热加黄连、黄芩，热轻者只用连翘，槟榔时嚼，亦妙。

　　受湿腰痛，其痛冷重沉着，如带五千钱，宜肾着汤。

　　白浊不止，为湿热下注，妇人白带亦然，宜萆薢分清饮。如妇人白带，加半夏、芡实、苡仁、黄柏、生白术主之。

伤湿一身尽痛，不可转动，宜一味白术酒。

苍术多脂易霉而治湿，与僵蚕死于风而治风，驴皮动火制成阿胶而降火，俱是造物妙处，即《大易》所谓同气相求，《内经》所谓衰之以其属是也。盖湿邪在人肠胃，原自不安，一得苍术气味，便与之合一，气从汗出，味随水谷下行。先诱之，而后攻之也。

头 痛

大抵暂痛为邪，久痛为虚。邪则分寒热而除之，虚则审阴阳而补之。然亦有久痛为邪所缠，新痛因虚而发者，当因脉证而辨之。

脉浮滑者生，短涩者死。

伤寒六经俱有头痛。太阳痛在脑后，必连项强，宜九味羌活汤加葱白三根。阳明痛在额前，必连目眶，宜升麻葛根汤。少阳痛在侧，必兼两胁痛，多呕，宜逍遥散去白术，加半夏、黄芩、川芎。太阴无头痛，然湿土动而生痰，亦为头痛，宜二陈汤加制南星、苍术、川芎。少阴头痛，脉细，俱欲寐，宜五积散加细辛、附子。厥阴头痛如破，干呕、吐涎沫，宜吴茱萸二钱、人参一钱五分，生姜四钱，大枣四枚，水煎服，名吴茱萸汤。

火邪头痛，火盛者，宜竹叶石膏汤加减，方见《伤寒》。如火势轻者，只用辛凉之品，火郁发之之义也，宜加味逍遥散加葛根二钱、酒炒黄柏一钱、薄荷五分。

气实有痰，或头重眩晕，用大黄酒炒三遍为末，茶调三钱服，此釜下抽薪之法也。

偏头痛宜二陈汤，偏在右者，宜沙参一两，酒炒黄芩、黄连、川芎、防风、制南星之类；偏在左者，加当归一两，川芎、白芷、白芍、柴胡、防风之类。

气虚头痛，宜补中益气汤，少加川芎、蔓荆子之类。

血虚头痛，宜四物汤倍川芎，加黄柏、知母，少加蔓荆子、细辛之类。当归补血汤加鹿茸五钱，水酒各半煎。

眉棱角痛，宜半夏六钱，生姜三片，水煎，调沉香末五分服。

真头痛，痛甚，脑尽痛，手足寒至节，不治。然不忍坐视其死，急灸百会，吞黑锡丹。

肾虚头痛，诸药不效，宜六味汤去丹、泽，加枸杞三钱，炙甘草、细辛各一钱，川芎二钱，肉苁蓉三钱五分。如命门火虚者，用八味汤，加减如上法。

蒸法最效，方用川芎半两，晚蚕砂二两，僵蚕如患者年岁之数，以水五碗，煎至三碗，就砂锅中，以浓纸糊满，中间开钱大一孔，取药气熏蒸痛处，每日一次。虽年久者，三五次永不再发。

瘰 疬

普明子曰：瘰疬者，肝病也。肝主筋，肝经血燥有火，则筋急而生瘰疬。多生于耳前后者，胆之部位。胆与肝相表里，其初起，即宜消瘰丸消散之，不可用刀针及敷溃烂之药。若病久已经溃烂者，外贴普救万全膏，内服消瘰丸并逍遥散，自无不愈。更宜戒恼怒，断煎炒及发气、闭气诸物，免致脓水淋漓，渐成虚损，患此者可毋戒欤！

新采消瘰丸

此方奇效，治愈者不可胜计，予亦刻方普送矣。

元参蒸，牡蛎煅醋淬，贝母去心蒸，各四两，共为细末，炼蜜为丸，每服三钱，开水下，日一服。

愚按：普明著《医学心悟》一书，逐末亡本，用之鲜效。唯此方平淡而神奇，当共宝之。但耳前后为少阳部位，渠云肝之部位者，误也，故改正之。

眩 晕

《内经》云：上虚则眩。又云：肾虚则高摇，髓海不足则脑转耳鸣。皆指不足而言。仲景论眩，以痰饮为先。丹溪宗河间之说，亦谓无痰不眩，无火不晕，皆指有余而言。前圣后贤，何其相反至此？不知此证不离于肝。《经》云：诸风掉眩，皆属于肝。此风非外来之风，指厥阴风木而言。厥阴风木与少阳相火同居，厥阴气逆，则风生而火发，故河间以风火立论也。风生必挟木势而克土，土病则聚液而成痰，故仲景以痰饮立论，丹溪以痰火立论也。然一身聚邪之处，即为偏虚之处。头为诸阳之会，相火得以逆行上僭者，非上焦之虚而何？肾为肝母，肾主藏精，精虚则髓海空而头重，故《内经》以上虚及肾虚、髓海不足立论也。言虚者，言其病根；言实者，言其病象，其实一以贯之也。

脉数热多，脉涩血少，弦为肝风，滑实痰积，虚小气虚，大为病进。

眩晕脉弦，发热，或寒热往来，宜逍遥散加半夏、天麻、钩藤主之。

眩晕脉数或滑实，大小便闭，胸胁作痛，耳聋，耳鸣，多怒，凡属肝经实火，宜当归芦荟丸。此法从喻嘉言《寓意草》医吴添宫之母一案得来。

眩晕脉涩，乃精气不足，欲荣其上，必灌耳根，宜六味地黄汤倍地黄，去丹皮、泽泻，加细辛、炙甘草各一钱，川芎二钱，枸杞子三钱，肉苁蓉三钱半，水煎服。

脉虚细弱小，是气虚，宜补中益气汤加天麻、半夏、钩藤。

脉弦而滑，眩晕而呕逆，为痰饮，宜泽泻四钱，白术二钱，水煎服。或用二承汤加天麻合此二味。

实火眩晕不可当，宜大黄酒炒三遍，研末，茶调下二三钱。

虚眩诸药不效，宜鹿茸五钱，酒煎去滓，入麝香少许服，缘鹿茸生于头，以类相从也。眩晕大虚，诸药不效，及虚人愈后调理，俱宜正元丹、桂附八味丸。

眼　目

眼目一证，古有五轮八廓及七十二症之辨，其实不足凭也。业是科者，庸妄固无论已，而高明之士，于实证则曰风、曰火，于虚证则曰肝血少、曰肾水衰，言之亲切有味，而施治则毫无少效，且以增病。余历数交游，凡目痛者，无不因医而致瞽，即有一二幸免者，原为轻浅之病，即不服药亦愈，于医固无与也。

盖此证除风火赤肿外障等症外，而一切目视无光，及昏黑倦视等证，皆为阳虚。心肺为上焦之阳，心属火，火能烛物；肺属金，金能

鉴物。二脏之阳不宣，则火不能烛，金不能鉴矣。医者不知，以补血之药滋肝，以补水之药滋肾，下焦之阴愈盛，则上焦之阳愈虚。且令下焦阴气上加于天，白昼如夜，�火有光，阴云四合，龙雷飞腾。原欲滋阴以降火，其实滋阴以助火，火盛则遂增出赤肿、红丝、胬肉、羞明诸火象，渐成废疾矣。予非专业此道，不敢多言，请向瞽者而询其所服何药，所点何药，便得前车之鉴。今于眼科所未载外，搜出数方，以救逐流之弊。

四君子汤加肉苁蓉、川椒、菟丝为丸，治虚寒证。

豆腐一块，中挖一孔，入朴硝一二钱，仍用豆腐盖上，蒸出水，即以此水洗目，可效，治实热证。

桂附地黄丸，当归补血汤加鹿茸三钱，磁珠丸，还少丹，以菊花汤送下。

初起翳障，不可遽用点药及一切洗药。盖目不染尘，药汁入目，亦见羞涩。唯用洁净开水，以洁净茶盏盛之，用洁净本色绢片乘热淋洗，洗后水混浊，换水再洗，洗至水清无垢方止，如此数次即愈。水内并不用药，名天然水，水必煎沸者，以热能散风，水能制火也。

耳 聋

肾开窍于耳，固也。而肾脉却不能上头，肾与心交，假道于心之腑以上。耳中之穴曰听宫，小肠之经脉贯之，为司听之神所居之位，其形如珠，皮膜包裹真水，若真水破而耳立聋。有为大声所振而聋者，皮膜破也。

或聋或不聋者，心肾不交也，宜磁朱丸交媾水火。有先耳鸣而后聋者，肾虚不能闭藏，阴气窒塞于阳窍也，宜六味丸去丹皮，重加磁石，再加五味子、龟板胶为丸，令阴气自盛于本宫，不触于阳窍。

若感冒暴聋，总不外少阳一经，足少阳胆脉绕耳轮，手少阳三焦脉入于耳。邪气壅实，听宫为其所掩，宜逍遥散去白术，加黄芩、半夏、生姜、玉竹、大枣主之。如风火交煽，宜防风通圣散；肝火炽盛，宜芦荟当归丸。

尺脉弱者，宜桂附地黄丸；尺脉数者，宜大补阴丸，二丸俱加磁石、菖蒲、苁蓉之类。神而明之，存乎其人，非可以笔楮传者。

浮大为风，洪数为火，洪大而实为风火，尺数为阴火 迟濡为肾虚。

疝 气

疝者，小腹睾丸为肿为痛是也。其名有七：曰寒疝，囊冷结硬如石，阴茎不举，或控睾丸而痛；曰水疝，肾囊肿痛，阴汗时出，或肿状如水晶，或囊痒而外出黄水；曰筋疝，阴茎肿胀，或溃或脓，或里急筋缩，或出白物；曰血疝，状如黄瓜，或小腹两旁横骨两端约中，俗云便痈；曰气疝，上连肾区，下及阴囊，或因号哭忿怒则胀，罢则气散；曰狐疝，卧则入小腹，行立则出小腹；曰癞疝，阴囊肿缒，如升如斗，不痒不痛。然亦不必拘者。《经》云：任脉为病，男子内结七疝，女子带下瘕聚。又曰：足厥阴肝病，丈夫癞疝，妇人少腹肿。大抵任病、肝病居多，小肠病亦多，各经亦间有之。

治之之法，统以二陈汤加泽泻、猪苓、白术、桂枝、小茴香、木通、金铃子主之。余少时初用，疑为偶效，后屡试屡验，方知其调气之功甚巨。张景岳先得我心。景岳云：病名疝气，非无谓也。盖寒有寒气，热有热气，湿有湿气，逆有逆气，陷有陷气，在阳分则有气中之气，在阴分则有血中之气，从寒热虚实施治，俱当兼用气药。余此方化膀胱之气，而诸气俱调，其义详于胀证，宜参究之。

本脉牢急，弱急不宜。

二陈汤加味外，若寒甚者，再加干姜、附子；若热极者，加黄柏、知母；小便如膏者，加石菖蒲、萆薢；气上冲去白术，加肉桂、吴茱萸、当归；囊肿如水晶者，加苡仁、桑皮；痛不可忍者，恐瘀血为脓致溃，加桃仁、红花、乳香；筋缩者，加苡仁一两，木瓜二钱；顽麻不痛者，加川芎、槟榔；痒者，加刺蒺藜三钱。

《千金翼》洗方：治丈夫阴肿如斗，核中痛。雄黄末一两，矾石二两，甘草七钱，水五碗，煎二碗，洗。又于关元两旁相去各三寸青脉上，灸七壮，即愈，左灸左，右灸右。又灸外陵穴，在脐左右各开一寸半，灸疝立效，永不再发。

痿 证

痿者，两足痿弱不能行也，痿而不痛。治宜独取阳明。阳明为五脏六腑之海，主润宗筋，宗筋主束骨而利机关。若阳明虚，不能受水谷之气而布化，则五脏无所禀，宗筋无所养，而痿躄作矣。若用辛热风药及蒸、灸等法，立危。

脉浮数可治，虚弱难医。

痿证皆属于热，宜虎潜丸。阳明为诸筋总会，故取虎潜丸为主。而足所以能健步者，则在于骨。《三因方》又取加减四筋丸为主，以肾为筋骨之总司也。方用肉苁蓉、牛膝、木瓜、鹿茸、熟地、五味子、菟丝子各等分为末，炼蜜丸桐子大，每服十丸，温酒米饮下。

痿证服前丸，若气虚多痰者，间服六君子汤加黄柏、苍术、紫菀。《神农本经》云：紫菀主痿躄。今人不读圣经，只知为治咳也。

瘦黑人血虚多火，宜间服六味丸加黄柏、苍术。肥白人痰多气虚，宜间服当归补血汤加竹沥、姜汁。

泄 泻

《难经》有五泄之分，曰胃泄、脾泄、大肠泄、小肠泄、大瘕泄<small>即痢疾</small>。其实不必泥也，总以虚实久暂为辨。

脉小，手足寒，难已；脉小，手足温，易已。泄而脱血，难治。泄而脉大，难治。

《内经》云：湿胜则濡泄。此为泻病之总论。宜平胃散加茯苓、猪苓、泽泻、白术、桂枝，名胃苓汤，统治诸泻如神。口中热，溺赤，下泻肠垢，为湿热，去桂枝，加防风、黄连一钱。溺清，口中和，下利清谷，为湿寒，加干姜二钱。胸满痞闷，嗳腐吞酸，泻下臭秽，为食积，加山楂、麦芽。食少便频，面色㿠白，为脾虚，去厚朴，加人参、干姜。五更天明，依时作泻，或脐下痛，为肾虚，去陈皮、厚朴，加补骨脂三钱，吴茱萸、五味子、熟附子各一钱。

忽然大泻不止，大汗大喘，手足厥冷，兼吐者，须防脾肾之气暴脱，夏月伏阴在内，最多此证，若服藿香、香薷必死，急用附子理中汤大剂。

《内经》云：诸病暴注，皆属于热。然必有热证、热脉可凭，不可以凉药姑试，宜香连丸、六一散。

《内经》云：清气在下，则生飧泄。须用升清法，宜补中益气汤去当归，加木香、干葛各五分。

《内经》云：春伤于风，夏生飧泄。又云：久风生飧泄。宜神术汤、圣济附子丸。

久泻，愈而又作，泻时腹痛，诸药不效，此锢冷在肠间，必先取去，然后调治，宜平胃散去苍术，加干姜、肉桂、附子各一钱半，大黄八分，水煎服，法本《千金》。或用温脾汤。

久泻，诸药不效，有脏热肠寒、脏寒肠热之辨，微乎微乎！余详于《从众录》等书，兹用仲景乌梅丸，每服二钱，米饮下，日三服，半月愈。又冬泻，有用肉苁蓉、鹿角霜、当归须等法，有用芩、连、甘草、葛根等法，有用阿胶、羊脂、乳酥、黄连末、蜂蜜熬膏等法。此理更微，可以心会，不可以言传，喻嘉言颇得其秘。

五更泄，名脾肾泻，及虚人时常作泻，必以温补肾元为主，宜四神丸加白术、人参、干姜、附子、茯苓、罂粟壳，炼蜜丸。朝服三钱，临睡服五钱，米饮送下。

卷四

鹤膝风

胫细而膝肿是也，为风寒湿三气合痹于膝而成。初起发热头痛，宜五积散，病后变成者亦宜之。若久病，为足三阴虚，宜十全大补汤加附子、牛膝、杜仲、防风、羌活主之。

初起外治法，用陈年白芥子研末，以姜汁、葱汁调涂，一伏时患处起泡，泡干脱皮，自愈。

又按：鹤膝风多是虚寒，脚气多是湿热，一攻一补，治法各判。然脚气有肾虚气喘小腹痹者，肾气丸必不可缓。鹤膝风有赤热焮肿者，二妙散、桂枝芍药知母汤亦所必需。此活法也。

脚 气

脚之肿大是也。东垣云：南方卑湿，其湿从外以袭人。北方常食膻乳，又饮酒太过，脾胃有伤，不能运化，其湿从中以流下。初起发热恶寒，似伤寒证，若上气喘急，及上少腹不仁，恐致攻心不救。若患久不治，即成痼疾。此证名壅疾，不可骤补。

脚气肿痛不可忍，宜鸡鸣散。

脚气气喘，少腹不仁，须防其入心，宜后方。脚气服鸡鸣散愈后亦宜之，用桂附地黄丸。

两胫大为湿脚气。两胫不肿，或顽麻，或挛急，或缓纵，名干脚气，宜四物汤加牛膝、独活、苍术、黄柏、木瓜、泽泻、肉桂之类。

积 聚

积者，五脏所生，推之不移，属阴；聚者，六腑所成，推之则移，属阳，当辨其新久虚实而施治。《内经》云：大积大聚，不可犯也，衰其大半而止，过则死。此治积聚之法也。

脉宜沉实，忌虚弱。

积聚新病，审其可用发散者，宜用五积散。积聚新病，审其可用消导攻下者，宜用备急丸。

平胃散加入萹蓄、瞿麦、炒大麦芽、川芎，以上八味，各用五钱，沉香、木香各一钱五分，大黄酒浸二两，共为细末，每服三钱，姜汤送下，忌油腻动气之物及房事一月。药须黄昏服，勿食晚饭，大小便见恶物为度。肝之积在左胁下，名曰肥气，去苍术，加柴胡、鳖甲、青皮、莪术。肺之积在右胁下，名曰息贲，加白豆蔻、桑白皮、郁金。心之积起脐上，上至心下，大如臂，名曰伏梁，去苍术，加肉桂、黄连、石菖蒲、莪术。脾之积在胃脘，腹大如盘，名曰痞气，原方不加减。肾之积在脐下，发于小腹，上冲心而痛，名曰奔豚，上方去苍术、大黄、陈皮、麦芽、萹蓄，加茯苓四两，肉桂、附子、当归、吴茱萸各五钱，川楝子、李根白皮各一两，淡盐汤送下，或炼蜜为小丸，吞下四钱更佳。凡热积加黄连、黄芩，寒积加姜、桂、附子，酒积加葛根，痰积加半夏，水积加桑白皮、赤小豆，血积加桃仁、红花，肉积加阿魏、山楂，果积加麝香、草果。

久病及虚弱之人，不可径用前药，或先服补药，然后攻之，或攻药去病之半而即补之，或服攻药三日，服补药一日。神而明之，存乎其人。若愈后，必以补药收功，宜六君子汤、香砂六君子汤、附子理中汤。以上三方，唯脐下动气去白术，加肉桂一钱五分。

服攻药大下积血，自汗不止，气弱不能转动者，宜急进参附汤。若贫者，以当归补血汤加附子三钱代之。

呕、吐、哕、呃

声与物俱出为呕，有物无声为吐，有声无物为哕。气自脐下冲逆有声，声短而频，古人名哕，又名咳逆，为呃。方书命名各异，今从俗本分名，使人易晓。

脉阳紧阴数为吐，阳浮而数亦吐。寸紧尺涩，胸满而吐。寸口脉数者吐，紧而涩者难治，紧而滑者吐逆。脉弱而呕，小便复利，身有微热，见厥者难治，吐出色如青菜者危。

上四症，皆属气逆，有统治之法，宜二陈汤随证加减。如为寒气所客，脉迟畏寒，加砂仁、藿香、干姜。如干呕、吐涎沫，加人参一钱，吴茱萸二钱，大枣三枚，倍生姜。如食不得入，为火阻于上，加黄连、黄芩、人参。如为饮食所伤，吞酸嗳腐，加苍术、藿香、砂仁、麦芽、山楂。如有声无物，加生竹茹二钱，人参一钱，旋覆花三钱、代赭石一钱五分，大枣二粒。如吐酸水，加吴茱萸一钱，黄连五分。如脾胃虚弱，运化迟而呕吐者，加人参、白术、砂仁、木香。如食已即吐，是胃中有热，食入则两热相冲，不得停留而吐。若大便秘结，可加大黄三钱。若寒热往来，胁痛而呕者，为少阳证，加人参、黄芩各一钱，柴胡三钱，大枣二粒。如骤然发呃者，为胃火上冲，加麦芽、石斛、麦冬、枇杷叶、竹茹、扁豆各二钱。久病发呃，有脾虚肾虚之分，脾虚者，加参、术、丁香、柿蒂；肾虚者，加参、附、干姜、沉香、巴戟天，此证多死。如吐虫者，去甘草，加川椒、人参、吴茱萸、黄连、川楝子、乌梅三粒、粳米一百粒。

五淋、癃闭

淋病，小便滴沥涩痛，欲去不去，欲止不止是也。古人分为五种：石淋，下如沙石；膏淋，下如膏脂；劳淋，从劳役而得；气淋，气滞不通，脐下闷痛；血淋，瘀血停蓄，茎中割痛，皆为热结膀胱所致。而治者却不重在膀胱，而重在三焦。《经》云：膀胱者，州都之官，津液藏焉，气化则能出矣。又云：三焦者，决渎之官，水道出焉。此数语，数百年来注家俱误，不知津液为汗之源，膀胱气化则能出汗，故仲景发汗法必取之太阳也。水道为行水之道，三焦得职，则小水通调，须知外出为膀胱之津液，下出为三焦之水道也。又有清心之法，以心与小肠相表里也。又有清肝之法，以肝主疏泄也。又有补肾之法，以肾为司水之脏也。治三焦与膀胱之正法，则用五淋散，清心滋肾则用导赤散，清肝则用龙胆泻肝汤之类。

至于癃闭证，小便点滴不通，甚则胀闷欲死，其病源亦同前证，而治法更进一步。有用八味丸倍桂附蒸动肾气以开关者，有用滋肾丸滋阴以化阳者。有用补中益气汤服后以手探吐者，如滴水之器，闭其上窍而倒悬之，点滴不能下也，去其上闭，则下窍通矣。有用五淋散加入麻黄、杏仁以取微汗，麻黄力猛，能通阳气于至阴之地，下肺气，主皮毛，配杏仁以降气，下达州都，导水必自高原之义也。有用人参、麻黄各一两，水煎服者，夏月不敢用麻黄，有用紫苏、防风、杏仁各三钱，水煎服，温覆取微汗者。有用白菊花根捣烂，以生白酒冲和，取汁温饮者。有用水母四两，荸荠十四粒，水煎服者。有用皂角、葱头、王不留行各数两，煎汤一盆，令病者坐浸其中，熏洗小腹下体，久之热气内达，壅滞自开而便通者。务宜审其脉症而施治，不可执一。

脉宜浮大，忌细小。

五淋散通治五淋癃闭。加减法：气淋加荆芥、香附、生麦芽；血淋加牛膝、桃仁、红花、生地，入麝香少许；石淋送下六一散三钱；膏淋合萆薢分清饮；劳淋合补中益气汤。如过服金石药，与老人阳已痿，思色以降其精，致精内败而为淋，加萆薢、石菖蒲、菟丝子以导之。

六一散，石淋；萆薢分清饮，膏淋；导赤散，赤淋；龙胆泻肝汤，茎肿，茎中痛甚宜之；补中益气汤，气淋；六味丸，水虚；八味丸，冷淋；济生肾气丸，扶阳以化阴；滋肾丸，滋阴以化阳；四生丸，血淋；百合汤，气淋。

续论

三焦包罗脏腑，主气而即主水，水由气化也。故曰：决渎之官，水道出焉。上焦如雾，气中有水也；下焦如渎，水中有气也；中焦如沤，气水相函于其中也。凡水道不通，溢于外而为肿，积于中而为胀，凌于肺为咳呕，流于肠为泄泻，宜专责之三焦，与他脏无涉。时医治他脏而幸效，不可援以为例。

遗　精

梦而遗者，相火之炽也，宜封髓丹。无梦而遗者，心肾之虚也，宜金锁固精丸。然肝主疏泄，肝火大盛，宜暂用龙胆泻肝汤；肝魂不守，宜多服二加龙骨汤；肝热胆寒，宜温胆汤加人参、茯神、枣仁、莲肉。精之蓄泄，无非听命于心，威喜丸平淡而神奇，四君子汤加远志，亦补养得法，徒用补肾及固涩之药无益也。然此证必须清心寡欲，静养年余方效，药石原不足赖。

时贤沈芊绿云：心藏神，肝藏魂，肾藏精。梦中所主之心，即心之神也；梦中所见之形，即肝之魂也；梦中所泄之精，即肾之精也。要之，心为君，肝肾为相，未有君火动而相火不随之者。当先治其心，而后及其余，宜黄连清心饮，方用黄连、生地、甘草、当归、人参、茯神、枣仁、远志、莲子。

按： 芊绿著有《沈氏尊生》一书，大抵皆见病治病，不脱江苏气习。此一条用药虽庸，而立论颇超，故节录之。

《诀》云：遗精白浊，当验于尺，结芤动紧，二证之的。《正传》云：两尺洪数，必便浊遗精。

赤白浊

浊者，小水不清也。方书皆责之肾，今则求之于脾。脾土之湿热下注，则为浊病。湿胜于热则白，热胜于湿则赤。治之之法，不外导其湿热，湿热去，则浊者清矣。

《医鉴》曰：淋浊之病，细数何妨？少阴微者，气闭膀胱，女人见之，阴中生疮。大实易愈，细涩则亡。

浊病初起，宜导其湿热，宜二陈汤加苍术、白术、黄柏、萆薢主之，如赤浊，加丹参。浊病稍久，当固其精道，利其水道，宜萆薢分清饮。《内经》云：中气虚而溺为之变。与浊证不同，宜四君子汤、补中益气汤。命门火衰，气不摄精，每致败精为浊，宜桂附八味丸加菟丝子、车前子，以导败精。

浊出精窍，与淋出溺窍者不同，病之稍久，宜固肾，不宜利水，此要旨也。

自汗、盗汗

伤寒门以自汗为伤风，盗汗为少阳证。其余杂病，自汗为阳虚，盗汗为阴虚。然阴阳互为其根，自汗亦有阴虚者，盗汗亦阳虚者，宜辨而治之。

阳虚自汗，其人常畏寒，宜参附汤、术附汤、芪附汤。阴虚盗汗，其人常发热，宜当归六黄汤。阴阳两虚，自汗盗汗，怔忡不眠，烦躁等症，宜归脾汤加麦冬、五味，人参养荣汤。自汗发热，为前此伤风，医不得法所致，宜玉屏风散。

怔忡 惊悸、不眠、健忘证治同

高鼓峰曰：怔忡，血少也，其原于肾水不足，不能上升，以致心火不能下降，大剂归脾汤去木香，加麦冬、五味、枸杞，吞都气丸。如怔忡而实，挟包络一种有余之火，兼痰者则加生地、黄连、川贝之类以清之。

按：一证之治，只此数语，缘读书临证之多，故能片言居要。而胡念斋又补出胃络不能上通证、脾脉不能入心证、宗气虚而虚里穴动证、水气凌心证、奔豚上乘证，治法不甚相远。唯水气与奔豚，当另法治之。愚谓水气凌心，轻则用小半夏汤，倍加茯苓以泄之，重则用茯苓桂枝甘草大枣汤以安之，再重则用真武汤以镇之。奔豚则用桂枝汤加桂以泄之，或黑锡丹以镇之，或用茯苓桂枝甘草大枣汤以缓之。《金匮》奔豚汤亦有意义，乌梅丸亦可借用。

妇人科

妇人之病，与男子同，唯经、带、胎前、产后，另有方法。

妊妇患伤寒杂病，俱以四物汤为主。无汗加麻黄、细辛；有汗加桂枝、甘草；寒热往来加柴胡、黄芩；鼻干不眠加黄芩、栀子。升麻、葛根、大黄、芒硝、干姜、附子俱可随证加入，古人六合四物汤论之详矣。

妇人有胎，恐服药有碍，灶中黄土研末，以水和，涂于心下及脐下，干则易之。

受胎二三月，必呕，恶心，以月水不通，阳明之气，壅盛上僭，至四五月自愈。如病甚，用六君子汤加砂仁以和之，方中半夏得参、术，能安胎健胃，不必顾忌。

胎前下血，名曰胎漏，气虚不摄血也，多服补中益气汤。如因恼怒伤肝者，宜加味逍遥散加生地。

胎动不安，血不养胎也，宜四物汤去川芎，加白术、杜仲。若有火者，再加黄芩。如腹时痛，多寒者，加川椒。此一味，今人罕用，《金匮》用以养胎。

堕胎证屡患者，必应期而堕，总属气血大虚。余昔惑于丹溪之说，以黄芩、白术为安胎圣药。内子患此，四年中连服五次皆堕，后有老医用四物汤加真鹿胶、补骨脂、菟丝子、杜仲、川续断而安。余始悟命门为人立命之本，女以系胞，必用温药、热药始效。赵氏《医贯》用六味、八味，加艾叶、阿胶，大有灼见。如不受温药峻剂者，以杜仲八两，糯米汤泡，炒勿焦，取粉，真桑上寄生、人参、五味子各四两为末，以黄芪一斤，白术、大枣各六两，煮膏为丸，米汤送下四钱，一日两服，神效。

子肿宜五皮散加白术。子嗽宜二陈汤加阿胶、麦冬、桑白皮、五味子、干姜、细辛。子悬宜四物汤去川芎，加黄芩、白术、甘草。子泻宜补中益气汤、四君子汤加黄芩、砂仁。

临产交骨不开，宜四物去芍、地，加发炭三钱，龟板五钱，水煎服。如血水大下而不产者，是血干而胎滞，气虚推送无力，宜当归补血汤加人参、肉桂各一钱，甚者去桂加附子三钱，此法时医不讲。

产后血晕，用醋炭熏鼻，老酒和童便饮之，不可放倒。如气血脱而晕者，必唇口手足厥冷，以当归补血汤加参、附、干姜，以回其阳，甚者必用通脉四逆汤。如认作血晕治之，则死矣。

胎衣不下，用归身五钱，川芎三钱，水煎服。或血入衣中，胀而不下，宜清酒送下失笑散。

产后发热，有外感者，照常法治之。如无外感，用当归补血汤。

血块痛，宜四物汤倍当归，去地黄，加牛膝、桃仁、肉桂、青皮、醋炒大黄下之。

产后泄泻，不可利水，只用补中益气汤加减。

产后大便不通，宜八珍汤加桃仁、杏仁。

子宫下坠，乃劳力所伤也，宜补中益气汤加附子。玉门不闭治同。

产后瘀血不行，腹痛者，宜当归四钱，川芎二钱，炮姜、炙草各一钱，桃仁七枚，名生化汤，酒水各半煎。

产后感风成痉，口噤，角弓反张，无汗者名刚痉，宜荆芥穗一两，以童便煎灌之，或桂枝汤加葛根三钱。有汗为柔痉，宜桂枝汤加栝楼根三钱。二痉属虚者，以十全大补汤加柴胡、钩藤、栝楼、竹沥、姜汁，如汗多加附子。

产后喘促，口鼻起黑气，为瘀血入肺，不治。或用人参一两，苏木三钱，水煎顿服。若厥冷自汗，必用通脉四逆汤，进二三剂，厥回脉复，可治。

妇人杂病

经水不调属虚者，乃冲任之血不足，宜服归脾汤二十剂，再以海螵蛸四两，茜草一两，以雀卵为小丸，空心以鲍鱼汁送下一钱五分。或无雀卵，以鸡肝代之，当归汤亦可。经水不调属实者，自有实证、实脉可验，宜四物汤加醋炒大黄、香附、桃仁、丹皮、青皮、红花之类。经水不调因郁而致者，宜加味逍遥散。

妇人肥而不妊，乃子宫脂满，宜四物汤去地黄，加香附、半夏、贝母，以益母膏为丸。如瘦而不妊者，乃气血两虚，宜八珍汤加菟丝子、川椒、鹿茸、杜仲为丸。

妇人带病，皆由中土亏损，带脉不能收引，以致十二经脉因而内陷也，宜六君子汤加炮姜以补脾，甚者以补中益气汤以提之，或以椿根皮、黄柏、牡蛎粉醋糊为丸，间服以涩之。

伤　寒

伤寒以六经为主，太阳、阳明、少阳为三阳，太阴、少阴、厥阴为三阴。病证百出无常，总范围于六经之内，仲景所以为万世师也。昔人谓三百九十七法，而不知其字字皆法也。谓一百一十三方，而不知一方可该数方，不必如许之多，方外有方，不仅如是之少也。余治杂病亦随俗，采取时方，惟于伤寒一门，非此方不能以治此病，非此药不可以名此方，不敢少有迁就。兹挈其要领，先为入门之导，再授以仲景书，便知有下手工夫矣。

太阳

为寒水之经，主一身之表。

何谓太阳经证？曰：头痛、项强、发热、恶寒是也。有虚邪、实邪之辨。

脉缓，自汗、恶风，为虚邪，宜桂枝汤。

如八九日，过经不解，如疟状，面热，身痒，以其不得小汗故也，宜桂枝麻黄各半汤。因前此未汗，不得不发其汗，因日数颇久，故小发其汗。

如服桂枝汤，大汗后，形如疟，日再发者，以余邪未尽故也，宜桂枝二麻黄一汤。大汗之后，不得再行大汗之法，而余邪未尽，不可不从汗而竭之，但药品宜轻耳。

脉浮紧，无汗，恶寒，为实邪，宜麻黄汤。

如无汗烦躁者，加石膏、姜、枣，名大青龙汤。

如干呕而咳，去杏仁，加五味子、干姜、半夏、细辛、芍药，名小青龙汤。此二汤即麻黄汤之加减。昔人以麻黄汤、大青龙汤、桂枝汤分三大纲，何其缪欤！

按：此二法，治表中之表也。

时法冬月以加味香苏饮代上二方，三时感冒以九味羌活汤代上二方，与仲景发不甚合，然好尚如斯，亦无可奈何耳。

何谓太阳腑证？曰：表邪不去，必入于里，膀胱为表中之里也。有蓄水、蓄血之辨。

太阳证，其人口渴，烦躁，不得眠，脉浮，小便不利，水入即吐，为膀胱蓄水症，宜五苓散。

太阳证，其人如狂，小腹硬满，小便自利，脉沉，为膀胱蓄血症，古用抵当汤，今畏其峻不敢用。宜桃仁承气汤。

按：此二法治，治表中之里也。

何谓太阳变证：曰：汗下失宜，从阴从阳之不一也。

不应下而下之，续得下利清谷，身疼痛，宜四逆汤，以救清谷之里。又以桂枝汤，以救身疼痛之表。

病发热头痛，脉反沉，若不瘥，身体疼痛，当救其里，宜四逆汤。

大汗、大下利而厥冷者，四逆汤主之。

太阳病，发汗太过，遂漏不止，其人恶风，小便难，四肢微急，难以屈伸，桂枝加附子汤主之。

太阳病，发汗太过，动其营血，而卫邪反内伏，其人仍发热，心下悸，头眩，身𥆧动，振振欲擗地者，真武汤主之。少阴证误用大青龙汤同例。

以上言汗下太过，伤正而虚其阳，阴虚则从少阴阴化之证多，以太阳、少阴为表里也。

阳盛于内，误服桂枝汤，大汗出后，大烦，大渴不解，脉洪大者，白虎加人参汤主之。

伤寒若吐、若下后，七八日不解，热结在里，表里俱热，时时恶风，大渴，舌上干燥而烦，欲饮水数升者，白虎加人参汤主之。

伤寒不大便六七日，为里证。头痛，有热，为表证。外不解，由于内不通也，下之，里和而表自解矣，与承气汤。

病人烦热，汗出则解，又加疟状，日晡所发热，属阳明也。脉实者，宜下之，与大承气汤。

发汗后，恶寒者，虚故也；不恶寒，但热者，实也，当和胃气，与调胃承气汤。

太阳病未解，脉阴阳俱停。停者，沉滞不起也。阴阳者，尺寸也。先振栗，汗出乃解，但阳脉微者，下之而解。若欲下之，宜调胃承气汤。脉微不可汗下，此微字，即上文停字也。

以上言汗下失宜，热炽而伤其阴，阴伤则从阳明阳化之证多，以太阳、阳明递相传也。

何谓发汗、利水为治太阳两大门？曰：邪伤太阳，病在寒水之经也。驱其水气以下出，后为黄涎蓄水，前为小便长。

太阳为寒水之经，邪之初伤，必须发汗，麻黄汤发皮肤之汗，桂枝汤发经络之汗，葛根汤发肌肉之汗，小青龙汤发心下之汗，大青龙汤发其内扰胸中之阳气而为汗，此发汗之五法也。

若汗之而不能尽者，则为水。水在心下，干呕而咳，宜小青龙汤。发热而烦，渴欲饮水，水入即吐，名曰水逆，宜五苓散。汗后心下痞硬，干噫食臭，胁下有水气，腹中雷鸣下利者，病势虽在腹中，而病根犹在心下，宜生姜泻心汤。此水气在上焦，在上者汗而散之也。若妄下之后，自心上至小腹便满而痛不可近，水与气所结，脉迟，名大结胸，宜大陷胸汤。若项亦强，如柔痉之状，宜大陷胸丸。程郊倩谓病势连甚于下者主以汤，病势连甚于上者主以丸是也。若其结止在心下，按之始痛，脉浮滑，名小结胸，邪气在脉络，宜小陷胸汤。若无热证，名寒实结胸，宜三物白散。若心下痞硬满，引胁下痛，干呕短气，汗出，不恶寒，三焦升降之气阻格难通，宜十枣汤。此水气在中焦，中满泻之于内也。若头痛项强，翕翕发热，无汗，心下满，微痛，小便不利者，因膀胱之水不行，营卫不调，不能作汗，宜以桂枝去桂加茯苓白术汤治之，是水气在下焦，在下者引而竭之是也。

阳明

主里，外候肌肉，内候胃中。

何谓阳明经证？曰：身热，目痛，鼻干，不得眠，反恶热是也，有未罢太阳、已罢太阳之辨。

若兼见头痛恶寒，是太阳证未罢，自汗脉缓，宜桂枝汤。项背几几者，桂枝加葛根汤主之。

若无头痛恶寒，但见壮热口渴，是已罢太阳，为阳明经之本证，宜白虎汤主之。

何谓阳明腑证？曰：潮热谵语，手足腋下濈然汗出，腹满，大便硬是也，有太阳阳明、少阳阳明、正阳阳明之辨。

本太阳证，治之失法，亡其津液，致太阳之热乘胃燥而转属阳明，其证小便数，大便硬，《伤寒论》谓之"脾约"，宜麻仁汤。以上太阳阳明。

本少阳病，治之失法，亡其津液，致少阳之邪乘胃燥而转属阳明，为大便结燥，《伤寒论》谓为"大便难"，以蜜煎胆汁导之。以上少阳阳明。

病人阳气素盛，或有宿食，外邪传入，遂归于胃腑，《伤寒论》谓为"胃家实"，宜以三承气汤下之。以上正阳阳明。

愚按：阳明在经，未离太阳，宜汗之；既离太阳，宜清之。在腑，审其轻重下之。若在经、腑之界，汗之不可，清之不可，下之不可，宜用吐法。柯韵柏云：除胃实证，其余如虚热，咽干，口干，口苦，腹满，烦躁不得卧，消渴而小便不利，凡在胃之外者，悉是阳明表证。仲景制汗剂是开太阳表邪之出路，制吐剂是引阳明表邪之出路，当以栀子豉汤吐之，使心腹之浊邪上出于口，一吐则心腹得舒，表里之烦热悉除矣。烦热既除，则胃外清，自不致胃中之实，所以为阳明解表之圣剂。

少阳

主半表半里。

何谓少阳经证？曰：口苦、咽干、目眩是也。有虚火、实火之辨。

寒热往来于外，胸胁苦满，默默不欲食，心烦喜呕，为虚火证，宜小柴胡汤。

寒热往来于外，心中痞硬，郁郁微烦，呕不止，为实火证，宜大柴胡汤。

何谓少阳腑证？曰：少阳主寒热，属于半表则为经，属于半里则为腑。其证虽无寒热往来于外，而有寒热相搏于中，有痞、痛、利、呕四证之辨。

因呕而痞，不痛者，半夏泻心汤。

胸中有热而欲呕，胃中有邪气而腹中痛，宜黄连汤。

邪已入里，则胆火下攻于脾而自利，宜黄芩汤；胆火上逆于胃而为呕，宜黄芩加半夏，生姜汤。

以上四方，寒热攻补并用，仍不离少阳和解法。

传经发明

按：宋、元以后，医书皆谓邪从三阳传入俱是热证，唯有下之一法。论中四逆、白通、理中等方，俱为直中立法。何以谓之直中？谓不从三阳传入，径入三阴之脏，惟有温之一法。凡传经俱为热证，寒邪有直中而无传经，数百年来相沿之说也。余向亦深信其然，及临证不久，则以为不然。直中二字，《伤寒论》虽无明文，而直中之病则有之。有初病即见三阴寒证者，即宜大温之。有初病即见三阴热证者，即大凉之、大下之。是寒热俱有直中，世谓直中皆为寒证者非也。有谓递次传入三阴，尽无寒证者亦非也。盖寒热二气，盛则从化，余揆其故则有二：一从病体而分，一从误药而变。何则？从之形有厚薄，气有盛衰，脏有寒热，所受之邪，每从其人之脏气而为热化、寒化。今试譬之于酒，酒取诸水泉，寒物也；酒酿以曲蘗，又热物也。阳脏之人过饮之，不觉其寒，第觉其热，热性迅发，则吐血、面疮诸热证作矣。阴脏之人过饮之，不觉其热，但觉其寒，寒性凝滞，则停饮、腹胀、泄泻诸寒证作矣。知此，愈知寒热之化，由病人之体而分也。何谓误药而变？凡汗下失宜，过之则伤正而虚其阳，不及则热炽而伤其阴。虚其阳则从少阴阴化之证多，以太阳、少阴相表里也。伤其阴则从阳明阳化之证多，以太阳、阳明递相传也。所谓寒化、热化，由误治而变者此也。至于寒邪不相传，更为不经之说。仲景云：下利，腹胀满，身体疼痛者，先温其里，乃攻其表，温里宜四逆汤，攻表宜桂枝汤。此三阳阳邪传入三阴，邪从阴化之寒证也。如少阴证下利，白通汤主之，此太阳寒邪传入少阴之寒证也。如下利清谷，里寒外热，汗出而厥者，通脉四逆汤主之，此少阴寒邪传入厥阴之寒证也。谁谓阴不相传？无阳从阴化之理乎！

太阴

为湿土，纯阴之脏也。病入太阴，从阴化者多，从阳化者少。

何谓太阴之邪从阴化？《伤寒论》云：腹满吐食，自利不渴，手足自温，时腹自痛是也。宜理中汤主之。不愈，宜四逆辈。

何谓太阴之邪从阳化？《伤寒论》云：发汗复不解，腹痛，急下之，宜大承气汤是也。又曰：腹满时痛，属太阴也。时痛者，谓腹时痛时止，桂枝加芍药汤主之。大实痛者，大便坚实而痛，桂枝加大黄汤主之。

少阴

肾中水火同俱，邪伤其经，或从水化而为寒，或从火化而为热，二证俱以脉沉细、但欲寐为提纲。

何谓少阴之邪从水化而为寒？曰：脉沉细而微，但欲寐，背恶寒，口中和，腹痛，下利清谷，小便白是也，宜用回阳法。而回阳中首重在温剂，又有交阴阳，微发汗，共成三法。

少阴病，寒邪始伤，是当无热，而反发热，为太阳之标阳外呈，脉沉为少阴之生气不升。恐阴阳内外不相接，故以熟附助太阳之表阳，而内合于少阴；麻、辛启少阴之水阴，而外合太阳。仲景麻黄附子细辛汤非发汗法，乃交阴阳法。以上交阴阳法。

少阴病，自始得以至于二三日，俱无里证，可知太阳之表热非汗不解。而又恐伤汗以伤肾液，另出加减法，取中焦水谷之津而为汗，则内不伤阴，邪从表解矣。仲景麻黄附子甘草汤，变交阴阳法而为微发汗法。以上微发汗法。

手足厥冷，吐利，小便复利，下利清谷，内寒外热，脉微欲绝者，宜四逆汤。

里寒外热，面赤，或腹痛，或干呕，或咽痛，利止脉不出，汗出而厥，宜通脉四逆汤。

少阴下利，宜白通汤，利不止，厥逆无脉，干呕，烦，白通加猪胆汁主之。服药后脉暴出者死，微续者生。

汗下后不解，烦躁者，茯苓四逆汤主之。

少阴病，二三日不已，至四五日，腹痛，小便不利，四肢沉重疼痛，自下利，此为水气，咳、小便不利、下利、呕四症，或有或无。因症下药，宜真武汤。

少阴病，得之二三日，口中和，其背寒者，太阳之阳虚，不与少阴之君火相合，当灸之。

又：身体痛，君火之气不能周遍于一身。手足寒，君火之气不能充达于四肢。骨节痛，君火之神机不能游行以出入。脉沉者，君火之神机不能自下而上。一为阳虚，责在太阳之阳气虚，不能内合。一为阴虚，责在少阴之君火内虚，神机不转。千古医家辄云阴虚、阳虚，其亦悟此理否？皆以附子汤主之。

少阴病，吐利，神机不能交会于中土。手足厥冷，中土气虚，不能达于四肢。烦躁欲死者，少阴神机挟寒而逆于经脉，心脉不能下交于肾则烦，肾脉不能上通于心则躁，吴茱萸汤主之。

以上用温剂法。

何谓少阴之邪从火化而为热？曰：脉沉细而数，仍欲寐，而内烦外躁，或不卧，口中热，下利清水，小便赤是也，宜用救阴法。而救阴中又有补正攻邪之异。

少阴病二三日，咽痛者，可与甘草汤，不瘥，与桔梗汤。

少阴病，咽中伤，生疮，不能言语，声不出者，苦酒汤主之。

少阴病，咽中痛，半夏散及汤主之。

少阴病，下利，咽痛，胸满心烦者，猪肤汤主之。

少阴病，得之二三日以上，心中烦，不得卧，黄连阿胶汤主之。

少阴病，下利六七日，咳而呕渴，心烦不得眠者，猪苓汤主之。

少阴病，二三日至四五日，腹痛，小便不利，下利，便脓血，桃花汤主之。

以上皆以补正为救阴法。

少阴病，得之二三日，口燥舌干者，急下之，宜大承气汤。柯注云：热淫于内，因而转属阳明，胃火上炎，故口燥舌干，急下之谷气下流，津液得升矣。

少阴病，六七日，腹胀，不大便者，急下之，宜大承气汤。柯注云：得病六七日，当解不解，津液枯涸，因转属阳明，故腹胀，不大便，宜于急下者，六七日来，阴虚已极，恐土实于中，心肾不交而死也。

少阴病，自利清水，色纯青，心下必痛，口干燥者，急下之，宜大承气汤。柯注云：是土燥火炎，脾气不濡，胃气反厚，水去而谷不去，故宜急下。

以上皆以攻邪为救阴法。

厥阴

厥阴为风木之脏，从热化者多，从寒化者少，以木中有火故也。

何谓厥阴证？《伤寒论》云：厥阴之为病，消渴，火盛，气上撞心。气逆，即火逆。心中疼热，火邪入心。饥，火能消物。而不欲者，木克土故。食则吐蛔，虫为风化，一闻食臭则上入于膈而吐。下之，利不止，误下伤胃是也。柯注云：两阴交尽为厥阴，宜无热证。然厥阴主肝，而胆藏于内，则厥阴热证，皆少阳之火内发也。要知少阳、厥阴同一相火，相火郁于内，是厥阴病；相火郁于表，为少阳病。少阳咽干即厥阴消渴之机，胸胁苦满即气上冲心之兆。心烦即疼痛之初，不欲食是饥不欲食之根，喜呕即吐蛔之渐。故少阳不解，转属厥阴为病危，厥阴病衰转属少阳为欲愈。

乌梅丸为厥阴证之总方，吐蛔，久利尤佳。

病初起，手足厥冷，脉微欲绝，宜当归四逆汤。有久寒加生姜、吴茱萸，酒水各半煎。以相火寄于肝经，虽寒而脏不寒，故先厥者后必发热，手足愈冷，肝胆愈热，故云：厥深热亦深也，姜、附不可妄投。

脉结代。脉缓时一止曰结，《活人》云：阴盛则结。一脏气败，其脉动而中止，不能自还，而他脏代之。心动悸，心气不宁。炙甘草汤主之。愚按：他经亦有此证，是阳气大虚，虚极生寒，非姜、附、桂肉不为功。若用此药，是速其死也。惟厥阴证，肝中之相火，本少阳之生气，而少阳实出于坎宫之真阴，即《经》所谓"阳予之正，阴为之主"是也。

按：前言表证而手足厥逆，此言里证而脉结代，虽为厥阴寒化，终不用姜、附大热之品，以厥阴之脏，相火游行于其间故也。

虽脉微欲绝，不可下。若脉滑而厥，是内热郁闭，所谓厥应下之是也。下之是下其热，非下其实。泄利下重者四逆散，欲饮水数升者白虎汤，皆所以下无形之邪也。若以承气下之，利之止矣。

热利下重者，白头翁汤主之。

下利欲饮水者，热也，白头翁汤主之。

以上治热化之法也。

厥者必发热，热与厥相应，热深厥亦深，热微厥亦微，此四证是厥阴伤寒之定局。先热后厥，厥热往来，厥多热少，热多厥少，此四症是厥阴伤寒之变局。皆因其人阳气多少而然。

乘脾、乘肺二症宜辨。一曰伤寒腹满，《经》云：诸腹胀大，皆属于热。此由肝火也。谵语，《经》云：肝气盛则多言。寸口脉浮而紧，即弦脉，此肝乘脾也，名曰纵，刺期门。一曰伤寒发热，啬啬恶寒，肺主皮毛，此证因无头痛项强，知其非太阳病，为肺虚。渴欲饮水，无白虎证而欲饮，知为肺虚。腹满，无承气证而腹满，知肺虚不能通调水道。此肝乘肺也。肺金虚不能制木，肝寡于畏，悔所不胜也，名曰横，刺期门。肝有亢火，随其实而泻之。

伤寒阳脉涩，阴脉弦，法当腹中急痛，此亦肝乘脾也。先与小建中汤，平肝以补脾。不瘥者，中气虚而不振，邪尚流连，与小柴胡汤主之，令木邪直走少阳，使有出路，所谓阴出之阳则愈也。

伤寒厥而心下悸者，宜先治水，当服茯苓甘草汤，却治其厥。不尔，水渍入胃，必作利也。柯注云：此亦肝乘肺也，虽不发热恶寒，亦木实金虚，水气不利所致。上节腹满，是水在中焦，故刺期门以泄其实。此水在上焦，故用茯苓甘草汤以发其汗。此方是化水为汗，发散内邪之剂，即厥阴治厥之剂也。

太阳方

桂枝汤 桂枝、白芍各三钱，甘草二钱炙，生姜三钱切片，大枣四枚。水二杯，煎八分，温服。服后少顷，啜粥一杯，以助药力，温覆微似汗。若一服病止，不必再服。若病重者，一日夜作三服。

麻黄汤 麻黄三钱去根节，桂枝二钱，杏仁去皮尖，二十三枚，甘草一钱。水三杯，先煮麻黄至二杯，吹去上沫，纳诸药，煎八分，温服，不须啜粥，余将息如前法。

大青龙汤 麻黄六钱去根节，桂枝二钱，甘草二钱炙，杏仁去皮尖，十二枚，生姜三钱切片，大枣四枚，石膏碎，以棉裹，四钱五分。水四杯，先煮麻黄至二杯半，去上沫，纳诸药，再煮八分，温服，温覆取微似汗。汗出多者，以温粉扑之，白术、煅牡蛎、龙骨研末。若汗多亡阳者，以真武汤救之。

小青龙汤 麻黄去根节，白芍、干姜不炒，甘草、桂枝各二钱，半夏三钱，五味子一钱，细辛八分。水三杯半，先煮麻黄至二杯半，去沫，纳诸药，煎八分，温服。若渴者，去半夏，加栝蒌根二钱。若噎者，去麻黄，加附子一钱五分。小便不利，小腹痛满，去麻黄，加茯苓四钱。若喘者，去麻黄，加杏仁二十一枚。**按论云**：若微利者，去麻黄，加芫花。今芫花不常用，时法用茯苓四钱代之，即猪苓、泽泻亦可代也。但行道人当于方后注明。

桂枝二麻黄一汤

桂枝麻黄各半汤　**按**：近传《伤寒论》有分两，理宜两汤各煎听用。如各半汤，则各取其半而合服之。如二一汤，则取桂枝汤二分，麻黄汤一分，合而服之。犹水陆之师，各有节制，两军相为表里，异道夹攻之义。后人等其分两，合为一方，与葛根、青龙辈何异！

五苓散　泽泻一两六株，　猪苓、茯苓、白术各十八株，桂枝半两。共为末，以米饮和服二钱五分，日三服，多饮暖水以出汗。

抵当汤　水蛭熬，虻虫去翅足熬，各十二个，大黄三钱，桃仁七个，水一杯半。煎七分服，不下，再服。

桃仁承气汤　桃仁十六粒，去皮尖，大黄四钱，甘草、桂枝各二钱，芒硝二钱。水二杯，煎八分去渣，入芒硝，煎微沸，温服。

四逆汤

真武汤　俱见下少阴。

桂枝加附子汤

白虎加人参汤　即白虎汤加人参一钱。

调胃承气汤

大承气汤　俱见下阳明。

生姜泻心汤　生姜二钱，炙草、人参、黄芩各一钱五分，半夏一钱，干姜、黄连各五分。水煎服。

大陷胸汤　大黄三钱，芒硝一钱，甘遂末三分。水一杯，先煮大黄至六分，去滓，入芒硝，煮二沸，纳甘遂末服，得快利，勿再服。

大陷胸丸　大黄四钱，葶苈子熬，芒硝、杏仁各一钱五分。捣为丸，如弹子大，每用一丸，入甘遂末三分，白蜜半匙，水一杯，煎半杯，温服。一宿乃下，如不下，更服，以下为度。

小陷胸汤　黄连一钱，半夏二钱，栝楼实二钱，水一杯半，先煮栝楼至一杯，入二味，再煎至七分服，微下黄涎。

三物白散　桔梗、贝母各四钱二分，巴豆一钱二分去心熬黑。共为末，以白饮和服一钱一分，羸者七分。病在膈上必吐，在膈下必利。不利，进热粥一杯。利不止，进冷粥一杯。

十枣汤　芫花熬，甘遂、大戟各等分。异筛秤末合和之，水二杯半，煮大枣十枚，至七分，去滓，强人纳药末七八分，羸人五六分，平旦服。若下少，病不除，明日更服，加三分，利后糜粥自养。

桂枝去桂加茯苓白术汤 芍药、生姜、茯苓、白术_{各三钱}，炙草_{二钱}、大枣_{四枚}，水煎温服，小便利则愈。

阳明方

桂枝加葛根汤 即桂枝汤加葛根四钱。水三杯半，先煮葛根至二杯半，吹去沫，入诸药，煎至八分，温服。不须啜粥。

葛根汤 葛根_{四钱}、麻黄_{三钱}、生姜_{三钱}、甘草_{二钱}、桂枝_{二钱}、大枣_{四枚}、白芍_{二钱}。水三盅半，先煮麻黄、葛根至二盅，去沫，入诸药，至八分，温服，微似汗，不须啜粥。

栀子豉汤 栀子_{七枚生用}，香豉_{三钱}。水三盅，先煮栀子至一盅半，入香豉煮七分，温服。一服得吐，不用再服。

葛根加半夏汤 即葛根汤加半夏二钱。

白虎汤 石膏_{八钱，碎，绵裹}、知母_{三钱}、炙草_{一钱}、粳米_{四钱}。水三杯，煎一杯服。

麻仁丸 麻仁_{另研}、芍药、枳实_炒、厚朴_炒，各五两，杏仁_{五两半研作脂}、大黄_{一斤蒸焙}。上为末，炼蜜丸，如梧子大，米饮送十丸，渐加，以知为度。此方分两照脾约丸。

蜜煎导方 蜜一杯，于铜器内煮如饴状，取纸卷作挺子，以线札之，以蜜浓包之，如指许，长二寸，微热纳入谷道，以手急抱，欲大便时乃去之。时法蘸些皂角末。

猪胆汁导方 猪胆一枚，和醋少许，以竹管灌入谷道中，如一食顷，当大便，出宿食恶物，甚效。

调胃承气汤 大黄_{四钱清酒润}、炙草_{一钱}、芒硝_{三钱}。水二杯半，先煮大黄、甘草，取一杯，去滓，入芒硝。微煮令沸，少温，服之。

小承气汤 大黄_{四钱}、厚朴、枳实_{各三钱}。水二杯，煎八分服。初服当更衣，不尔者，再煮服。若更衣，分服。

大承气汤 大黄_{二钱酒润}、厚朴_{四钱}、枳实、芒硝_{各二钱}。水三杯，先煮枳实、厚朴，至一杯半，去滓，纳大黄，煮一杯，去渣，纳芒硝，微火煮一二沸，得下勿再服。

少阳方

小柴胡汤　柴胡四钱，人参、黄芩、炙草、生姜各二钱五分，半夏二钱，大枣二枚。水三盅，煎一盅半，去滓，再煎八分，温服，一日夜作三服。胸中烦而不呕者，去半夏、人参，加栝蒌二钱。渴者，去半夏，加人参七分，栝蒌根二钱。腹中痛者，去黄芩，加芍药一钱半。胁下痞硬，去大枣，加牡蛎二钱。心下悸，小便不利者，去黄芩，加茯苓二钱。不渴，外有微热者，去人参，加桂枝一钱五分，温覆取微似汗，愈。咳者，去人参、大枣、生姜，加五味子一钱，干姜一钱半。

大柴胡汤　柴胡四钱，半夏二钱，黄芩、芍药、枳实各钱半，大枣二枚，生姜二钱五分。

一本有大黄五分。水三盅，煎八分，温服，一日夜作三服。

半夏泻心汤　半夏三钱，黄芩、干姜、炙草、人参各一钱五分，黄连五分，大枣二枚。水三杯，煎一杯半，去渣，再煎八分，温服。

黄连汤　黄连、炙草、干姜、桂枝各一钱五分，人参一钱，半夏二钱，大枣二粒。水二杯，煎七分，温服。

黄芩汤　黄芩三钱，炙草、芍药各二钱，大枣三粒。水煎服，日二，夜一。

黄芩加半夏生姜汤　即前方加半夏二钱，生姜三钱。

太阴方

理中丸汤　人参、白术、甘草、干姜各三两，共研末，蜜丸，如鸡子黄大，研碎，以沸汤服一丸，日三四服，服后啜热粥，以腹热为度。或用各三钱，水二盅，煎八分，温服，服后啜热粥。若脐上筑者，去术，加桂。吐多者，去术，加生姜二钱。下多者还用术，悸者加茯苓，渴欲饮水者加术，腹痛加人参，寒者加干姜，腹满者去术，加附子。服汤后如食顷，饮热粥，微自温。勿揭衣被。

桂枝加芍药汤　桂枝、生姜各三钱，大枣四枚，芍药六钱，炙草二钱。水三杯，煎一杯服。

桂枝加大黄汤　桂枝、生姜各三钱，芍药六钱，炙草二钱，大黄七分，大枣四枚。水三杯，煎八分服。

少阴方

麻黄附子细辛汤　麻黄_{去节}、细辛_{各三钱}，附子_{一钱五分}。水三盅，先煮麻黄至二盅，去沫，入诸药，煎七分，温服。

按：近医惑于细辛用不过一钱之邪说，余亦难以力挽之，此方只用一钱。

麻黄附子甘草汤　麻黄_{去节}、甘草_{各三钱}，附子_{一钱五分}。煎法同上。

真武汤　茯苓、芍药、生姜_{各二钱}，白术_{二钱}，附子_{一钱泡}，水三盅，煎八分，温服。

四逆汤　甘草_{四钱炙}，干姜_{三钱}，附子_{二钱生用}。水三盅，煎八分，温服。干姜再加三钱，名通脉四逆汤。加茯苓六钱，人参一钱，名茯苓四逆汤。

白通汤　干姜_{三钱}，附子_{三钱生用}，葱白_{二根}。水二盅，煎八分，温服。加猪胆汁一汤匙，人尿半汤匙，名白通加猪胆汁汤。

附子汤　附子_{二钱}，茯苓_{三钱}，人参_{二钱}，白术_{四钱}，芍药_{二钱}。水二盅，煎八分，温服。

吴茱萸汤　吴茱萸_{三钱汤泡}，人参_{一钱半}，大枣_{四枚}，生姜_{六钱}。水煎服。

甘草汤　甘草_{二钱}。水三盅，煎一盅，分两次服。

甘草桔梗汤　甘草_{六钱}，桔梗_{三钱}。水三盅，煎一盅半，分三服。

苦酒汤　半夏_{一枚，生的，破十四片}，鸡子_{一枚去黄}。纳半夏著苦酒中，以鸡子壳置刀环中，安火上，令三沸，去渣，少少含咽之。不瘥，再作三服。

猪肤汤　猪肤_{四两}，水六杯，煎三杯，去渣，加白蜜半盏，米粉三钱，熬香，分三服。

半夏散及汤　半夏、桂枝、炙草_{各等分}。为末，白饮和服二钱，日三服。不能服散者，用水一杯，煮七沸，入散三钱，更煮三沸，少冷，少少咽之。

黄连阿胶鸡子黄汤　黄连_{四钱}，黄芩_{一钱}，芍药_{三钱}，阿胶_{三钱}，鸡子黄_{一枚}。水三杯，煎二杯，去渣，入胶烊尽，小冷，入鸡子黄，搅令相得，温服，一日三服。

桃花汤 赤石脂八钱，留一钱研末，干姜五分，粳米四钱。水三杯，煎八分，入石脂末一钱调服，日作三服。

大承气汤 见阳明。

猪苓汤 猪苓、茯苓、泽泻、滑石、阿胶各三钱。水二杯，先煮四味至一杯，去渣，入胶煎烊服。

厥阴方

乌梅丸 乌梅九十三枚，细辛六钱，干姜一两，当归四钱，黄连一两六钱，附子六钱炮，蜀椒四钱炒，桂枝、人参、黄柏各六钱。各另研末，合筛之，以苦酒浸乌梅一宿，去核，饭上蒸之，捣成泥，入炼蜜，共捣千下，丸如梧子大，先饮食，白饮服十丸，日三服，渐加至二十丸。

当归四逆汤 当归三钱，桂枝、白芍各二钱，炙甘草、木通各一钱五分，细辛一钱，红枣五个，擘。水三杯，煎八分，温服。寒气盛者，加吴茱萸、生姜各二钱，老黄酒半杯，同煎服。

白头翁汤 白头翁一钱，黄连、黄柏、秦皮各一钱五分。水二盅，煎八分，温服。

炙甘草汤 炙草二钱，桂枝、生姜各一钱五分，人参一钱，火麻仁、麦门冬、阿胶各二钱，生地八钱，大枣四枚。水酒各半煎。

四逆汤 炙草、枳实、柴胡、芍药各等分。研末，白饮和服二钱，日三服。咳者，加五味子、干姜各五分，并主下利。悸者，加桂枝五分。小便不利者，加茯苓五分。腹中痛者，加炮附子。泄利下重者，先以水五杯煮薤白，取三杯，去渣，入药末三钱，煮取一杯半，分温再服。

白虎汤 见阳明。

茯苓甘草汤 茯苓、桂枝各二钱，炙草一钱，生姜三钱。水二杯，煎一杯服。

小建中汤 芍药六钱，桂枝、生姜各三钱，炙草二钱，大枣四枚。水三杯，煎一杯，去渣，入饴糖四钱烊，温服。